ORTOPEDIA e TRAUMATOLOGIA

Perguntas e Respostas Comentadas

ORTOPEDIA e TRAUMATOLOGIA

Perguntas e Respostas Comentadas

Rodrigo Otávio Dias de Araújo

Chefe do Serviço de Ortopedia e Traumatologia do Complexo Hospitalar São Francisco de Assis e PHD Pace Hospital

Membro Titular da Sociedade Brasileira de Ortopedia e Traumatologia – SBOT

Mestrando em Ensino em Saúde pela UNIFENAS-BH

Luciano Ramos Romanelli

Membro Titular da Sociedade Brasileira de Ortopedia e Traumatologia – SBOT

Coordenador da Residência de Ortopedia do Complexo Hospitalar São Francisco de Assis

Medbook

EDITORA CIENTÍFICA LTDA.

ORTOPEDIA E TRAUMATOLOGIA – Perguntas e Respostas Comentadas

Nota da editora: Os editores desta obra verificaram cuidadosamente os nomes genéricos e comerciais dos medicamentos mencionados; também conferiram os dados referentes à posologia, objetivando fornecer informações acuradas e de acordo com os padrões atualmente aceitos. Entretanto, em virtude do dinamismo da área da saúde, os leitores devem prestar atenção às informações fornecidas pelos fabricantes, para que possam se certificar de que as doses preconizadas ou as contraindicações não sofreram modificações, principalmente em relação a substâncias novas ou prescritas com pouca frequência. Os editores e a editora não podem ser responsabilizados pelo uso impróprio nem pela aplicação incorreta de produto apresentado nesta obra.

Apesar de terem envidado esforço máximo para localizar os detentores dos direitos autorais de qualquer material utilizado, os editores e a editora estão dispostos a acertos posteriores caso, inadvertidamente, a identificação de algum deles tenha sido omitida.

Editoração Eletrônica: Elza Ramos

Capa: Adielson Anselme

CIP-BRASIL. CATALOGAÇÃO NA PUBLICAÇÃO
SINDICATO NACIONAL DOS EDITORES DE LIVROS, RJ

A691o Araújo, Rodrigo Otávio Dias de
Ortopedia e traumatologia : perguntas e respostas comentadas / Rodrigo Otávio Dias de Araújo ; organização Luciano Ramos Ramanelli. - 1. ed. - Rio de Janeiro : MedBook, 2017.
il. ; 23 cm.

ISBN 978-85-8369-025-2

1. Ortopedia. 2. Traumatologia. I. Ramanelli, Luciano Ramos. II. Título.

16-37515 CDD: 613.7
CDU: 613.7

EDITORA CIENTÍFICA LTDA.

MEDBOOK – Editora Científica Ltda.
Rua Professora Ester de Melo, 178 – Benfica – Cep 20930-010 – Rio de Janeiro – RJ
Telefones: (21) 2502-4438 e 2569-2524 – **www.medbookeditora.com.br**
contato@medbookeditora.com.br – vendasrj@medbookeditora.com.br

Agradecimentos

Aos colegas ortopedistas que ensinam e treinam seus futuros colegas,
aos residentes e aos companheiros de jornada
no Mestrado em Ensino e Saúde UNIFENAS-BH.

Rodrigo Otávio Dias de Araújo

A Deus, aos meus pais, à minha família e à Paula.

Luciano Ramos Romanelli

Colaboradores

Ana Luiza de Sousa Lima Cerqueira Araújo

Chefe do Serviço de Pé e Tornozelo do Complexo Hospitalar São Francisco de Assis e PHD Pace Hospital
Mestranda em Ensino em Saúde pela UNIFENAS-BH
Membro Titular da SBOT
Membro Titular da ABTPÉ

Heraldo Barbosa Carlos

Membro Titular da SBOT
Membro Titular da Sociedade Brasileira de Cirurgia do Ombro e Cotovelo – SBCOC

Jader Vinícius Gomes de Oliveira

Membro do Corpo Clínico do Complexo Hospitalar São Francisco de Assis
Membro do Corpo Clínico do PHD Pace Hospital

Luciano Ramos Romanelli

Membro Titular da SBOT
Coordenador da Residência de Ortopedia do Complexo Hospitalar São Francisco de Assis

Nelson Baisi Cerqueira

Membro Titular da SBOT e SBJC
Chefe do Serviço da Residência de Joelho do Complexo Hospitalar São Francisco de Assis

Paula Vilaça Ribeiro Cançado

Membro Titular da SBOT
Ortopedista do Corpo Clínico do PHD Pace Hospital

Rodrigo Otávio Dias de Araújo

Chefe do Serviço de Ortopedia e Traumatologia do Complexo Hospitalar São Francisco de Assis e PHD Pace Hospital
Membro Titular da SBOT
Mestrando em Ensino em Saúde pela UNIFENAS-BH

Rogério Augusto Alves Nunes

Médico do Corpo Clínico do Complexo Hospitalar São Francisco de Assis
Médico do Corpo Clínico do PHD Pace Hospital
Mestrando em Ensino em Saúde pela UNIFENAS-BH

Prefácio

Dedicados ao ensino e ao treinamento dos residentes em ortopedia e traumatologia, sabemos que são recorrentes as queixas a respeito das dificuldades na determinação do conteúdo acadêmico. Isto é, "o que" estudar e em que proporção fazê-lo nos livros referenciados pela Sociedade Brasileira de Ortopedia e Traumatologia.

A matéria é vasta e o conteúdo, detalhado e complexo. A melhor maneira de estudar é fazê-lo por inteiro, com ênfase nos assuntos mais importantes. Desse modo, tentamos produzir, por meio de perguntas e respostas comentadas, um guia de estudo. Assim, decidimos unir nossos desejos de contribuir na formação do residente e realizamos esta obra: um livro de perguntas e respostas comentadas.

Esta obra não tem a pretensão de ser definitiva, mas se trata de uma contribuição aos residentes que podem e devem utilizá-lo como parte do processo de aprendizado. As questões aqui levantadas não são exclusivamente ferramentas de avaliação, mas fazem parte do processo de aquisição do conhecimento na medida em que promovem a repetição dos temas e, com os comentários, somam mais conteúdo ao conhecimento prévio do estudante, dividindo o processo de aprendizagem entre os estudantes e os autores do livro.

Esperamos ter produzido uma ferramenta de avaliação, ganho de conteúdo e, principalmente, de orientação e norteamento quanto ao conteúdo a ser estudado.

Todas as questões foram elaboradas com base na nova bibliografia divulgada pela Sociedade Brasileira de Ortopedia e Traumatologia. Os comentários foram objeto de discussão entre os autores mas, apesar de todo o esforço, sabemos que a ciência é viva e mutável, sempre exigindo reformulações e novos questionamentos.

Bons estudos.

Rodrigo Otávio Dias de Araújo

Sumário

ORTOPEDIA e TRAUMATOLOGIA

Perguntas e Respostas Comentadas

CAPÍTULO

1

Básico

Ana Luiza de Sousa Lima Cerqueira Araújo
Paula Vilaça Ribeiro Cançado
Rodrigo Otávio Dias de Araújo
Luciano Ramos Romanelli

1. Sobre a biologia do reparo ósseo, assinale a alternativa INCORRETA:

(A) As proteínas BMP (proteína morfogênica) são osteoindutoras.
(B) Há pouco consenso sobre a maneira de produção e a utilização do PRP (plasma rico em plaquetas).
(C) O TGF-β estimula a proliferação do osteoblasto com estímulo direto na síntese de colágeno.
(D) O fosfato de cálcio é um osteoindutor por excelência.

2. Sobre as feridas por arma de fogo e ferimentos por explosão, assinale a alternativa INCORRETA:

(A) O dano tecidual está relacionado com a velocidade, a massa e o *design* do projétil, assim como com a densidade do próprio tecido.
(B) Os projéteis foram classificados, com base na velocidade, em de baixa velocidade e alta velocidade.
(C) Explosivos podem ser divididos em duas categorias: baixa energia e alta energia.
(D) Existem três fases relativamente distintas das lesões secundárias a uma explosão.

3. Sobre as indicações de amputação primária no tratamento de fraturas expostas, assinale a alternativa INCORRETA:

(A) Lesão vascular irreparável sem fluxo colateral.
(B) Lesão por esmagamento grave com pouco tecido viável.
(C) É melhor um membro natural com pouca funcionalidade do que uma prótese.
(D) Doenças sistêmicas graves que inviabilizam um procedimento longo.

4. Sobre as fraturas associadas a lesões vasculares em membros, assinale a alternativa CORRETA:

(A) Deve-se sempre proceder à estabilização da fratura antes do reparo vascular.

(B) Deve-se sempre proceder ao reparo vascular antes da estabilização da fratura.
(C) No paciente sem sinais de isquemia, a prioridade na escolha do procedimento dependerá da estabilidade da fratura.
(D) Independentemente da abordagem inicial (estabilização da fratura ou reparo vascular), a taxa final de amputação é baixíssima.

5. No que se refere às classificações das fraturas expostas, assinale a alternativa INCORRETA:

(A) A nova classificação OTA/AO (OFC) inclui quatro categorias para avaliação, sendo cada uma delas subdividida em três descritores.
(B) A classificação AO para fraturas expostas (utilizada antes de 2014) é baseada em: pele (I), músculos e tendões (MT) e neurovascular (NV).
(C) De acordo com a classificação de Gustilo-Anderson, os tipos I e II são comumente infectados por bactérias gram-positivas, necessitando apenas cefalosporina; o tipo III necessita cobertura adicional para bactérias gram-negativas.
(D) Tscherne desenvolveu dois tipos de classificação: uma para fraturas expostas (tipos I a IV) e a outra para fraturas fechadas (tipos 0 a III).

6. A síndrome compartimental na coxa apresenta alguns fatores de risco. Assinale a alternativa INCORRETA:

(A) Hipertensão.
(B) Compressão.
(C) Coagulopatias.
(D) Uso de calças militares/pneumáticas antichoque.

7. Sobre a etiologia das lesões vasculares, assinale a alternativa CORRETA:

(A) A principal causa de lesões vasculares traumáticas em áreas urbanas é a lesão decorrente de queda de motocicleta.
(B) A principal causa de lesões vasculares em áreas urbanas é a lesão por arma branca (em 45% dos casos).
(C) A maioria das lesões vasculares periféricas nos grandes centros urbanos é causada por projéteis de baixa velocidade.
(D) Todas as alternativas estão corretas.

8. Dentre as alternativas abaixo, assinale a que indica a associação INCORRETA entre a classificação de Robert (osteomielite) e seus diagnósticos diferenciais:

(A) IB – abscesso de Brodie.
(B) III – condrossarcoma.
(C) IV – sarcoma de Ewing.
(D) VI – tuberculose.

9. As lesões nervosas podem ser classificadas de maneiras diferentes. Dentre as opções abaixo, assinale a alternativa CORRETA:

(A) Sunderland simplificou a classificação de Seddon.
(B) Sunderland subdivide axoniotmese em três estágios.
(C) As lesões classificadas anteriormente por Seddon como neurotmeses passam, a partir de Sunderland, a ser subdivididas.
(D) A classificação de Seddon baseia-se na eletroneuromiografia.

10. Em 1886 Hansmann publicou o primeiro artigo sobre o tratamento de fraturas com placas. Sobre a história da osteossíntese com placa e parafusos, assinale a alternativa CORRETA:

(A) Os parafusos e a placa apresentavam partes expostas além da pele.
(B) Só havia placas com orifícios ímpares.
(C) A placa era reta como as DCP (Dynamic Compression Plate) atuais, inclusive com espessura semelhante, sendo a precursora das placas de compressão dinâmica.
(D) A placa continha um único orifício.

11. Sobre os marcos anatômicos para fixação externa, NÃO são parâmetros para a determinação das zonas seguras dos membros:

(A) Coxa: trocanter maior do fêmur e eminência condilar lateral do fêmur.
(B) Perna: linha medial articular da tíbia e maléolo medial.
(C) Braço: tubérculo maior do úmero e epicôndilo lateral.
(D) Antebraço: colo do rádio e tubérculo de Lister.

12. O diagnóstico da neuropatia é importante na clínica ortopédica diária. Sobre as neuropatias, assinale a alternativa CORRETA:

(A) As neuropatias podem ser classificadas em axonais e desmielinizantes.
(B) As neuropatias podem ser classificadas quanto à causa somente em tóxica, infecciosa e traumática.
(C) A síndrome de Guillain-Barré é uma polirradiculopatia desmielinizante de instalação aguda e de caráter descendente.
(D) Polineuropatia indica comprometimento de vários nervos de maneira simétrica e simultânea.

13. Sobre as infecções do sítio cirúrgico, a alternativa CORRETA é:

(A) As infecções que ocorrem em até 1 ano após a cirurgia, mesmo sem a presença de material de síntese, estão relacionadas com o procedimento.
(B) A infecção que acomete pele e subcutâneo é chamada de infecção superficial.
(C) Quando encontramos uma infecção que acomete uma fáscia, podemos afirmar que ainda se trata de infecção superficial.
(D) A artrite séptica ocorre somente após uma infecção superficial e profunda.

14. Em 1984, Tscherne e Gotzen publicaram uma classificação sobre lesões em partes moles nas fraturas fechadas. Assinale a alternativa INCORRETA:

(A) Sua classificação tem valor prognóstico.
(B) Grau II: lesão profunda, contusão muscular, padrão de fratura moderada.
(C) As lesões com contusão ampla da pele, fraturas cominuídas graves e acometimento vascular são graduadas como de tipo IV.
(D) O ponto-chave dessa classificação é que o aumento dos níveis de energia é representado por graus mais elevados de lesão.

15. Durante o desbridamento cirúrgico deve-se avaliar a viabilidade muscular com a técnica dos "4 C". Assinale a alternativa INCORRETA:

(A) Cor.
(B) Contratilidade.
(C) Capacidade de relaxamento.
(D) Consistência.

16. De acordo com a classificação de Cierny-Mader, as infecções ósseas localizadas que acometem pacientes com resposta fisiológica normal são do tipo:

(A) IIIA.
(B) IVB.
(C) IIA.
(D) IIB.

17. Em relação ao controle de dano ortopédico no paciente politraumatizado, assinale a alternativa CORRETA:

(A) É feito em todo paciente com múltiplas fraturas.
(B) É feito em todo paciente com lesões múltiplas e fraturas graves.
(C) É feito no paciente cuja resposta inflamatória será potencializada por mais estímulos.
(D) É feito em todo paciente com quadro de lesão intracraniana.

18. No que se refere à síndrome dolorosa regional complexa, assinale a alternativa INCORRETA:

(A) Divide-se em dois tipos.
(B) Apresenta progressão natural dos sintomas em três estágios.
(C) Pode acometer outras partes do corpo, como a cabeça.
(D) "Dor em queimação" é o sintoma mais prevalente.

19. Sobre as lesões arteriais associadas às fraturas/luxações, assinale a alternativa INCORRETA:

(A) Fratura da clavícula/artéria subclávia.

(B) Fratura do acetábulo/ilíaca interna.
(C) Fratura supracondiliana do fêmur/artéria poplítea.
(D) Subtipos da fratura da pelve/glútea superior.

20. O mau funcionamento do sistema esquelético representa prejuízo a várias funções motoras. Sobre o sistema musculoesquelético, assinale a alternativa INCORRETA:

(A) O retorno venoso recebe grande contribuição do sistema musculoesquelético, que "ordenha" os vasos venosos.
(B) A atividade do sistema musculoesquelético gera calor, o que contribui para a manutenção da homeostase.
(C) O sistema musculoesquelético atua como regulador dos níveis glicêmicos; um quarto de toda a glicose disponibilizada pela digestão é captado por ele.
(D) O excesso de atividade (hipercinesia) é a principal causadora de doenças do aparelho locomotor.

21. Sobre as hastes intramedulares, assinale a alternativa CORRETA:

(A) A curvatura da haste tibial (Herzog) encontra-se mais proximal para diminuir a posteriorização da tíbia.
(B) Antes de sua introdução, é importante aumentar o diâmetro interno do canal medular com uma fresa para aumentar o tamanho da haste.
(C) São sempre canuladas.
(D) Contêm sempre um bloqueio dinâmico em sua extremidade distal.

22. Sobre a síndrome compartimental, assinale a alternativa INCORRETA:

(A) Pode ser causada por aumento da pressão de volume no compartimento ou diminuição de volume em razão de forças externas.
(B) Ocorre mais comumente em fraturas bicondilares do platô tibial e fraturas segmentares ou cominutivas da diáfise tibial.
(C) Pode desenvolver-se secundariamente a lesão arterial; por lesão por reperfusão; queimaduras, choque elétrico, dentre outros.
(D) É duas vezes mais comum em homens do que em mulheres.

23. Sobre as lesões vasculares em ortopedia, assinale a alternativa INCORRETA:

(A) As lesões vasculares decorrentes de traumas fechados em ortopedia respondem por apenas 5% a 30% das lesões vasculares que exigem tratamento.
(B) Lesões vasculares associadas a fraturas dos ossos longos em pacientes previamente saudáveis são raras.
(C) Quando as fraturas expostas da tíbia são avaliadas individualmente, as lesões vasculares sobem para 40%.
(D) Nas luxações de joelho, as lesões vasculares estão presentes em 16% dos casos.

24. Qual das alternativas abaixo NÃO é um conceito AO (*Arbeitsgemeinschaft für Osteosynthesefragen*) para o tratamento de pseudoartroses:

(A) Decorticação.
(B) Fixação interna estável sob compressão.
(C) Uso de enxerto ósseo em falhas ósseas com boa vascularização.
(D) Retorno precoce da função.

25. A alternativa INCORRETA sobre o uso de antibióticos em fraturas expostas é:

(A) A dose pré-operatória de cefazolina é de 2g, sendo repetida a cada 4 horas no intraoperatório.
(B) Cefazolina deve ser administrada a cada 6 horas no pós-operatório.
(C) Caso o paciente tenha mais de 120kg, a dose de cefazolina deve ser de 3g.
(D) Aminoglicosídeo aumenta a cobertura contra gram-negativos.

26. No controle de dano ortopédico existe uma hierarquia – para as lesões musculoesqueléticas – em relação às intervenções necessárias no paciente, que é:

1. Controle de hemorragia de extremidades e pélvica.
2. Correção da isquemia.
3. Desbridamento de ferida contaminada.
4. Estabilização de fratura de ossos longos ou lesões instáveis do anel pélvico.
5. Reconstrução de lesões articulares.
6. Cuidados de fraturas menores.

A ordem CORRETA é:

(A) 1, 2, 3, 4, 5, 6
(B) 1, 4, 2, 5, 3, 6
(C) 4, 1, 2, 5, 6, 3
(D) 4, 2, 1, 5, 6, 3

27. Em relação à reconstrução com partes moles, é INCORRETO afirmar que:

(A) Enxertos de pele são constituídos de epiderme e derme (em toda a sua espessura ou não) retiradas do local doador.
(B) Na preparação do leito da ferida, fragmentos ósseos desvitalizados devem ser removidos, mesmo que sejam importantes fragmentos articulares.
(C) O retalho inguinal é o principal tipo de retalho para reconstrução em lesões do punho e da mão.
(D) Os substitutos dérmicos proveem cobertura adequada em feridas com exposição de músculos e tendões.

28. Dentre os fatores de risco modificáveis das infecções do sítio cirúrgico, assinale a alternativa INCORRETA:

(A) Massa corpórea de 25kg/m^2.
(B) Tabagismo.
(C) Desnutrição.
(D) Saúde oral precária.

29. Sobre a localização das lesões vasculares em ortopedia, assinale a afirmativa CORRETA:

(A) A artéria e veia braquiais são os vasos mais lesionados no membro superior em lesões civis e militares.
(B) A artéria femoral superficial e a veia femoral são os vasos mais lesionados nas lesões civis e militares.
(C) A compressão dos vasos longos aumenta a probabilidade de o paciente chegar ao centro médico.
(D) Todas as alternativas estão corretas.

30. Sobre as zonas de segurança para fixação externa da perna, assinale a alternativa INCORRETA:

(A) Na zona A, a artéria tibial anterior está localizada na superfície anterior da membrana interóssea, apesar da origem poplítea, e as artérias fibulares e tibiais posteriores se encontram posteriores à tíbia.
(B) Na zona B, a tíbia tem uma secção transversal triangular com a superfície lateral oblíqua e a superfície medial relativamente vertical.
(C) Na zona C, os vasos tibiais anteriores e o nervo fibular estão ao lado do canto posterolateral da tíbia.
(D) Na zona D, o nervo fibular superficial divide-se em seus ramos terminais.

31. Em relação à distrofia simpático-reflexa, assinale a alternativa INCORRETA:

(A) Atualmente é conhecida como síndrome dolorosa regional complexa.
(B) Está relacionada com 15% das fraturas da tíbia.
(C) Está relacionada com 28% das fraturas de Colles.
(D) O tipo II está associado a lesão periférica nervosa.

32. Sobre a propedêutica do músculo esquelético e sua organização funcional, assinale a alternativa INCORRETA:

(A) A unidade motora pode ser definida pelo motoneurônio e pelas fibras musculares por ele inervadas.
(B) O botão terminal da placa motora contém grande quantidade do neurotransmissor acetilcolina.

(C) O sarcômero é a unidade funcional da fibra muscular e compreende o intervalo entre duas linhas Z.
(D) Todas as fibras musculares compreendem todo o comprimento do músculo.

33. Nas osteomielites hematogênicas crônicas, o microrganismo mais frequentemente isolado é:

(A) *S. epidermidis.*
(B) *S. aureus.*
(C) *Pseudomonas.*
(D) *Enterococcus.*

34. A associação INCORRETA entre o achado histológico e o tumor ou doença pseudotumoral é:

(A) Roda de carroça – fibrossarcoma.
(B) Tela de galinheiro – condroblastoma.
(C) Chifre de cervo – condrossarcoma.
(D) Mosaico – doença de Paget.

35. As alternativas abaixo são fatores predisponentes básicos das pseudoartroses, EXCETO:

(A) Instabilidade mecânica.
(B) Vascularização inadequada.
(C) Contato ósseo insuficiente.
(D) Infecção do foco da fratura.

36. Em relação à síndrome compartimental no antebraço, assinale a alternativa INCORRETA:

(A) O antebraço apresenta três compartimentos.
(B) O fechamento cirúrgico apertado após fixação interna pode levar à síndrome compartimental.
(C) O nervo ulnar está contido no compartimento dorsal.
(D) O extensor longo do polegar está contido no compartimento dorsal.

37. NÃO é um fator que contribui para pseudoartrose:

(A) Infecção.
(B) Obesidade.
(C) Tabagismo.
(D) Uso de medicamentos.

38. Em relação ao estudo radiológico na gestante, assinale a alternativa INCORRETA:

(A) A exposição a uma simples radiografia tem efeito danoso sobre o feto.
(B) A ressonância nuclear magnética (RNM), sem contraste, é um exame sem risco para o feto.
(C) O ultrassom é um exame que não apresenta risco para o feto.
(D) A tomografia computadorizada (TC) é um exame com risco potencial para o feto.

39. O centro de rotação de angulação (CORA):

(A) Nas fraturas diafisárias, é o ponto de interseção entre o prolongamento dos eixos do fragmento distal e proximal.
(B) É determinado pela interseção das linhas de fratura proximal e distal.
(C) Corresponde ao ponto médio de uma linha entre o centro das articulações proximal e distal.
(D) É a medida angular do traço de fratura com um goniômetro sobre a radiografia.

40. O diagnóstico das lesões vasculares é de extrema importância. Sobre o diagnóstico das lesões vasculares, assinale a alternativa INCORRETA:

(A) São exemplos de sinais grosseiros de lesões vasculares: redução do pulso, palidez, paralisia, dor, parestesia e poiquilotermia.
(B) São sinais menos óbvios de lesões vasculares: sangramento prévio na cena do trauma, proximidade da lesão com vasos sanguíneos, pequeno hematoma pulsátil próximo ou sobre a lesão e déficit neurológico originado de nervo próximo a uma artéria ou veia importante.
(C) Algumas lesões vasculares pequenas podem ser tratadas de maneira conservadora, sem cirurgia.
(D) Se após o alinhamento e a redução de uma fratura o pulso continua ausente ou sinais de lesão continuam presentes, a arteriografia está indicada.

41. Em relação aos princípios do método AO para o tratamento das fraturas, assinale a alternativa INCORRETA:

(A) Restauração da anatomia.
(B) Preservação do suprimento sanguíneo.
(C) Imobilização do segmento operado.
(D) Fixação estável da fratura.

42. Sobre as fraturas patológicas, assinale a alternativa INCORRETA:

(A) Ocorrem em um osso biologicamente anormal e onde a resposta e o potencial de cura podem ser completamente diferentes dos de um osso normal.

(B) Os locais mais comumente afetados pelas metástases são coluna, pelve, úmero, fêmur, crânio e costela, nesta ordem.
(C) Em relação ao câncer de mama e próstata, o osso é o local mais comum de metástases.
(D) O esqueleto é o local mais comum de metástases ósseas, após os pulmões e o fígado.

43. Em relação às síndromes compartimentais, está INCORRETO afirmar que:

(A) No caso de síndrome compartimental com o membro fraturado, a medida deve ser realizada até 5cm do foco fraturário.
(B) A fasciotomia é mandatória quando $\Delta p < 30$mmHg.
(C) Na fasciotomia da coxa podem-se usar uma ou duas incisões para os três compartimentos.
(D) Na medida da pressão intracompartimental da perna deve-se evitar a elevação do membro, o que diminui a pressão intracompartimental.

44. Sobre as pseudoartroses, assinale a alternativa INCORRETA:

(A) A falta de suprimento sanguíneo está relacionada com sua forma atrófica.
(B) A ausência de calo ósseo é patognomônica de pseudoartrose.
(C) A pseudoartrose hipertrófica apresenta calo ósseo evidente, porém não demonstra a estabilidade necessária.
(D) Na forma oligotrófica, seu suprimento sanguíneo é adequado, sendo o contato ósseo insuficiente a causa da pseudoartrose.

45. Com relação ao prognóstico das lesões nervosas periféricas associadas ao trauma, assinale a alternativa INCORRETA:

(A) Quando associadas a fraturas, apresentam retorno espontâneo da função em 83% dos casos.
(B) São de pior prognóstico nas fraturas expostas, quando comparadas às fraturas fechadas.
(C) As lesões nervosas associadas às luxações são menos propensas a retornar às suas funções quando estão relacionadas com fraturas.
(D) O prognóstico da lesão do nervo radial associada a fratura do úmero é reservado, uma vez que seu retorno espontâneo é menor do que 50%.

46. As placas de crescimento também são chamadas de cartilagem de conjugação. As camadas da fise são citadas a seguir. Assinale a denominação INCORRETA:

(A) Zona de repouso.
(B) Zona seriada ou proliferativa.
(C) Zona hipertrófica.
(D) Zona de conforto.

47. O uso de placa e parafuso associado a enxerto autólogo é a única opção viável para o tratamento de:

(A) Pseudoartrose de diáfise da tíbia.
(B) Pseudoartrose de diáfise do fêmur.
(C) Retardo de consolidação de fratura do platô tibial.
(D) Pseudoartrose de diáfise do úmero.

48. Sobre a anatomia do plexo braquial, assinale a alternativa CORRETA:

(A) C6 e C7 formam o tronco médio.
(B) C8 e T1 formam o fascículo medial.
(C) C7 e C8 formam o fascículo lateral.
(D) O nervo axilar é formado por C6 e C7.

49. O fechamento primário da pele, no tratamento de fraturas expostas, deve obedecer a certos critérios. Assinale a alternativa INCORRETA:

(A) Feridas sem perda de cobertura primária ou secundária após desbridamento.
(B) Feridas com margens sangrantes e que podem ser fechadas sem tensão.
(C) Fixação estável que pode ser obtida tanto externa como internamente.
(D) Tipos IIIA e IIIB de Gustilo, em membros, com déficit vascular.

50. Correlacione os microrganismos com o cenário clínico:

A – Contaminação do solo — **1 – *Pseudomonas aeruginosa***
B – HIV — **2 – *M. tuberculosis***
C – Pé diabético — **3 – *Bartonella henselae***
D – Osteomielite vertebral — **4 – *Streptococcus***

(A) A – 4; B – 1; C – 3; D – 2.
(B) A – 1; B – 3; C – 4; D – 2.
(C) A – 1; B – 3; C – 2; D – 4.
(D) A – 4; B – 3; C – 2; D – 1.

51. Sobre o tratamento das fraturas expostas, assinale a alternativa INCORRETA:

(A) Desbridamento cirúrgico realizado em menos de 6 horas pós-lesão é fundamental para um bom prognóstico.
(B) A irrigação deve ser feita após a retirada dos tecidos desvitalizados.
(C) Em lesões extensas, o uso de polimetilmetacrilato associado a gentamicina tem mostrado excelentes resultados.
(D) A estabilização com fixador externo está mais bem indicada em fraturas do tipo III de Gustilo-Anderson.

52. Pacientes com o vírus da imunodeficiência humana (HIV) podem apresentar síndromes musculoesqueléticas relacionadas com essa infecção. Assinale a alternativa INCORRETA:

(A) Qualquer síndrome musculoesquelética que ocorra em pacientes não infectados pode aparecer em pacientes infectados.
(B) A infecção pelo HIV pode afetar a apresentação, a gravidade e o curso das síndromes musculoesqueléticas convencionais.
(C) Diagnóstico precoce de infecção é vital para impedir sua disseminação no paciente soropositivo.
(D) As artrites reativas normalmente são mais comuns nas mãos e no ombro.

53. Entre as causas documentadas sobre lesões vasculares em procedimentos eletivos em ortopedia, assinale a associação INCORRETA:

(A) Osteossíntese de clavícula com placa e parafuso – lesão da artéria subclávia.
(B) Acesso anterior ao ombro – lesão da artéria axilar.
(C) Redução da fratura umeral incruenta – lesão da artéria radial.
(D) Fixação da fratura trocantérica com haste intramedular – lesão femoral profunda.

54. Sobre as lesões da cartilagem articular, assinale a alternativa INCORRETA:

(A) As lesões osteocondrais ocorrem com maior frequência nos joelhos.
(B) A osteocondrite, quando ocorre no joelho, é observada com mais frequência na face lateral do côndilo medial.
(C) A osteonecrose do joelho ocorre principalmente na zona de carga dos côndilos femorais.
(D) Nas fraturas osteocondrais traumáticas, um pedaço de osso é destacado e ocorre a implantação de uma cartilagem viável nesse fragmento.

55. Sobre o sistema muscular, sua formação e funcionamento, assinale a alternativa CORRETA:

(A) O termo miócito é empregado para descrever células terminalmente diferenciadas, mas nesse estágio as células são multinucleadas.
(B) Para designar o estágio terminal de desenvolvimento celular do tecido muscular, emprega-se a expressão *fibra muscular.*
(C) Mioblasto é o termo que inicialmente designa as células miogênicas por apresentarem lâmina basal bem definida e serem multinucleadas.
(D) Os miótomos são originados dos esclerótomos e dos somitos.

Respostas Comentadas

1. D

COMENTÁRIO: para o uso de enxertos ósseos e seus substitutos é importante o conhecimento de suas propriedades osteogênicas, osteoindutoras e osteocondutoras no processo de formação óssea. As proteínas BMP são formadas por ácidos extraídos da matriz extracelular mineralizada de enxertos ósseos e contêm colágeno tipo I e proteínas não colágenas, além de fatores de crescimento osteoindutores. O fosfato de cálcio é osteocondutor, porém apresenta atividade osteoindutora com a adição de fatores de crescimento. Em relação ao uso do PRP, a literatura ainda não apresenta um consenso.

1. Browner BD, Jupiter JB, Levine AM, Trafton PG. Skeletal trauma: basic science, management and reconstruction. 5. ed. Philadelphia: Saunders, 2015, Cap. 4, p. 73.

2. D

COMENTÁRIO: as feridas causadas por arma de fogo e explosivos têm-se tornado cada vez mais comuns na rotina do cirurgião ortopédico, principalmente em virtude do aumento no número de ataques terroristas. Explosivos de alta energia causam quatro fases distintas de lesões. A primeira é a onda de choque que atravessa os tecidos, muitas vezes fatal. A segunda é representada pelos estilhaços do próprio dispositivo ou gerados por ele. Na terceira fase ocorre a maioria das lesões ortopédicas, pois a vítima é arremessada. A quarta e última fase se refere aos efeitos tardios da terceira.

2. Browner BD, Jupiter JB, Levine AM, Trafton PG. Skeletal trauma: basic science, management and reconstruction. 5. ed. Philadelphia: Saunders, 2015, Cap. 19, pp. 507, 527.

3. C

COMENTÁRIO: a dúvida entre amputação primária e salvamento de um membro com lesões graves é sempre uma decisão difícil para o cirurgião ortopedista. Algumas indicações podem auxiliar essa tomada de decisão: mais de 8 horas de isquemia; presença de lesões sistêmicas graves com índice de gravidade ≥ 25; o dano ao membro é tão grave que sua função final será menos efetiva do que uma prótese.

3. Rockwood CA, Green DP, Bucholz RW. Rockwood and Green's fractures in adults. 8. ed.Philadelphia: Lippincott. 2015, Cap. 10, p. 371.

4. C

COMENTÁRIO: nos pacientes com lesão ortopédica associada a lesão vascular, a escolha do tratamento inicial depende da estabilidade da fratura. Se a fratura é cominutiva e o membro não pode ser estabilizado para exposição adequada da lesão vascular, o reparo ortopédico deve ser feito inicialmente. Independentemente da sequência escolhida, a taxa final de amputação é alta.

4. Browner BD, Jupiter JB, Levine AM, Trafton PG. Skeletal trauma: basic science, management and reconstruction. 5. ed. Philadelphia: Saunders, 2015, Cap. 15, p. 432.

5. A

COMENTÁRIO: uma nova classificação para fraturas expostas foi apresentada em 2014 pela OTA/AO, a qual é capaz de predizer o tratamento cirúrgico, os resultados e o risco de amputação. Deve ser usada paralelamente à classificação de Gustilo. Divide-se em cinco categorias: lesão da pele, lesão muscular, lesão arterial, perda óssea e contaminação. Cada categoria é dividida em três descritores: leve, moderado e grave.

5. Browner BD, Jupiter JB, Levine AM, Trafton PG. Skeletal trauma: basic science, management and reconstruction. 5. ed. Philadelphia: Saunders, 2015, Cap. 17, p. 468.

6. A

COMENTÁRIO: a coxa contém três compartimentos e, no caso de uma síndrome compartimental, há predileção pelo compartimento anterior. Os fatores de risco para o desenvolvimento de uma síndrome compartimental na coxa são: hipotensão, compressão, calças militares antichoque, coagulopatias e lesões vasculares.

6. Browner BD, Jupiter JB, Levine AM, Trafton PG. Skeletal trauma: basic science, management and reconstruction. 5. ed. Philadelphia: Saunders, 2015, Cap. 58, p. 1791.

7. C

COMENTÁRIO: nos grandes centros urbanos, as lesões vasculares periféricas são comumente causadas por trauma por arma de fogo, normalmente de baixo calibre. Por exemplo, feridas por arma de fogo correspondem a 55% a 75% de todas as lesões vasculares que acometem os membros inferiores nesses centros.

7. Browner BD, Jupiter JB, Levine AM, Trafton PG. Skeletal trauma: basic science, management and reconstruction. 5. ed. Philadelphia: Saunders, 2015, Cap. 15, p. 423.

8. B

COMENTÁRIO: uma classificação radiográfica para osteomielite hematogênica subaguda foi descrita por Roberts e modificada por Gledhill. Em relação a seus diagnósticos diferenciais tem-se que: tipo IA – histiocitose de células de Langerhans; tipo IB – abscesso de Brodie; tipo II – granuloma eosinofílico; tipo III – osteoma osteoide; tipo IV – sarcoma de Ewing; tipo V – condroblastoma; tipo VI – tuberculose.

8. Canale ST, Beaty JH. Campbell's operative orthopaedics. 12. ed. Philadelphia: Saunders, 2013, Cap. 21, p. 730.

9. C

COMENTÁRIO: as lesões nervosas periféricas no trauma muitas vezes não são diagnosticadas, já que costuma ser difícil ou até mesmo impossível sua avaliação. Elas foram classificadas a princípio por Seddon em três tipos: neurotmese, axoniotmese e neuropraxia. Sunderland ampliou a classificação de Seddon, subdividindo a neurotmese em três tipos. Os subtipos da classificação de Seddon são baseados no exame histológico do nervo, não sendo possível essa divisão com base em exame clínico ou por eletroneuromiografia.

9. Browner BD, Jupiter JB, Levine AM, Trafton PG. Skeletal trauma: basic science, management and reconstruction. 5. ed. Philadelphia: Saunders, 2015, Cap. 23, p. 597.

10. A

COMENTÁRIO: em seu trabalho de 1886 intitulado "Um novo método de fixação dos fragmentos de uma fratura complicada", Hansmann propôs o uso de uma placa maleável, parte da qual ficava exposta através da pele e era fixada aos fragmentos ósseos com parafusos que também ficavam expostos, facilitando, assim, sua retirada.

10. Browner BD, Jupiter JB, Levine AM, Trafton PG. Skeletal trauma: basic science, management and reconstruction. 5. ed. Philadelphia: Saunders, 2015, Cap. 1, p. 13.

11. D

COMENTÁRIO: para o uso de implantes percutâneos é de extrema importância a determinação de marcos anatômicos dos membros, o que possibilita o uso de corredores de segurança para evitar lesões neurovasculares. No antebraço, os marcos anatômicos são: proeminência da cabeça radial proximalmente e processo estiloide do rádio distalmente.

11. Browner BD, Jupiter JB, Levine AM, Trafton PG. Skeletal trauma: basic science, management and reconstruction. 5. ed. Philadelphia: Saunders, 2015, Cap. 7, p. 185.

12. A

COMENTÁRIO: quanto à causa, as neuropatias podem ser classificadas como: hereditária, metabólica, tóxica, medicamentosa, compressiva, inflamatória ou infecciosa. Mononeuropatia ocorre quando apenas um único nervo está acometido, enquanto na polineuropatia vários nervos estão acometidos de maneira assimétrica. Na síndrome de Guillain-Barré há uma polirradiculopatia imunomediada de instalação aguda, caracterizada por tetraparesia flácida e arreflexia ascendentes.

12. Leite NM, Faloppa F. Propedêutica ortopédica e traumatologia. Porto Alegre: Artmed, 2013, Cap. 1, p. 11.

13. B

COMENTÁRIO: as infecções do sítio cirúrgico podem ser superficiais, quando acometem pele e tecido subcutâneo, ou profundas, quando atingem a fáscia e o músculo. São definidas como infecções que ocorrem nos primeiros 30 dias pós-operatórios em cirurgia sem uso de implante e dentro de 1 ano com o uso de implante.

13. Bowner BD, Jupiter JB, Levine AM, Trafton PG. Skeletal trauma: basic science, management and reconstruction. 5. ed. Philadelphia: Saunders, 2015, Cap. 22, p. 573.

14. C

COMENTÁRIO: a classificação das fraturas fechadas com lesões de partes moles descrita por Tscherne e Gotzen é importante, uma vez que seu pleno entendimento e aplicação possibilita o tratamento correto. Gradua as lesões de 0 a III de acordo com sua gravidade, com o grau III caracterizando a presença de contusão extensa de pele ou esmagamento, padrão de fratura grave e associação a lesões vasculares e síndrome compartimental.

14. Browner BD, Jupiter JB, Levine AM, Trafton PG. Skeletal trauma: basic science, management and reconstruction. 5. ed. Philadelphia: Saunders, 2015, Cap. 8, p. 226.

15. C

COMENTÁRIO: o desbridamento cirúrgico deve ser feito após a lavagem, e de modo criterioso, para a remoção completa dos tecidos desvitalizados. Todos os músculos do compartimento, durante o desbridamento, devem ser avaliados levando em conta a técnica dos "4 C": coloração, consistência, contratilidade e capacidade de sangramento.

15. Rockwood CA, Green DP, Bucholz RW. Rockwood and Green's fractures in adults. 8. ed. Philadelphia: Lippincott, 2015, Cap. 10, p. 372.

16. A

COMENTÁRIO: a classificação de Cierny-Mader baseia-se em dois fatores: área anatômica do osso acometido (I – medular; II – superficial; III – localizado; IV – difuso) e *status* fisiológico do hospedeiro (A – paciente com resposta normal à infecção; B – pacientes comprometidos; C – o paciente está tão comprometido que a intervenção cirúrgica é mais arriscada do que a infecção).

16. Browner BD, Jupiter JB, Levine AM, Trafton PG. Skeletal trauma: basic science, management and reconstruction. 5. ed. Philadelphia: Saunders, 2015, Cap. 24, p. 615.

17. C

COMENTÁRIO: o controle de dano ortopédico objetiva um tratamento inicial rápido e minimamente invasivo. Não deve ser realizado em todos os pacientes com múltiplas fraturas ou com múltiplas lesões e fraturas graves. Deve ser realizado em todos os pacientes que apresentem lesões com conhecido impacto na resposta inflamatória e fisiológica.

17. Browner BD, Jupiter JB, Levine AM, Trafton PG. Skeletal trauma: basic science, management and reconstruction. 5. ed. Philadelphia: Saunders, 2015, Cap. 11, p. 319.

18. D

COMENTÁRIO: a síndrome dolorosa regional complexa, antigamente conhecida como causalgia, distrofia simpático-reflexa (Sudeck), apresenta fisiopatologia desconhecida. Divide-se em dois tipos, sendo o tipo I sem lesão nervosa e o tipo II apresentando lesão nervosa bem definida. A dor é descrita como profunda, em pontada, quente. Dor em queimação, apesar de comumente descrita, não é o sintoma mais prevalente.

18. Browner BD, Jupiter JB, Levine AM, Trafton PG. Skeletal trauma: basic science, management and reconstruction. 5. ed. Philadelphia: Saunders, 2015, Cap. 14, pp. 391, 392.

19. B

COMENTÁRIO: as lesões vasculares podem ocorrer associadas a fratura/luxação, sendo necessária a correta identificação das estruturas lesionadas. Nas fraturas do acetábulo, as artérias em risco são ilíaca externa, glútea superior e femoral. Nos subtipos de fraturas da pelve, as artérias em risco, em ordem de acometimento, são: ilíaca interna (glútea superior, pudenda interna, obturatória, sacral lateral e glútea inferior).

19. Browner BD, Jupiter JB, Levine AM, Trafton PG. Skeletal trauma: basic science, management and reconstruction. 5. ed. Philadelphia: Saunders, 2015, Cap. 15, p. 424.

20. D

COMENTÁRIO: o tecido mais abundante no corpo humano é o músculo esquelético, que apresenta muitas outras funções além de movimento e estabilização das articulações. Esse tecido é estimulado por meio do exercício, sendo a hipocinesia ou o sedentarismo a principal causa de doenças do aparelho locomotor.

20. Leite NM, Faloppa F. Propedêutica ortopédica e traumatologia. Porto Alegre: Artmed, 2013, Cap. 1, p. 1.

21. A

COMENTÁRIO: as hastes intramedulares são uma opção de tratamento comumente utilizada nas cirurgias ortopédicas, sendo importante o conhecimento de seus princípios. A fresagem do canal, de modo opcional, é feita com o intuito de criar um canal de diâmetro uniforme e aumentar a área de contato entre o implante e o endósteo. As hastes podem ser sólidas ou canuladas. O bloqueio pode ser estático ou dinâmico, o qual permite uma movimentação controlada no foco de fratura.

21. Browner BD, Jupiter JB, Levine AM, Trafton PG. Skeletal trauma: basic science, management and reconstruction. 5. ed. Philadelphia: Saunders, 2015, Cap. 8, p. 276.

22. D

COMENTÁRIO: a síndrome compartimental pode ter resultados devastadores se ocorrer atraso no tempo do diagnóstico e do tratamento. Pode ser consequência de aumento do volume do compartimento ou diminuição por meio de forças externas. É dez vezes mais comum nos homens do que nas mulheres.

22. Browner BD, Jupiter JB, Levine AM, Trafton PG. Skeletal trauma: basic science, management and reconstruction. 5. ed. Philadelphia: Saunders, 2015, Cap. 16, p. 440.

23. C

COMENTÁRIO: as lesões vasculares podem ocorrer nos traumas ortopédicos abertos ou fechados. Apenas 1,5% a 3% de todas as fraturas da tíbia apresentam lesões vasculares. Quando se avaliam as fraturas expostas da tíbia de maneira isolada, esse percentual sobe para 10%.

23. Browner BD, Jupiter JB, Levine AM, Trafton PG. Skeletal trauma: basic science, management and reconstruction. 5. ed. Philadelphia: Saunders, 2015, Cap. 15, p. 423.

24. C

COMENTÁRIO: os princípios AO para o tratamento das pseudoartroses são: fixação interna estável sob compressão; decorticação; uso de enxerto ósseo associado a pseudoartrose com falha óssea ou pobre vascularização; deixar que o calo fibroso não seja perturbado pela pseudoartrose hipertrófica; retorno precoce da função.

24. Browner BD, Jupiter JB, Levine AM, Trafton PG. Skeletal trauma: basic science, management and reconstruction. 5. ed. Philadelphia: Saunders, 2015, Cap. 25, p. 688.

25. B

COMENTÁRIO: o tratamento das fraturas expostas deve incluir a terapia com antibióticos de acordo com a gravidade da lesão, contaminação, microbiota local e fatores do hospedeiro. Existem protocolos que guiam esse tratamento. Para os tipos I e II da classificação de Gustilo usa-se uma cefalosporina de primeira ou segunda geração. A cefazolina deve ser usada na dose de 2g no pré-operatório, com repique a cada 4 horas de cirurgia e administrada a cada 8 horas no pós-operatório.

25. Browner BD, Jupiter JB, Levine AM, Trafton PG. Skeletal trauma: basic science, management and reconstruction. 5. ed. Philadelphia: Saunders, 2015, Cap. 17, p. 477.

26. A

COMENTÁRIO: para controle do dano ortopédico é importante evitar que cuidados desnecessários ou realizados fora de hora produzam uma segunda resposta inflamatória, levando à piora do quadro geral do paciente. Na condução de um paciente com lesão musculoesquelética deve-se obedecer à seguinte ordem: controle de hemorragia de extremidades e pélvica; correção da isquemia; desbridamento de ferida contaminada; estabilização de fratura de ossos longos ou lesões instáveis do anel pélvico; reconstrução de lesões articulares; cuidados de fraturas menores.

26. Browner BD, Jupiter JB, Levine AM, Trafton PG. Skeletal trauma: basic science, management and reconstruction. 5. ed. Philadelphia: Saunders, 2015, Cap. 11, p. 321.

27. B

COMENTÁRIO: a preparação da ferida começa com um desbridamento cirúrgico meticuloso, removendo corpos estranhos e tecidos contaminados e desvitalizados. A identificação dos tecidos desvitalizados ainda é um desafio para o cirurgião. Fragmentos ósseos desvascularizados devem ser removidos, com exceção de grandes fragmentos articulares, que devem ser reinseridos.

27. Browner BD, Jupiter JB, Levine AM, Trafton PG. Skeletal trauma: basic science, management and reconstruction. 5. ed. Philadelphia: Saunders, 2015, Cap. 18, pp. 490, 495.

28. A

COMENTÁRIO: o controle de infecções no sítio cirúrgico é um desafio para o ortopedista, sendo melhor prevenir. Muitos pacientes são hospedeiros doentes, e seu controle no pré-operatório é importante. Existem alguns fatores de risco modificáveis como, por exemplo, obesidade (IMC > 30kg/m^2), desnutrição, tabagismo, infecção urinária e anemia, entre outros.

28. Browner BD, Jupiter JB, Levine AM, Trafton PG. Skeletal trauma: basic science, management and reconstruction. 5. ed. Philadelphia: Saunders, 2015, Cap. 22, p. 573.

29. D

COMENTÁRIO: é importante o reconhecimento da origem das lesões vasculares no trauma ortopédico. Nos membros superiores, as lesões mais comuns resultantes de trauma penetrante são as dos vasos braquiais. Nos membros inferiores são as dos vasos femorais superficiais. Uma explicação é o comprimento desses vasos, o que possibilita controle de dano inicial por compressão local.

29. Browner BD, Jupiter JB, Levine AM, Trafton PG. Skeletal trauma: basic science, management and reconstruction. 5. ed. Philadelphia: Saunders, 2015, Cap. 15, pp. 423, 424.

30. B

COMENTÁRIO: cada membro deve ser dividido em quatro zonas equivalentes aproximadamente a um quarto do membro. É importante para o cirurgião o conhecimento anatômico das zonas de segurança e suas estruturas em risco. No caso da zona B da perna, a tíbia tem uma secção transversal triangular com a superfície lateral relativamente vertical e a superfície medial oblíqua.

30. Browner BD, Jupiter JB, Levine AM, Trafton PG. Skeletal trauma: basic science, management and reconstruction. 5. ed. Philadelphia: Saunders, 2015, Cap. 7, p. 191.

31. B

COMENTÁRIO: a expressão síndrome dolorosa regional complexa passou a ser adotada a partir de 1994 pela Associação Internacional para o Estudo da Dor em uma tentativa de unificar as mais variadas terminologias usadas. Divide-se em dois tipos de acordo com a ausência ou a presença de lesão nervosa documentada. A síndrome dolorosa regional complexa está relacionada com 30% das fraturas da tíbia e 28% das fraturas de Colles.

31. Browner BD, Jupiter JB, Levine AM, Trafton PG. Skeletal trauma: basic science, management and reconstruction. 5. ed. Philadelphia: Saunders, 2015, Cap. 23, p. 600.

32. D

COMENTÁRIO: o músculo esquelético é formado por tecido conjuntivo e células com capacidade de contração. Sua forma varia de acordo com a função que realiza. As fibras musculares variam em comprimento (média de 68mm), e nenhuma fibra muscular percorre todo o comprimento do músculo.

32. Leite NM, Faloppa F. Propedêutica ortopédica e traumatologia. Porto Alegre: Artmed, 2015, Cap. 1, p. 7.

33. B

COMENTÁRIO: as osteomielites são, em sua maior parte, causadas por bactérias. Embora tenham sido relatados casos de infecção óssea por fungos e parasitas, o *Staphylococcus aureus* é o microrganismo mais isolado em todos os tipos de infecções ósseas.

33. Browner BD, Jupiter JB, Levine AM, Trafton PG. Skeletal trauma: basic science, management and reconstruction. 5. ed. Philadelphia: Saunders, 2015, Cap. 24, p. 613.

34. A

COMENTÁRIO: a histologia na avaliação das lesões tumorais ou pseudotumorais pode, em determinados casos, ser fundamental para o diagnóstico correto. É importante que o candidato esteja familiarizado com certos achados histológicos, como, por exemplo: roda de carroça – histiocitoma fibroso maligno; tela de galinheiro – condroblastoma; chifre de cervo – condrossarcoma mesenquimal; mosaico – Paget; zigue-zague – fibrossarcoma; mostrador de relógio – mieloma múltiplo.

34. Canale ST, Beaty JH. Campbell's operative orthopaedics. 12. ed. Philadelphia: Saunders, 2015, Cap. 27, p. 925.

35. D

COMENTÁRIO: as condições básicas para se obter a consolidação de uma fratura são: estabilidade mecânica, adequado suprimento vascular e contato ósseo adequado. A ausência de pelo menos um desses fatores predispõe a fratura à pseudoartrose.

35. Browner BD, Jupiter JB, Levine AM, Trafton PG. Skeletal trauma: basic science, management and reconstruction. 5. ed. Philadelphia: Saunders, 2015, Cap. 25, p. 638.

36. C

COMENTÁRIO: a síndrome compartimental no antebraço é a segunda mais comum, após a da perna. O antebraço é composto por três compartimentos: o volar, o dorsal e a massa móvel. A massa móvel é composta pelo extensores radiais longo e curto do carpo e pelo músculo braquiorradial. O compartimento dorsal é composto pelos outros extensores. O compartimento volar é composto pela musculatura flexora. O nervo ulnar está localizado no compartimento volar.

36. Browner BD, Jupiter JB, Levine AM, Trafton PG. Skeletal trauma: basic science, management and reconstruction. 5. ed. Philadelphia: Saunders, 2015, Cap. 16, p. 451.

37. D

COMENTÁRIO: a pseudoartrose pode ser decorrente de várias causas, como, por exemplo, instabilidade inadequada, vascularização inadequada e pobre contato ósseo. Existem, também, fatores contribuintes, que são: infecção; nicotina/tabagismo; determinadas medicações; velhice; condições médicas sistêmicas; pobre nível funcional; estase venosa; queimaduras; radiação; obesidade; alcoolismo; anormalidades endócrinas e metabólicas; desnutrição; deficiência vitamínica.

37. Browner BD, Jupiter JB, Levine AM, Trafton PG. Skeletal trauma: basic science, management and reconstruction. 5. ed. Philadelphia: Saunders, 2015, Cap. 25, p. 641.

38. A

COMENTÁRIO: na investigação de uma gestante com queixas ortopédicas é importante que o ortopedista conheça os riscos de cada exame de imagem antes de solicitá-los. De acordo com a diretriz publicada pelo Colégio Americano de Ginecologia e Obstetrícia, a exposição a uma simples radiografia não resulta em efeito nocivo para o feto.

38. Browner BD, Jupiter JB, Levine AM, Trafton PG. Skeletal trauma: basic science, management and reconstruction. 5. ed. Philadelphia: Saunders, 2015, Cap. 14C, p. 408.

39. A

COMENTÁRIO: o centro de rotação de angulação (CORA) é o ponto em que o eixo axial do segmento proximal intercepta o eixo axial do segmento distal. Nas fraturas diafisárias devem ser usados os eixos anatômicos.

39. Browner BD, Jupiter JB, Levine AM, Trafton PG. Skeletal trauma: basic science, management and reconstruction. 5. ed. Philadelphia: Saunders, 2015, Cap. 25, p. 647.

40. D

COMENTÁRIO: o diagnóstico de lesões vasculares associadas ao trauma faz parte da rotina investigativa do cirurgião ortopédico. Existem sinais grosseiros e outros menos óbvios para o diagnóstico. Se o *status* vascular do membro não está claro após alinhamento satisfatório de uma fratura ou redução de uma luxação, um Doppler deve ser usado para avaliação do fluxo sanguíneo.

40. Browner BD, Jupiter JB, Levine AM, Trafton PG. Skeletal trauma: basic science, management and reconstruction. 5. ed. Philadelphia: Saunders, 2015, Cap. 15, p. 424.

41. C

COMENTÁRIO: os métodos de tratamento guiados pela AO, entidade fundada pelos cirurgiões Maurice E. Müller, Robert Schneider, Hans Willenegger e Martin Allgöwer, são princípios básicos que todo ortopedista tem a obrigação de conhecer. São eles: redução e fixação da fratura para restauração das relações anatômicas; preservação do suprimento sanguíneo, de partes moles e do osso mediante manuseio cuidadoso e técnicas suaves de redução; estabilidade por fixação ou imobilização de acordo com a personalidade da fratura e a necessidade da lesão; mobilização segura e precoce do membro e do paciente.

41. Browner BD, Jupiter JB, Levine AM, Trafton PG. Skeletal trauma: basic science, management and reconstruction. 5. ed. Philadelphia: Saunders, 2015, Cap. 8, p. 251.

42. B

COMENTÁRIO: fraturas patológicas podem ser a fonte do diagnóstico e representam um desafio terapêutico para os ortopedistas. Um importante diagnóstico é o de tumor, sendo a lesão metastática o tumor maligno mais comum no osso. Em ordem de acometimento, os sítios mais comuns de metástase são: fêmur, coluna, úmero, pelve, costelas e crânio.

42. Browner BD, Jupiter JB, Levine AM, Trafton PG. Skeletal trauma: basic science, management and reconstruction. 5. ed. Philadelphia: Saunders, 2015, Cap. 20, p. 533.

43. D

COMENTÁRIO: a medida da pressão intracompartimental é fundamental na suspeita de uma síndrome compartimental. Pode ser realizada por várias técnicas, mas sempre respeitando alguns princípios para evitar diagnósticos errados. Na medida da pressão intracompartimental da perna deve-se evitar a manobra de elevação do membro para melhora do edema, o que aumentará a pressão intracompartimental.

43. Browner BD, Jupiter JB, Levine AM, Trafton PG. Skeletal trauma: basic science, management and reconstruction. 5. ed. Philadelphia: Saunders, 2015, Cap. 16, pp. 445, 449, 458.

44. B

COMENTÁRIO: as pseudoartroses podem ser classificadas como atróficas, oligotróficas e hipertróficas. Estas apresentam suprimento sanguíneo adequado e abundante calo ósseo, mas não têm estabilidade mecânica. Nas atróficas, o suprimento sanguíneo é pobre e não há atividade biológica.

44. Browner BD, Jupiter JB, Levine AM, Trafton PG. Skeletal trauma: basic science, management and reconstruction. 5. ed. Philadelphia: Saunders, 2015, Cap. 25, p. 658.

45. D

COMENTÁRIO: as lesões de nervos periféricos, quando associadas a fraturas e/ou luxações, são subestimadas. Essas lesões apresentam retorno espontâneo das funções em cerca de 83% dos casos. Na lesão do nervo radial associada a fraturas do úmero é esperado retorno das funções desse nervo em aproximadamente 90% dos casos. Cabe ressaltar que as lesões nervosas, quando associadas a fraturas expostas, apresentam pior prognóstico no que diz respeito à recuperação quando comparadas a fraturas fechadas.

45. Browner BD, Jupiter JB, Levine AM, Trafton PG. Skeletal trauma: basic science, management and reconstruction. 5. ed. Philadelphia: Saunders, 2015, Cap. 23, p. 600.

46. D

COMENTÁRIO: a fise é dividida em cinco camadas diferenciadas histologicamente. A partir da epífise, a primeira camada é a zona de repouso, seguida pela zona de cartilagem seriada ou de proliferação. A terceira camada é a zona de cartilagem madura ou hipertrófica. A quarta camada é a zona de cartilagem calcificada e a última, a zona de ossificação.

46. Leite NM, Faloppa F. Propedêutica ortopédica e traumatologia. Porto Alegre: Artmed, 2013, Cap. 2, p. 21.

47. D

COMENTÁRIO: o tratamento das pseudoartroses pode ser feito de várias maneiras, porém algumas são mais efetivas em determinadas situações. Na diáfise da tíbia preconiza-se a troca da haste por uma de maior diâmetro. Na diáfise do fêmur também é realizada a troca da haste. Na diáfise umeral, os resultados são maus com a troca da haste, sendo indicadas, nos casos de pseudoartrose, a remoção da haste, fixação com placa e parafusos e a colocação de enxerto ósseo autógeno.

47. Browner BD, Jupiter JB, Levine AM, Trafton PG. Skeletal trauma: basic science, management and reconstruction. 5. ed. Philadelphia: Saunders, 2015, Cap. 25, p. 704.

48. B

COMENTÁRIO: o candidato deve ter pleno domínio da anatomia, principalmente a do plexo braquial. C5-C6 formam o tronco superior; C7 o tronco médio; C8-T1 o tronco inferior. Os troncos superior e medial formam o fascículo lateral; os troncos superior, medial e inferior formam o fascículo posterior; o tronco inferior forma o fascículo medial.

48. Morrissy RT, Weinstein SL. Lovell and Winter's pediatric orthopaedics. 7. ed. Philadelphia: Lippincott Williams & Wilkins, 2014, Cap. 22, p. 908.

49. D

COMENTÁRIO: o fechamento primário da pele no que diz respeito às fraturas expostas sempre foi um tema controverso. Trabalhos recentes têm relatado bons resultados. As indicações incluem, além das listadas na questão, intervalo inferior a 12 horas entre a lesão e o desbridamento e lesões Gustilo IIIA e IIIB em membros sem déficit vascular.

49. Rockwood CA, Green DP, Bucholz RW. Rockwood and Green's fractures in adults. 8. ed. Philadelphia: Lippincott, 2015, Cap. 10, p. 382.

50. B

COMENTÁRIO: embora o *Staphylococcus* seja o agente etiológico mais comum nas infecções musculoesqueléticas, é importante que o ortopedista tenha conhecimento acerca de outros microrganismos envolvidos nas infecções. De acordo com o cenário clínico, é possível observar: contaminação do solo – *Pseudomonas aeruginosa*, *Clostridium* spp, *Bacillus* spp, *Nocardia* spp; HIV – *Bartonella henselae*, *Bartonella quintana*, *Mycobacteria* spp, *Aspergillus* spp, *Candida albicans*; pé diabético – *Streptococcus*, *Enterococcus*, *Corynebacterium*, outras bactérias anaeróbias; osteomielite vertebral – *Streptococcus* dos grupos B e G, bacilos gram-negativos, *M. tuberculosis*.

50. Browner BD, Jupiter JB, Levine AM, Trafton PG. Skeletal trauma: basic science, management and reconstruction. 5. ed. Philadelphia: Saunders, 2015, Cap. 24, p. 613.

51. C

COMENTÁRIO: o uso local de antibióticos para o tratamento de fraturas expostas tem alcançado um bom resultado em grandes estudos. O uso de 1g de vancomicina associado ao polimetilmetacrilato diminui a taxa de infecção pós-operatória sem causar deterioração óssea, possibilitando a liberação lenta desse fármaco em um período de 4 a 6 semanas.

51. Browner BD, Jupiter JB, Levine AM, Trafton PG. Skeletal trauma: basic science, management and reconstruction. 5. ed. Philadelphia: Saunders, 2015, Cap. 17, pp. 478, 482, 484.

52. D

COMENTÁRIO: a maioria das síndromes musculoesqueléticas no portador de HIV consiste em manifestações decorrentes da toxicidade da droga, artrites reativas, artrites infecciosas, miosites, tendinites e bursites. Artrites reativas geralmente acometem os pés e os tornozelos. Tendinite envolve o tendão-de-aquiles e os tendões tibiais anterior e posterior.

52. Canale ST, Beaty JH. Campbell's operative orthopaedics. 12. ed. Philadelphia: Saunders, 2013, Cap. 20, p. 719.

53. C

COMENTÁRIO: durante a realização de procedimentos ortopédicos, lesões vasculares podem ocorrer, sendo possível observá-las imediatamente no pós-operatório ou até mesmo semanas ou meses depois. A redução incruenta de uma fratura umeral representa risco potencial de lesão da artéria braquial.

53. Browner BD, Jupiter JB, Levine AM, Trafton PG. Skeletal trauma: basic science, management and reconstruction. 5. ed. Philadelphia: Saunders, 2015, Cap. 15, p. 423.

54. D

COMENTÁRIO: a lesão da cartilagem articular é na maioria das vezes traumática, ocorrendo fraturas osteocondrais em que um fragmento de osso subcondral é destacado com a sua cartilagem. Essa lesão ocorre com maior frequência nos joelhos.

54. Leite NM, Faloppa F. Propedêutica ortopédica e traumatologia. Porto Alegre: Artmed, 2013, Cap. 2, p. 28.

55. B

COMENTÁRIO: é importante o conhecimento da embriogênese do sistema muscular esquelético para melhor compreensão de seu funcionamento. O desenvolvimento desse sistema ocorrerá a partir do mesoderma. Os miótomos são agregados de células desenvolvidas a partir dos somitos. Os mioblastos são as células miogênicas. Já os miócitos são células musculares diferenciadas, mas ainda mononucleadas.

55. Leite NM, Faloppa F. Propedêutica ortopédica e traumatologia. Porto Alegre: Artmed, 2013, Cap. 1, p. 2.

CAPÍTULO 2

Exame Físico

Rogério Augusto Alves Nunes
Jader Vinícius Gomes de Oliveira
Rodrigo Otávio Dias de Araújo
Luciano Ramos Romanelli

1. O teste da função motora bilateral dos membros inferiores deve ser realizado em caso de fratura da pelve. Assinale a associação INCORRETA entre a raiz nervosa e o grupo motor:

(A) L1 – L2: flexão do quadril.
(B) L3 – L4: quadríceps, extensão do joelho.
(C) L4 – L5: abdução do tornozelo.
(D) S2 – S3: flexão plantar do hálux.

2. O teste de abdução de Gagey, quando positivo, serve para o diagnóstico de:

(A) Frouxidão ligamentar e instabilidade.
(B) Instabilidade apenas.
(C) Frouxidão ligamentar apenas.
(D) Impacto.

3. No exame físico da coluna cervical, durante a palpação, é CORRETO afirmar que:

(A) O ligamento nucal encontra-se desde a protuberância occipital até o processo espinhoso de C7.
(B) O osso hioide encontra-se no nível de C4, logo acima da cartilagem tireoidiana.
(C) O trígono anterior tem como limites o músculo esternocleidomastóideo, a mandíbula e a incisura supraclavicular.
(D) Os nervos occipitais maiores são sempre palpáveis.

4. No exame físico da coluna torácica de um paciente com escoliose, NÃO é um achado relacionado com essa doença:

(A) Elevação unilateral do ombro.
(B) Assimetria do "triângulo do talhe".

(C) Giba costal.
(D) *Pectus carinatus*.

5. Sobre a avaliação do recém-nascido, assinale a alternativa INCORRETA:

(A) Todos os recém-nascidos nascem com contratura em flexão do quadril e do joelho em razão do posicionamento intrauterino.
(B) Em torno dos 4 a 6 meses de idade, o quadril e o joelho podem ser estendidos até a posição neutra.
(C) Recém-nascidos têm amplitude de movimento diminuída até os 6 meses.
(D) O quadril do recém-nascido tem maior amplitude de rotação externa do que de rotação interna.

6. Sobre o tempo de aparecimento e desaparecimento dos reflexos e reações infantis, assinale a relação INCORRETA:

(A) Moro – Do nascimento aos 3-6 meses.
(B) Landau – De 6 meses a 24-30 meses.
(C) Reação de paraquedas – De 6 meses até os 12 meses.
(D) Galant – Do nascimento aos 2-2½ meses.

7. Quanto aos testes para avaliação do impacto no ombro, assinale a alternativa CORRETA:

(A) Yokun – tubérculo menor contra o processo coracoide.
(B) Neer – tubérculo maior contra o ligamento acromioclavicular.
(C) Hawkins-Kennedy – tubérculo maior contra o ligamento coracoacromial.
(D) Anterointerno de Gerber – tubérculo maior contra o acrômio.

8. Durante a marcha normal, a fase de oscilação é dividida em três períodos: aceleração, oscilação intermediária e desaceleração. Cada período corresponde respectivamente a:

(A) 4%, 32% e 4% do ciclo normal.
(B) 10%, 80% e 10% do ciclo normal.
(C) 10%, 32% e 10% do ciclo normal.
(D) 4%, 80% e 4% do ciclo normal.

9. No exame físico das síndromes compressivas do membro superior, o local de compressão do nervo mediano no cotovelo é testado pelo movimento de:

(A) *Lacertus fibrosus* – extensão do cotovelo com antebraço em pronação.
(B) Pronador redondo – flexão do cotovelo com antebraço em supinação.
(C) Flexores superficiais dos dedos – flexão da interfalangiana proximal do terceiro dedo.
(D) Ligamento de Struthers – extensão do cotovelo com antebraço em neutro.

10. Sobre a amplitude de movimentos da coluna cervical, assinale a alternativa INCORRETA:

(A) Na flexão, o paciente deve ser capaz de encostar o queixo no tórax.
(B) Na extensão, o alinhamento da fronte e do nariz, visualizado em perfil, com o plano horizontal deve ser de 130 graus.
(C) Na inclinação lateral, o paciente deve ser capaz de encostar a orelha no ombro.
(D) Na rotação lateral, o queixo deve estar alinhado com os ombros (80 graus).

11. No teste dos blocos de Coleman, a realização do terceiro tempo do teste tem como objetivo:

(A) O desaparecimento do cavo do pé determina a positividade do teste.
(B) É utilizado para avaliar a gênese do pé cavo varo.
(C) Só tem validade se as articulações do retropé forem móveis.
(D) A terceira fase ocasiona aumento da pronação do antepé.

12. O teste da gaveta anterior do tornozelo avalia a integridade de qual ligamento?

(A) Fibulotalar anterior.
(B) Fibulotalar posterior.
(C) Tibiotalar anterior.
(D) Tibiotalar posterior.

13. No exame físico do quadril, quando se avalia um possível impacto anterior, a manobra a ser realizada consiste em:

(A) Flexão, adução e rotação interna.
(B) Flexão, adução e rotação externa.
(C) Extensão, abdução e rotação externa.
(D) Extensão, abdução e rotação interna.

14. Na avaliação da imagem plantar de um pé plano pelo método de Valente, quando a largura do istmo é superior à do antepé, trata-se de:

(A) Grau 2.
(B) Grau 3.
(C) Grau 4.
(D) Grau 5.

15. A pesquisa da instabilidade em varo do cotovelo é realizada com:

(A) Úmero em rotação externa e cotovelo fletido a 15 graus.
(B) Úmero em rotação interna e cotovelo fletido a 15 graus.
(C) Úmero em rotação externa e cotovelo fletido a 30 graus.
(D) Úmero em rotação interna e cotovelo fletido a 30 graus.

16. No movimento de flexão do punho, as articulações radiocárpica e mediocárpica são responsáveis, respectivamente, por:

(A) 50% e 50%.
(B) 34% e 66%.
(C) 60% e 40%.
(D) 40% e 60%.

17. O tendão que delimita a tabaqueira anatômica é o:

(A) Abdutor longo do polegar radialmente.
(B) Extensor longo do polegar radialmente.
(C) Extensor curto do polegar radialmente.
(D) Extensor radial curto do carpo ulnarmente.

18. No exame físico da mão, durante a inspeção, devem ser observadas algumas características importantes. Assinale a alternativa CORRETA:

(A) Flexão progressiva das interfalangianas do segundo ao quinto dedos.
(B) No dorso da mão a cabeça do segundo metatarso é a mais saliente.
(C) Os sulcos das pregas cutâneas palmares são simétricos bilateralmente.
(D) A forma "em concha" da região palmar se deve às pregas cutâneas.

19. O ciclo normal da marcha é composto por duas fases. Sobre a fase de apoio, assinale a alternativa CORRETA:

(A) Corresponde a 70% do ciclo normal.
(B) 25% da fase de apoio ocorre com os dois pés apoiados no solo.
(C) 40% da fase de apoio ocorre com os dois pés apoiados no solo.
(D) É também chamada de fase de repouso.

20. A sensibilidade referente ao nível de C8 é mais bem avaliada:

(A) Na face medial do cotovelo.
(B) No terceiro quirodáctilo.
(C) No quinto quirodáctilo.
(D) Na face lateral do braço.

21. Sobre marcos cronológicos do desenvolvimento normal da marcha na criança, assinale a alternativa CORRETA:

(A) Sentar aos 4 meses.
(B) Engatinhar aos 6 meses.
(C) Correr aos 18 meses.
(D) Deambular sem auxílio aos 12 meses.

22. Em relação às marchas patológicas, o sinal de Gowers está presente na:

(A) Marcha espástica.
(B) Marcha atáxica mista.
(C) Marcha atáxica medular.
(D) Marcha distrófica.

23. As alternativas abaixo apresentam quadros clínicos em que o teste de Ludloff pode ser positivo. Assinale a alternativa INCORRETA:

(A) Tendinite do iliopsoas.
(B) Lesão do músculo iliopsoas.
(C) Fratura/avulsão do trocanter menor.
(D) Impacto anteromedial do acetábulo.

24. O teste de Hoover para avaliar a simulação de doenças da coluna lombar é considerado positivo quando:

(A) O calcanhar contralateral exerce pressão na palma do examinador.
(B) O calcanhar contralateral não exerce pressão na palma do examinador.
(C) O pé do membro examinado é incapaz de se elevar.
(D) O pé do membro examinado se eleva conforme orientação.

25. A extensão máxima da articulação metatarsofalangiana do hálux é de aproximadamente:

(A) 30 graus.
(B) 50 graus.
(C) 80 graus.
(D) 100 graus.

26. Todas as alternativas a seguir apresentam testes que avaliam a integridade do ligamento cruzado posterior (LCP). Assinale a alternativa INCORRETA:

(A) *Dial test.*
(B) Teste da rotação externa *recurvato.*
(C) Teste de Godfrey.
(D) Gaveta anterior com rotação interna máxima da perna.

27. A avaliação da dismetria dos membros inferiores pode ser realizada por várias técnicas. A medida do comprimento real equivale à distância compreendida entre:

(A) Espinha ilíaca anterossuperior e maléolo lateral.
(B) Espinha ilíaca anterossuperior e maléolo medial.
(C) Cicatriz umbilical e maléolo lateral.
(D) Cicatriz umbilical e maléolo medial.

28. A contratura em flexão do quadril pode ser avaliada por testes específicos. Assinale a alternativa que NÃO apresenta um desses testes:

(A) Teste de Thomas.
(B) Teste de Ely.
(C) Teste de Ludloff.
(D) Teste de Staheli.

29. Sobre os testes de função ligamentar do joelho, assinale a alternativa que apresenta uma relação INCORRETA:

(A) Teste de Lachman – teste de Richey.
(B) Teste de rotação externa e *recurvato* – teste de Godfrey.
(C) Teste do *pivot-shift* – teste de McIntoch.
(D) Teste do *pivot-shift* reverso – teste de Jakob.

30. O teste da rotação externa da tíbia (*Dial test*) é positivo para lesão do ligamento cruzado posterior (LCP) quando o joelho se encontra em:

(A) Extensão.
(B) Flexão de 15 graus.
(C) Flexão de 30 graus.
(D) Flexão de 90 graus.

31. Uma criança com displasia do desenvolvimento do quadril que apresenta, ao exame físico, o sinal de Hart está com contratura de qual músculo:

(A) Adutor magno.
(B) Adutor longo.
(C) Glúteo médio.
(D) Glúteo máximo.

32. No exame físico da mão, durante a palpação, a estrutura óssea palpada distalmente ao tubérculo de Lister, em uma depressão, com o punho em posição anatômica é:

(A) Capitato.
(B) Semilunar.
(C) Hamato.
(D) Base do terceiro metacarpo.

33. No exame físico da mão de um paciente com tenossinovite infecciosa dos tendões flexores, podem ser observadas algumas características, segundo Kanavel. Assinale a alternativa INCORRETA:

(A) Sensibilidade diminuída sobre a bainha acometida.

(B) Dedo acometido em atitude de flexão.
(C) Edema no dedo atingido.
(D) Dor à tentativa de extensão do dedo.

34. O movimento predominante na articulação subtalar consiste em:

(A) Flexão e extensão.
(B) Pronação e supinação.
(C) Inversão e eversão.
(D) Abdução e adução.

35. Qual a relação CORRETA entre as zonas autógenas e os nervos sensitivos da mão?

(A) Região tenar – nervo radial.
(B) Polpa digital do indicador – nervo mediano.
(C) Região hipotenar – nervo ulnar.
(D) Polpa digital do quarto dedo – nervo ulnar.

36. O teste de Bunnell-Littler avalia:

(A) O tônus dos ligamentos retinaculares.
(B) O tônus da musculatura intrínseca da mão.
(C) O nervo ulnar.
(D) A lesão da placa volar.

37. Sobre os testes realizados no exame físico da coluna cervical, assinale a alternativa CORRETA:

(A) Teste da distração – avalia a presença de dor pela distração da coluna cervical.
(B) Teste de Adson – testa a permeabilidade da artéria axilar.
(C) Teste de Spurling – avalia o alívio da dor radicular.
(D) Teste de deglutição – avalia a dificuldade de deglutição relacionada com alterações na região anterior da coluna.

38. No exame físico dos pés, durante a inspeção, é importante a avaliação do tamanho relativo dos dedos dos pés – fórmula digital. Assinale a alternativa que apresenta a relação CORRETA entre os tamanhos dos artelhos e o pé egípcio:

(A) $1<2>3>4>5$.
(B) $1=2>3>4>5$.
(C) $1<2<3>4>5$.
(D) $1>2>3>4>5$.

39. Sobre o sinal de *peek-a-boo*, assinale a alternativa CORRETA:

(A) É a proeminência medial do calcâneo quando visto de frente.

(B) É a proeminência lateral do calcâneo quando visto de frente.
(C) É a proeminência medial do calcâneo quando visto de trás.
(D) É a proeminência lateral do calcâneo quando visto de trás.

40. A relação INCORRETA entre o nível neurológico e a avaliação motora é:

(A) C7 – extensão do cotovelo.
(B) C5 – flexão do cotovelo.
(C) C8 – flexão do quinto quirodáctilo.
(D) T1 – adução do quinto quirodáctilo.

41. Na escala de graduação da força muscular de Kendall, o grau 3 corresponde a:

(A) Movimento muscular sem vencer a gravidade.
(B) Movimento muscular que vence a gravidade, mas não a resistência.
(C) Movimento muscular que vence a gravidade e a resistência.
(D) Movimento muscular que não vence a gravidade.

42. Após o final da fase de choque medular é estabelecida a classificação de Frankel para lesão neurológica. O tipo B corresponde a:

(A) Motricidade normal e sensibilidade normal.
(B) Motricidade presente útil e sensibilidade presente.
(C) Motricidade presente não útil e sensibilidade presente.
(D) Motricidade ausente e sensibilidade presente.

43. Na avaliação de um paciente com quadro clínico de compressão medular central espera-se que os reflexos osteotendinosos se encontrem:

(A) Normais.
(B) Ausentes.
(C) Diminuídos.
(D) Aumentados.

44. No teste de Silverskiold, a influência do músculo gastrocnêmio na limitação do movimento é observada na extensão:

(A) Ativa com o joelho em extensão.
(B) Passiva com o joelho em extensão.
(C) Ativa com o joelho em flexão.
(D) Passiva com o joelho em flexão.

45. Durante o exame físico do pé/tornozelo pode-se encontrar o sinal de Mulder positivo. Quanto à patologia com ele relacionada, assinale a alternativa CORRETA:

(A) Neuroma de Morton.

(B) Fratura por estresse.
(C) Trombose venosa profunda (TVP).
(D) Patência da circulação arterial.

46. Com o paciente em ortostatismo, empurrando a parede com as mãos apoiadas contra ela, avalia(m)-se:

(A) Giba costal.
(B) Insuficiência do músculo serrátil anterior.
(C) Malformações do gradil costal, visualizadas pelo desvio escapular.
(D) Músculos romboides.

47. As alternativas a seguir estão relacionadas com o exame para avaliação de lesão do ligamento colateral ulnar do polegar. Assinale a alternativa CORRETA:

(A) Metacarpofalangiana em flexão e estresse em varo.
(B) Metacarpofalangiana em extensão e estresse em varo.
(C) Metacarpofalangiana em flexão e estresse em valgo.
(D) Metacarpofalangiana em extensão e estresse em valgo.

48. Na realização do teste *pivot-shift* reverso do joelho, assinale a alternativa CORRETA que apresenta a relação entre posição inicial e final e o tipo de estresse realizado:

(A) Flexão para extensão e estresse em varo.
(B) Flexão para extensão e estresse em valgo.
(C) Extensão para flexão e estresse em varo.
(D) Extensão para flexão e estresse em valgo.

49. O teste do câmbio, conhecido como *gearstick sign*, serve para a avaliação de qual tipo de impacto no quadril?

(A) Entre o trocanter maior e o ílio.
(B) Entre o trocanter menor e o ísquio.
(C) Entre o colo femoral anterior e o rebordo acetabular anterior.
(D) Entre o colo femoral posterior e o rebordo acetabular posterior.

50. Assinale a alternativa que NÃO representa uma causa de dor lombar:

(A) Anemia falciforme.
(B) Osteocondrite de Tietze.
(C) Mieloma múltiplo.
(D) Espondilólise.

51. A avaliação da articulação sacroilíaca pode ser feita por meio de alguns testes especiais. Assinale a alternativa INCORRETA:

(A) Gaenslen.
(B) Patrick.
(C) Anvil.
(D) Lewin.

52. Sobre o teste de Schober, assinale a alternativa CORRETA:

(A) É usado no diagnóstico de limitações álgicas no movimento da coluna.
(B) É positivo quando não ocorre aumento ≥ 6cm na flexão máxima.
(C) Com o paciente em decúbito ventral é delimitado um intervalo de 15cm.
(D) É delimitado um intervalo de 15cm acima de L5.

53. São estruturas da fossa cubital de lateral para medial, respectivamente:

(A) Nervo cutâneo lateral do antebraço, tendão do bíceps, nervo mediano, artéria braquial.
(B) Tendão do bíceps, nervo cutâneo lateral do antebraço, nervo mediano, artéria braquial.
(C) Nervo cutâneo lateral do antebraço, tendão do bíceps, artéria braquial, nervo mediano.
(D) Tendão do bíceps, artéria braquial, nervo cutâneo lateral do antebraço, nervo mediano.

54. No que se refere às zonas flexoras da mão e dos dedos, assinale a alternativa INCORRETA:

(A) Zona I – distal ao flexor profundo dos dedos.
(B) Zona II – corresponde ao túnel osteofibroso.
(C) Zona III – ocorre a origem dos lumbricais.
(D) Zona IV – túnel do carpo.

55. Durante o exame físico do joelho, na avaliação de uma possível lesão meniscal, o achado clínico mais importante é:

(A) Teste de McMurray positivo.
(B) Teste de Apley.
(C) Dor à marcha de pato.
(D) Dor localizada na palpação da interlinha.

Respostas Comentadas

1. C

COMENTÁRIO: espera-se que o candidato tenha o conhecimento sobre as principais raízes nervosas. No exame motor dos membros, as respectivas raízes realizam: L1-L2 – flexão do quadril; L3-L4 – quadríceps/extensão do joelho; L4-L5 – flexão dorsal do tornozelo e do hálux; L5 – abdução do tornozelo; S1 – flexão plantar do tornozelo; S2-S3 – flexão plantar do hálux.

1. Rockwood CA, Green DP, Bucholz RW. Rockwood and Green's fractures in adults. 8. ed. Philadelphia: Lippincott, 2015, Cap 46, p. 1802.

2. A

COMENTÁRIO: o teste de abdução de Gagey, recentemente descrito, é realizado com o examinador atrás do paciente, que permanece sentado. Com o antebraço, o examinador realiza compressão contra o ombro do paciente, enquanto a mão contralateral abduz passivamente o braço ipsilateralmente com o cotovelo fletido a 90 graus. Abdução > 105 graus indica lassidão ligamentar, e quando seguida de sensação de apreensão indica instabilidade inferior.

2. Rockwood CA, Green DP, Bucholz RW. Rockwood and Green's fractures in adults. 8. ed. Philadelphia: Lippincott, 2015, Cap. 40, p. 1519.

3. A

COMENTÁRIO: durante a palpação da coluna cervical observamos correlações anatômicas importantes: osso hioide – corpo vertebral de C3; cartilagem tireoidiana – C4, C5; primeiro anel cricoide e tubérculo carotídeo – C6. Os limites do trígono anterior do pescoço são: as bordas anteriores dos músculos esternocleidomastóideos, lateralmente; a mandíbula, superiormente; a incisura supraesternal, inferiormente.

3. Barros Filho TEP, Lech O. Exame físico em ortopedia. 2. ed. São Paulo: Sarvier, 2002, Cap. 1, p. 8.

4. D

COMENTÁRIO: na inspeção do paciente em ortostatismo podem ser observadas algumas alterações relacionadas com a escoliose. A elevação unilateral do ombro ocorre no lado da convexidade da curva. O triângulo de talhe também será assimétrico, sendo maior do lado da concavidade da curva. Nas curvas estruturadas, a giba costal estará presente. O *pectus carinatus* é uma deformidade inespecífica da parede anterior do tórax.

4. Barros Filho TEP, Lech O. Exame físico em ortopedia. 2. ed. São Paulo: Sarvier, 2002, Cap. 2, p. 24.

5. C

COMENTÁRIO: a avaliação da amplitude de movimento (ADM) do paciente em qualquer idade é parte fundamental do exame físico, podendo fornecer informações importantes para o diagnóstico de doenças ortopédicas. O recém-nascido apresenta maior ADM quando comparado a crianças mais velhas.

5. Herring JA. Tachdjian's pediatric orthopaedics. 5. ed. Philadelphia: Saunders, 2014, Cap. 3, p. 37.

6. C

COMENTÁRIO: na avaliação da criança é importante que o ortopedista esteja familiarizado com os principais reflexos primitivos. A ausência desses reflexos pode indicar atraso do desenvolvimento neurológico normal, e sua persistência sugere lesão neurológica. A reação do paraquedas surge aos 6 meses de idade e permanece por toda a vida

6. Herring JA. Tachdjian's pediatric orthopaedics. 5. ed. Philadelphia: Saunders, 2014, Cap. 3, p. 48.

7. C

COMENTÁRIO: o ombro é uma fonte de diversas queixas do paciente ortopédico. Em caso de suspeita de uma síndrome do impacto, alguns testes podem auxiliar o diagnóstico. No teste do impacto de Yokum, o tubérculo maior se desloca sob a articulação acromioclavicular. No teste de Neer, o tubérculo maior se projeta contra o acrômio. No teste do impacto anterointerno de Gerber, o tubérculo menor se aproxima do coracoide.

7. Barros Filho TEP, Lech O. Exame físico em ortopedia. 2. ed. São Paulo: Sarvier, 2002, Cap, 6, p. 129.

8. A

COMENTÁRIO: a fase de oscilação corresponde a 40% do ciclo normal da marcha, sendo dividida em três períodos. O balanço inicial ou aceleração corresponde a 4% do ciclo normal da marcha (e a 10% da fase de oscilação). O balanço intermediário, balanço médio ou oscilação intermediária corresponde a 32% do ciclo normal da marcha (e a 80% da fase de oscilação). O balanço final ou desaceleração corresponde a 4% do ciclo normal da marcha (e a 10% dessa fase).

8. Leite NM, Faloppa F. Propedêutica ortopédica e traumatologia. Porto Alegre: Artmed, 2013, Cap. 20, p. 288.

9. C

COMENTÁRIO: no cotovelo, algumas estruturas são sítios de compressão do nervo mediano. A compressão pelo *lacertus fibrosus* é pesquisada com o antebraço em supinação e flexão contra resistência do cotovelo. Na compressão pelo pronador redondo, os sintomas serão reproduzidos com a pronação do antebraço e a extensão do cotovelo. Já a compressão pelo ligamento de Struthers é testada com uma flexão contra resistência do cotovelo acima de 120 graus.

9. Leite NM, Faloppa F. Propedêutica ortopédica e traumatologia. Porto Alegre: Artmed, 2013, Cap. 8, p. 99.

10. C

COMENTÁRIO: a amplitude de movimento da coluna cervical, assim como a de todos os segmentos do corpo, deve obrigatoriamente fazer parte da rotina do exame físico. Na avaliação da ADM da coluna cervical pede-se ao paciente que tente encostar a orelha no ombro (sem mobilizar o ombro). O arco normal é de 45 graus para cada lado.

10. Barros Filho TEP, Lech O. Exame físico em ortopedia. 2. ed. São Paulo: Sarvier, 2002, Cap. 1, p. 5.

11. A

COMENTÁRIO: esse é um assunto recorrente tanto em questões escritas como orais. O teste de Coleman é realizado em três tempos para avaliação dos pés cavos varos flexíveis, sendo positivo quando ocorre valgismo fisiológico do retropé.

11. Leite NM, Faloppa F. Propedêutica ortopédica e traumatologia. Porto Alegre: Artmed, 2013, Cap. 19, p. 256.

12. A

COMENTÁRIO: o teste da gaveta anterior avalia a integridade do ligamento fibulotalar anterior e da porção anterolateral da cápsula articular. Consiste na estabilização da porção distal da tíbia e da fíbula com uma das mãos, enquanto com a outra o examinador envolve a região do calcâneo, realizando um movimento de anteriorização. A positividade do teste é indicada pela formação de uma depressão na região anterolateral do tornozelo.

12. Barros Filho TEP, Lech O. Exame físico em ortopedia. 2. ed. São Paulo: Sarvier, 2002, Cap. 13, p. 284. Leite NM, Faloppa F. Propedêutica ortopédica e traumatologia. Porto Alegre: Artmed, 2013, Cap. 19, p. 267.

13. A

COMENTÁRIO: um dos testes usados para avaliação do impacto anterior no quadril consiste na forma mnemônica FADURI (Flexão + ADUção + Rotação Interna). Esse teste é positivo quando ocorre dor durante sua execução com ou sem estalido. Esse teste também é utilizado para diagnóstico de lesão labral anterior e tendinite do iliopsoas.

13. Leite NM, Faloppa F. Propedêutica ortopédica e traumatologia. Porto Alegre: Artmed, 2013, Cap. 13, p. 198.

14. B

COMENTÁRIO: questões sobre a insuficiência do tendão tibial posterior são recorrentes em concursos. Em um pé normal, o istmo não alcança 50% da largura total do antepé. No grau 1, o istmo ultrapassa 50%, mas não atinge dois terços da largura do antepé. No grau 2, o istmo ultrapassa dois terços, mas não ultrapassa a largura total do antepé. No grau 3, o istmo ultrapassa a largura total do antepé. No grau 4 ocorre a formação do arco lateral.

14. Barros Filho TEP, Lech O. Exame físico em ortopedia. 2. ed. São Paulo: Sarvier, 2002, Cap. 19, p. 279.

15. B

COMENTÁRIO: para a avaliação da instabilidade do cotovelo em varo ou valgo deve-se realizar o estresse com o cotovelo em 15 graus de flexão. Desse modo se consegue o relaxamento da cápsula anterior, além da retirada do olécrano de sua fossa. A pesquisa da instabilidade em varo deve ser realizada com o úmero em rotação interna.

15. Barros Filho TEP, Lech O. Exame físico em ortopedia. 2. ed. São Paulo: Sarvier, 2002, Cap. 7, p. 152.

16. C

COMENTÁRIO: o movimento do punho é realizado por duas articulações: a radiocárpica e a mediocárpica. Durante a flexão a radiocárpica é responsável por 60% da ADM e na extensão é responsável por 34% da ADM.

16. Barros Filho TEP, Lech O. Exame físico em ortopedia. 2. ed. São Paulo: Sarvier, 2002, Cap. 8, p. 159.

17. C

COMENTÁRIO: a tabaqueira anatômica é uma região que deve ser pesquisada durante o exame físico do punho por ser sede frequente de várias patologias. Localizada distalmente ao processo estiloide do rádio, seus limites são o tendão extensor longo do polegar ulnarmente e o extensor curto do polegar radialmente.

17. Barros Filho TEP, Lech O. Exame físico em ortopedia. 2. ed. São Paulo: Sarvier, 2002, Cap. 13, p. 163.

18. A

COMENTÁRIO: a mão é uma estrutura complexa que deve ser cuidadosamente avaliada. Em repouso, a cabeça do terceiro metacarpo é mais proeminente no dorso da mão. Na região volar observa-se que os sulcos das pregas cutâneas são mais profundos na mão dominante. Ainda na região palmar, a forma "em concha" é conferida pelo arcos transversos palmares proximal e distal e pelo arco longitudinal palmar.

18. Barros Filho TEP, Lech O. Exame físico em ortopedia. 2. ed. São Paulo: Sarvier, 2002, Cap. 13, p. 185.

19. B

COMENTÁRIO: a avaliação do ciclo da marcha é importante para o candidato avaliar tanto uma marcha normal como patológica. Na marcha normal, a fase de apoio, também conhecida como fase de posição, corresponde a 60% do ciclo normal. Desses 60%, 25% ocorrem com os dois pés apoiados no solo.

19. Barros Filho TEP, Lech O. Exame físico em ortopedia. 2. ed. São Paulo: Sarvier, 2002, Cap. 5, p. 83.

20. C

COMENTÁRIO: é fundamental conhecer os principais dermátomos e suas relações com as raízes nervosas. A sensibilidade referente a compressões de C8 é mais bem avaliada no quinto quirodáctilo.

20. Barros Filho TEP, Lech O. Exame físico em ortopedia. 2. ed. São Paulo: Sarvier, 2002, Cap. 1, p. 12

21. C

COMENTÁRIO: para uma marcha adequada é necessária a maturação completa do sistema nervoso central. Na avaliação do desenvolvimento da locomoção na criança devem ser observados alguns marcos cronológicos: sentar aos 6 meses de idade, engatinhar aos 9 meses, deambular com auxílio aos 12 meses, deambular sem auxílio aos 15 meses e correr aos 18 meses de idade.

21. Barros Filho TEP, Lech O. Exame físico em ortopedia. 2. ed. São Paulo: Sarvier, 2002, Cap. 5, p. 94.

22. D

COMENTÁRIO: a marcha patológica pode ter sua gênese em deformidades ósseas ou articulares, distúrbios neurológicos e disfunções musculares. A marcha distrófica é observada em miopatias, sendo a distrofia muscular progressiva a mais comum. Nessas doenças, a criança tem dificuldade em levantar-se do decúbito dorsal realizando um movimento de escalar sobre si própria, conhecido como sinal de Gowers.

22. Barros Filho TEP, Lech O. Exame físico em ortopedia. 2. ed. São Paulo: Sarvier, 2002, Cap. 5, p. 105.

23. D

COMENTÁRIO: o teste de Ludloff pode ser positivo caso o paciente apresente patologias no iliopsoas e até mesmo fratura/avulsão do trocanter menor. O teste é realizado com o paciente sentado na maca e as pernas pendentes. Pede-se ao paciente para realizar flexão do quadril suspeito contra resistência.

23. Leite NM, Faloppa F. Propedêutica ortopédica e traumatologia. Porto Alegre: Artmed, 2013, Cap. 13, p. 193.

24. B

COMENTÁRIO: o teste de Hoover avalia se o paciente está simulando uma doença na coluna lombar. Com o paciente em posição supina na maca e calcanhares apoiados nas mãos do examinador, é solicitado a elevar um dos membros. Caso o paciente não consiga ou o examinador não sinta pressão na palma contralateral, o paciente não estará realmente tentando ou poderá estar simulando.

24. Barros Filho TEP, Lech O. Exame físico em ortopedia. 2. ed. São Paulo: Sarvier, 2002, Cap. 3, p. 74.

25. C

COMENTÁRIO: a articulação metatarsofalangiana é sítio de patologias como, por exemplo, o hálux rígido. A amplitude de movimento dessa articulação é de 80 graus de extensão e 30 graus de flexão. A articulação interfalangiana apresenta maior capacidade de flexão (45 graus) e mínima extensão (10 graus) quando comparada à metatarsofalangiana.

25. Barros Filho TEP, Lech O. Exame físico em ortopedia. 2. ed. São Paulo: Sarvier, 2002, Cap. 13, p. 275.

26. B

COMENTÁRIO: o *Dial test* avalia a lesão do complexo posterolateral associada ou não à lesão do LCP. O teste da gaveta anterior com rotação interna máxima só é positivo quando há lesão de LCP associada a lesão de ligamento cruzado anterior (LCA). O teste da rotação externa e *recurvato* serve para a avaliação de lesão do complexo posterolateral.

26. Barros Filho TEP, Lech O. Exame físico em ortopedia. 2. ed. São Paulo: Sarvier, 2002, Cap. 12, p. 263.

27. B

COMENTÁRIO: a dismetria dos membros inferiores pode ser real ou aparente. A medida do comprimento real é dada pela distância entre as espinhas ilíacas anterossuperiores e os maléolos mediais. A medida do comprimento aparente é, por sua vez, a distância entre a cicatriz umbilical e os maléolos mediais.

27. Barros Filho TEP, Lech O. Exame físico em ortopedia. 2. ed. São Paulo: Sarvier, 2002, Cap. 5, p. 98.

28. C

COMENTÁRIO: no exame físico do quadril normal, os membros inferiores se encontram alinhados com o tronco, em extensão. A perda da capacidade de extensão pode ser avaliada pelos testes de Thomas, de Ely e de Staheli. O teste de Ludloff é usado para avaliação de patologias do iliopsoas e até mesmo fratura/avulsão do trocanter menor.

28. Leite NM, Faloppa F. Propedêutica ortopédica e traumatologia. Porto Alegre: Artmed, 2013, Cap. 13, p. 193.

29. B

COMENTÁRIO: é fundamental para o ortopedista o domínio dos epônimos dessa área. Na avaliação da função ligamentar do joelho existem testes com mais de um epônimo. O teste de Godfrey, também conhecido como *"90º sag test"*, é o teste da posteriorização passiva da tíbia a 90 graus, usado para avaliação da integridade do LCP.

29. Barros Filho TEP, Lech O. Exame físico em ortopedia. 2. ed. São Paulo: Sarvier, 2002, Cap. 12, p. 264.

30. D

COMENTÁRIO: o teste da rotação externa da tíbia avalia a estabilidade do complexo posterolateral a 30 graus e 90 graus de flexão do joelho com o paciente em posição prona. A 30 graus é realizada a rotação externa dos pés. Uma diferença de no mínimo 10 graus de rotação indica lesão desse complexo. Quando não há aumento no valor da rotação a 90 graus de flexão dos joelhos, trata-se de lesão isolada do complexo posterolateral. Um aumento na rotação externa a 90 graus indica lesão associada do LCP.

30. Canale ST, Beaty JH. Campbell's operative orthopaedics. 12. ed. Philadelphia: Saunders. 2013, Cap. 45, p. 2093.

31. B

COMENTÁRIO: fisiologicamente, com o passar dos anos ocorre diminuição na abdução dos quadris medida com o paciente em posição supina com os quadris e os joelhos em flexão de 90 graus. Uma criança com displasia do desenvolvimento do quadril apresentará limitação da abdução do quadril acometido associada a contratura do músculo adutor longo.

31. Leite NM, Faloppa F. Propedêutica ortopédica e traumatologia. Porto Alegre: Artmed, 2013, Cap. 30, p. 383.

32. A

COMENTÁRIO: a palpação de estruturas ósseas é parte fundamental no exame físico da mão. Partindo-se do tubérculo de Lister, palpa-se uma depressão que corresponde ao próprio capitato. O semilunar ocupa essa depressão quando, na palpação, se realiza a flexão do punho. Distalmente a essa depressão palpa-se a base do terceiro metacarpo.

32. Barros Filho TEP, Lech O. Exame físico em ortopedia. 2. ed. São Paulo: Sarvier, 2002, Cap. 9, p. 194.

33. A

COMENTÁRIO: as infecções das bainhas dos tendões flexores da mão são causadas principalmente por *S. aureus* e *Streptococcus*. Kanavel descreveu quatro "sinais cardinais" que são facilmente avaliados no exame físico da mão. Ocorre sensibilidade dolorosa sobre o trajeto do tendão acometido.

33. Leite NM, Faloppa F. Propedêutica ortopédica e traumatologia. Porto Alegre: Artmed, 2013, Cap. 9, p. 152.

34. C

COMENTÁRIO: no exame físico do pé/tornozelo, as diferentes articulações apresentam movimentos predominantes que em conjunto levam ao complexo movimento de pronação e supinação. A flexão e a extensão ocorrem predominantemente na articulação tibiotársica. A abdução e a adução, por sua vez, ocorrem na articulação de Chopart.

34. Barros Filho TEP, Lech O. Exame físico em ortopedia. 2. ed. São Paulo: Sarvier, 2002, Cap. 13, p. 274.

35. B

COMENTÁRIO: a inervação sensitiva é realizada por três nervos periféricos: ulnar, mediano e radial. Existem áreas próprias para a avaliação de cada um desses nervos. A zona autógena do nervo radial é a tabaqueira anatômica, a do nervo mediano é a polpa digital do indicador, e a do ulnar, a polpa digital do dedo mínimo.

35. Leite NM, Faloppa F. Propedêutica ortopédica e traumatologia. Porto Alegre: Artmed, 2013, Cap. 10, p. 160.

36. B

COMENTÁRIO: o teste de Bunnell-Littler é usado para avaliação do tônus da musculatura intrínseca da mão. No primeiro tempo deve-se tentar fletir a articulação interfalangiana proximal (IFP) com a metacarpofalangiana (MCF) em extensão e no segundo tempo com a articulação MCF em flexão. Na hipertonia da musculatura intrínseca haverá limitação da flexão apenas no primeiro tempo.

36. Barros Filho TEP, Lech O. Exame físico em ortopedia. 2. ed. São Paulo: Sarvier, 2002, Cap. 9, p. 201.

37. D

COMENTÁRIO: durante o exame físico da coluna cervical, alguns testes devem ser realizados de rotina pelo ortopedista. No teste da distração, o paciente apresenta alívio da dor decorrente de uma compressão radicular, enquanto no teste de Spurling haverá piora dos sintomas radiculares. O teste de Adson avalia a permeabilidade da artéria subclávia.

37. Barros Filho TEP, Lech O. Exame físico em ortopedia. 2. ed. São Paulo: Sarvier, 2002, Cap. 1, p. 16.

38. D

COMENTÁRIO: os tamanhos relativos dos dedos dos pés são fatores predisponentes para o aparecimento de determinadas deformidades. O pé egípcio está relacionado com o hálux valgo e é caracterizado pelo tamanho relativo dos dedos dos pés 1>2>3>4>5, correspondendo a 69% dos tipos de pés na população em geral. Outras formas conhecidas são o pé quadrado e o pé grego, correspondendo, respectivamente, a 9% e 22% dos tipos de pés na população em geral.

38. Barros Filho TEP, Lech O. Exame físico em ortopedia. 2. ed. São Paulo: Sarvier, 2002, Cap. 13, p. 276.

39. A

COMENTÁRIO: o sinal do *peek-a-boo* está presente no paciente com retropé varo. Em condições fisiológicas, o retropé não é visível quando se observa o paciente de frente. Na presença do verismo do retropé, a região calcânea é aparente no lado medial do pé visto de frente.

39. Leite NM, Faloppa F. Propedêutica ortopédica e traumatologia. Porto Alegre: Artmed, 2013, Cap. 19, p. 251.

40. C

COMENTÁRIO: no exame neurológico devem ser avaliados a sensibilidade, a motricidade e os reflexos de cada nível neurológico. Em relação ao nível cervical C8 devem ser testadas a sensibilidade no quinto quirodáctilo e a motricidade do flexor profundo do terceiro quirodáctilo.

40. Barros Filho TEP, Lech O. Exame físico em ortopedia. 2. ed. São Paulo: Sarvier, 2002, Cap. 1, p. 12.

41. B

COMENTÁRIO: no exame físico de qualquer segmento corporal é importante a avaliação da força muscular, que é graduada de 0 a 5. O grau 0 representa a ausência de contração; o grau 1 indica a contração sem movimento; o grau 2, o movimento que não vence a gravidade; o grau 3, o movimento que vence a gravidade; o grau 4, o movimento que vence a gravidade e alguma resistência; e o grau 5, a força muscular normal.

41. Leite NM, Faloppa F. Propedêutica ortopédica e traumatologia. Porto Alegre: Artmed, 2013, Cap. 1, p. 14.

42. D

COMENTÁRIO: no traumatismo raquimedular, o exame neurológico é fundamental, sendo avaliados a motricidade, a sensibilidade e os reflexos. A classificação de Frankel é estabelecida após o fim do choque medular de acordo com a presença ou a ausência de motricidade e sensibilidade abaixo do nível da lesão, com A representando pior prognóstico e E o exame físico normal.

42. Barros Filho TEP, Lech O. Exame físico em ortopedia. 2. ed. São Paulo: Sarvier, 2002, Cap. 4, p. 77.

43. D

COMENTÁRIO: os reflexos osteotendinosos devem ser testados sempre de modo comparativo e no sentido craniocaudal. Nos quadros de compressão nervosa podem estar aumentados com a compressão medular central ou abolidos em um único nível com a compressão radicular.

43. Barros Filho TEP, Lech O. Exame físico em ortopedia. 2. ed. São Paulo: Sarvier, 2002, Cap. 4, p. 80.

44. B

COMENTÁRIO: o músculo tríceps sural é formado pelo sóleo e pelo gastrocnêmio, o qual é biarticular, sofrendo influência da posição do joelho. O teste de Silverskiold testa a amplitude de movimento passiva de extensão do tornozelo com o joelho em flexão e em extensão. Quando o gastrocnêmio é o responsável pela limitação, é observada menor extensão do tornozelo com o joelho em extensão.

44. Leite NM, Faloppa F. Propedêutica ortopédica e traumatologia. Porto Alegre: Artmed, 2013, Cap. 19, p. 255.

45. A

COMENTÁRIO: o sinal de Mulder é positivo quando, durante o exame físico do pé, se procede à compressão lateral nas cabeças dos metatarsos seguida de compressão plantar no espaço intermetatarsal. Desse modo, ocorrem estalido e dor em choque para os dedos acometidos. A maior incidência ocorre no terceiro espaço intermetatarsal. A fratura por estresse pode ser avaliada pelo teste de Morton, TVP deve ser suspeitada quando o sinal de Homan é positivo, e o teste de Buerger avalia a patência da circulação arterial no membro inferior.

45. Barros Filho TEP, Lech O. Exame físico em ortopedia. 2. ed. São Paulo: Sarvier, 2002, Cap. 13, p. 292.

46. B

COMENTÁRIO: no exame físico da coluna torácica, a competência do músculo serrátil anterior, inervado pelo nervo torácico longo (formado pelas raízes de C5, C6 e C7), é avaliada pedindo ao paciente que empurre uma parede em ortostatismo. Caso a escápula se incline, afastando-se dos arcos costais, é diagnosticada a deficiência desse músculo.

46. Barros Filho TEP, Lech O. Exame físico em ortopedia. 2. ed. São Paulo: Sarvier, 2002, Cap. 2, p. 29.

47. C

COMENTÁRIO: a lesão do ligamento colateral ulnar do polegar pode causar importante limitação funcional no movimento de preensão lateral. Deve ser sempre avaliada em comparação com o lado contralateral. Uma abertura > 15 graus no estresse em valgo com a articulação metacarpofalangiana em flexão indica lesão completa.

47. Leite NM, Faloppa F. Propedêutica ortopédica e traumatologia. Porto Alegre: Artmed, 2013, Cap. 10, p. 172.

48. D

COMENTÁRIO: o teste do *pivot-shift* reverso, conhecido como teste de Jakob, é usado para avaliação de instabilidade posterolateral do joelho, sendo positivo quando ocorre subluxação posterior da tíbia sobre o côndilo femoral lateral. Parte-se da extensão para a flexão com estresse em valgo, mantendo a tíbia em rotação externa.

48. Barros Filho TEP, Lech O. Exame físico em ortopedia. 2. ed. São Paulo: Sarvier, 2002, Cap. 12, p. 263.

49. A

COMENTÁRIO: o teste do câmbio avalia o impacto do trocanter maior no ílio. Ocorre limitação da abdução com o quadril em extensão, que é corrigida com a flexão do quadril. É útil na avaliação do diagnóstico diferencial de limitação da abdução.

49. Canale ST, Beaty JH. Campbell's operative orthopaedics. 12. ed. Philadelphia: Saunders, 2013, Cap. 32, p. 1158.

50. B

COMENTÁRIO: a dor lombar é uma queixa comum no dia a dia do ortopedista. É importante lembrar que pode ser um sintoma de doenças sistêmicas, como tumores, mieloma múltiplo, anemia falciforme etc. Na osteocondrite de Tietze, uma costocondrite, o paciente apresentará dor sob o músculo peitoral.

50. Barros Filho TEP, Lech O. Exame físico em ortopedia. 2. ed. São Paulo: Sarvier, 2002, Cap. 3, p. 38.

51. C

COMENTÁRIO: durante o exame físico do quadril, a avaliação da articulação sacroilíaca é fundamental por possibilitar o diagnóstico diferencial com quadros álgicos da coluna lombar e do quadril. Os testes de Gaenslen, Patrick (FABERE) e Lewin tornam possível a avaliação da articulação sacroilíaca. Já o teste de Anvil consiste na percussão do calcâneo com o membro do paciente em 45 graus de abdução e extensão. É positivo para fraturas acetabulares ou do colo do fêmur ocultas.

51. Leite NM, Faloppa F. Propedêutica ortopédica e traumatologia. Porto Alegre: Artmed, 2013, Cap. 13, p. 195.

52. B

COMENTÁRIO: o teste de Schober é realizado para o diagnóstico de pacientes com limitação verdadeira dos movimentos da coluna lombar, como a causada por espondilite anquilosante. Delimita-se um intervalo de 10cm acima de L5 e 5cm abaixo com o paciente em ortostatismo. Em seguida, o paciente é solicitado a realizar flexão máxima da coluna lombar. É considerado positivo quando há aumento de no mínimo 6cm.

52. Barros Filho TEP, Lech O. Exame físico em ortopedia. 2. ed. São Paulo: Sarvier, 2002, Cap. 3, p. 59.

53. C

COMENTÁRIO: a fossa cubital, limitada pelos músculos braquial e pronador redondo, deve ter conteúdo palpável durante o exame físico. Em seu interior existem quatro estruturas que são, de lateral para medial, nervo cutâneo lateral do antebraço, tendão do bíceps, artéria braquial e nervo mediano.

53. Barros Filho TEP, Lech O. Exame físico em ortopedia. 2. ed. São Paulo: Sarvier, 2002, Cap. 7, p. 143.

54. A

COMENTÁRIO: Verdan descreveu cindo zonas flexoras na mão e nos dedos de acordo com algumas referências anatômicas. A zona I é distal à inserção dos flexores superficiais dos dedos, apresentando como conteúdo o tendão flexor profundo.

54. Barros Filho TEP, Lech O. Exame físico em ortopedia. 2. ed. São Paulo: Sarvier, 2002, Cap. 9, p. 182.

55. D

COMENTÁRIO: um quadro de dor no joelho pode ser decorrente de lesão meniscal tanto de origem traumática como degenerativa. Durante o exame físico desse paciente, vários testes podem ser realizados para confirmar esse tipo de lesão, como: McMurray, Apley, Steinmann, Bragard e marcha de pato. Entretanto, o achado clínico mais importante é a dor durante a palpação da interlinha medial ou lateral.

55. Leite NM, Faloppa F. Propedêutica ortopédica e traumatologia. Porto Alegre: Artmed, 2013, Cap. 15, p. 225.

CAPÍTULO

3

Ortopedia Infantil

Nelson Baisi Cerqueira
Heraldo Barbosa Carlos
Rodrigo Otávio Dias de Araújo
Luciano Ramos Romanelli

1. Em relação ao desenvolvimento anatômico dos membros, pode-se afirmar que:

(A) Os membros superiores se tornam evidentes no 26º dia após a fertilização.
(B) Os membros inferiores se tornam evidentes antes dos membros superiores.
(C) O plexo braquial estará presente a partir da 10ª semana de gestação.
(D) O desenvolvimento das articulações sinoviais se inicia na 10ª semana.

2. Sobre a síndrome VATER, recentemente expandida para VACTERLS, as letras do nome NÃO encontram correspondência em:

(A) V – Vesícula.
(B) A – Anal.
(C) C – Cardíaca.
(D) E – Esôfago.

3. Na osteomielite que acomete pacientes infantis portadores de anemia falciforme, o principal agente causador é:

(A) *Salmonella*.
(B) *Staphylococcus*.
(C) *Streptococcus*.
(D) *Haemophilus*.

4. O abscesso de Brodie está representado na classificação de Roberts para osteomielite hematogênica subaguda como sendo do tipo:

(A) I.
(B) II.
(C) III.
(D) V.

5. No que se refere aos pacientes com escoliose idiopática, assinale a correspondência CORRETA:

A – Escoliose idiopática infantil	1 – ≥ 18 anos
B – Escoliose idiopática juvenil	2 – Representa 8% a 16% das escolioses
C – Escoliose idiopática do adolescente	3 – Curva torácica para a esquerda em 90% dos casos
D – Escoliose idiopática do adulto	4 – Mais comum

(A) A – 2; B – 4; C – 3; D – 1.
(B) A – 3; B – 2; C – 4; D – 1.
(C) A – 3; B – 4; C – 2; D – 1.
(D) A – 4; B – 2; C – 1; D – 3.

6. A osteoporose idiopática juvenil é uma condição rara, podendo aparecer em 2 a 3 anos antes da puberdade. Assinale a alternativa INCORRETA:

(A) As fraturas são tipicamente metafisárias em sua localização.
(B) Como regra não existem anormalidades laboratoriais.
(C) O uso do bisfosfonato pode ser cogitado em alguns casos.
(D) É raríssima a remissão durante e após a puberdade.

7. A infecção musculoesquelética tuberculínica apresenta características distintas principalmente quando comparada à infecção musculoesquelética bacteriana. Assinale a alternativa INCORRETA:

(A) Sintomas menos graves.
(B) Diagnóstico tardio.
(C) Paciente afebril.
(D) Acomete grandes articulações.

8. A doença de Blount infantil apresenta alterações nos membros inferiores. O achado normalmente encontrado no fêmur distal é:

(A) Normal.
(B) Varo.
(C) Valgo.
(D) *Recurvato.*

9. O(s) osso(s) acessório(s) mais comumente encontrado(s) no pé é(são):

(A) Navicular acessório.
(B) *Os trigonum.*
(C) *Os vesalianum.*
(D) *Os intercuneiforme.*

10. A classificação de escorregamento epifisário femoral proximal, segundo Loder, utiliza como parâmetro a capacidade funcional do paciente. Assinale a alternativa INCORRETA:

(A) Pode ser classificada como instável.
(B) Pode ser classificada como estável, quando o paciente é capaz de sustentar seu peso sobre o membro comprometido.
(C) O paciente que deambula com muletas, porém sem capacidade de sustentar o peso no membro acometido, deve ser classificado como instável.
(D) Trata-se da classificação mais popular.

11. A classificação de Salter é a mais amplamente utilizada para o distúrbio de crescimento da cabeça femoral. Quando ocorre aumento da densidade óssea, observada à radiografia, seguido de fragmentação da cabeça femoral, estamos diante do tipo:

(A) 2.
(B) 3.
(C) 4.
(D) 5.

12. A etiologia mais comum da discite e da osteomielite piogênica cervical é:

(A) *Staphylococcus aureus*.
(B) *Mycobacterium tuberculosis*.
(C) *Streptococcus pyogenes*.
(D) *Clostridium*.

13. Sobre a cifose de Scheuermann, assinale a alternativa INCORRETA:

(A) Inicia-se entre 10 e 12 anos de idade.
(B) Sua forma mais comum é a toracolombar.
(C) O ápice da cifose se encontra entre T7 e T9.
(D) Apresenta alta predileção familiar.

14. Em relação às cirurgias para correção da deformidade em equino na paralisia cerebral, assinale a alternativa CORRETA:

(A) Na técnica de Strayer é realizada a ressecção distal do gastrossóleo.
(B) Na técnica de Vulpius é realizada a ressecção somente do gastrocnêmio.
(C) A técnica de White é usada para alongamento do tendão do calcâneo.
(D) A técnica de Strayer e Vulpius é realizada no mesmo nível.

15. A oligoartrite é o subtipo mais comum da artrite idiopática juvenil. As alternativas a seguir listam as articulações mais comumente acometidas. Assinale a INCORRETA:

(A) Joelho.

(B) Articulação temporomandibular.
(C) Pequenas articulações das mãos.
(D) Ombro.

16. As alterações musculoesqueléticas na síndrome de Down são importantes e devem ser reconhecidas. Assinale a alternativa CORRETA:

(A) Todas as crianças com síndrome de Down devem ter a função tireoidiana avaliada.
(B) O joelho se apresenta mais comumente em varo com patela desviada.
(C) A espondilolistese ocorre em 34% dos casos, sendo a coluna cervical a localização mais comum.
(D) O pé característico na síndrome de Down é o pé calcaneovaro.

17. A doença de Caffey, ou hiperostose cortical infantil, se apresenta basicamente entre 6 semanas e 6 meses de idade. Assinale a alternativa CORRETA:

(A) O diagnóstico diferencial inclui maus-tratos, neoplasia metastática e infecção.
(B) Radiologicamente ocorre um afilamento periosteal com afilamento também em região cortical.
(C) Exames laboratoriais mostram redução da velocidade de hemossedimentação (VHS), redução da fosfatase alcalina e aumento da dosagem de ferro sérico.
(D) A maioria dos episódios se resolve aos 6 anos de idade com o uso de fosfato de cálcio.

18. A osteotomia varizante derrotatória é uma opção no tratamento da doença de Perthes. Assinale a alternativa que NÃO corresponde a um pré-requisito para o sucesso do procedimento:

(A) ADM completa do quadril.
(B) Congruência articular.
(C) Habilidade de conter a cabeça femoral no acetábulo em abdução e rotação externa.
(D) Realizada precocemente (preferencialmente na fase inicial ou de fragmentação).

19. Quanto à classificação da cifose congênita de Winter, assinale a alternativa INCORRETA:

(A) Tipo I – falha de formação de todas as partes do corpo vertebral.
(B) Tipo II – falha na segmentação de um ou de múltiplos níveis vertebrais.
(C) Tipo III – forma mista.
(D) Tipo IV – associado a escoliose.

20. A doença de Gaucher é a forma mais comum de manifestação das doenças de acúmulo lisossômico. Fazem parte do quadro clínico as alternativas abaixo, EXCETO:

(A) Deformidade em frasco de Erlenmeyer.
(B) Fratura patológica.
(C) Rosário costal raquítico.
(D) Osteopenia.

21. No que diz respeito às zonas da cartilagem fisária, assinale a associação INCORRETA:

(A) Zona germinativa: condrócitos dispersos em matriz abundante; células com abundante retículo endoplasmático.
(B) Zona proliferativa: células achatadas, organizadas em colunas ao longo do maior eixo do osso; grande quantidade de matriz extracelular.
(C) Zona hipertrófica: células com o dobro de seu tamanho original na zona proliferativa.
(D) Camada de calcificação: remoção da cartilagem mineralizada da zona hipertrófica e formação de osso novo.

22. A osteotomia proximal do fêmur pode ser necessária para a correção de sequelas pós-epifisiólise. Assinale a alternativa INCORRETA:

(A) Osteotomia do colo femoral intracapsular – Dunn.
(B) Osteotomia do colo femoral extracapsular – Barmada.
(C) Osteotomia intertrocantérica – Imhauser.
(D) Osteotomia intertrocantérica – Kramer.

23. Na classificação de Gillespie para a deficiência femoral focal proximal, a ausência de desenvolvimento do acetábulo corresponde ao:

(A) Tipo A.
(B) Tipo B.
(C) Tipo C.
(D) Tipo D.

24. Uma das manifestações da hemofilia que interessam ao ortopedista é a artropatia hemofílica. Assinale a alternativa INCORRETA:

(A) A doença articular degenerativa em razão de hemartrose recorrente é a principal condição em que é possível prevenir a morbidade em pacientes com hemofilia A e B.
(B) Qualquer articulação pode estar envolvida, mas os tornozelos são os mais frequentemente acometidos.

(C) A avaliação por meio de ressonância magnética (RM) é importante para detecção da deposição de hemossiderina e hipertrofia sinovial.
(D) Os achados clínicos nunca são súbitos nos estágios iniciais da doença, facilitando o diagnóstico da artropatia hemofílica por meio das radiografias em três incidências.

25. Na avaliação de curvaturas no plano sagital da coluna vertebral, um balanço sagital normal é comprovado na radiografia em perfil quando:

(A) Uma linha de prumo desde o terço médio de C7 tangencia o promontório.
(B) Uma linha de prumo desde o terço médio de C7 tangencia o canto posterossuperior do corpo de S1.
(C) Uma linha de prumo desde a borda anterior de C7 tangencia o canto posterossuperior do corpo de S1.
(D) Uma linha de prumo desde a borda posterior de C7 tangencia o promontório.

26. Sobre a classificação de Blauth modificada por Buck-Gramcko para hipoplasia congênita do polegar, assinale a alternativa CORRETA:

(A) Buck-Gramcko acrescentou o tipo VI.
(B) Tipo IIIA: articulação carpometacarpal estável.
(C) Tipo V: polegar flutuante.
(D) Tipo VI: aplasia do polegar.

27. No tratamento cirúrgico do pé torto congênito, a osteotomia do calcâneo na articulação calcaneocubóidea é chamada de:

(A) Evans.
(B) Lichtblau.
(C) Goldner.
(D) Simons.

28. A utilização de imagens em ortopedia apresenta constante evolução. Assinale a alternativa INCORRETA:

(A) Radiografias, fluoroscopia e tomografia computadorizada utilizam um gerador de raios X.
(B) Ressonância magnética utiliza as ondas sonoras em baixa intensidade.
(C) Ultrassonografia utiliza ondas sonoras.
(D) Medicina nuclear utiliza uma forma de raios X pelo decaimento do núcleo radioativo.

29. A melorreostose é uma doença rara caracterizada por contraturas na criança e dor óssea em adultos. Assinale a alternativa CORRETA:

(A) Trata-se de uma condição hereditária que ocorre principalmente no sexo feminino.
(B) Em crianças normalmente é insidiosa com contratura e discrepância de membros.

(C) Ossos curtos e chatos são mais comumente afetados.
(D) O membro afetado geralmente é mais longo do que o não afetado.

30. Na distrofia muscular de Duchenne, o ato do paciente de escalar a si próprio com os joelhos em extensão, partindo do decúbito ou assentado, é denominado:

(A) Sinal de Sunderland.
(B) Sinal de Ober.
(C) Sinal de Gower.
(D) Sinal de Meyeron.

31. Na SCIWORA (*Spinal Cord Injury Without Radiographic Abnormality*), a região da coluna mais propensa a apresentar lesões graves é a:

(A) Transição cervicotorácica.
(B) Região torácica.
(C) Região cervical alta.
(D) Região cervical baixa.

32. Na radiografia em anteroposterior do quadril de uma paciente com suspeita de escorregamento epifisário femoral proximal, a linha que tangencia paralelamente o colo femoral superior é utilizada para determinar o sinal de:

(A) Klein.
(B) Sunderland.
(C) Trethowan.
(D) Southwick.

33. Sobre a síndrome complexa regional dolorosa na criança, assinale a alternativa INCORRETA:

(A) O tipo II não apresenta lesão em nervo periférico.
(B) É mais comum em garotas.
(C) É dividida em dois tipos.
(D) Pode apresentar osteopenia à radiografia.

34. É fundamental diferenciar síndrome de Marfan da homocistinúria. Sobre a homocistinúria, assinale a alternativa CORRETA:

(A) É causada pela mutação genética que causa a síndrome de Marfan.
(B) É causada também pela forma que provoca a mutação da metionina, transformando-a em cistina.
(C) O deslocamento do cristalino é comum, mas ao contrário da síndrome de Marfan, em que o cristalino se desloca superiormente, na homocistinúria o deslocamento é inferior.
(D) Osteoporose é mais grave na síndrome de Marfan do que na homocistinúria.

35. Todas as alternativas a seguir apresentam características do osteoma osteoide, EXCETO:

(A) Trata-se de um tumor ósseo ativo benigno.
(B) Não causa dor ao paciente.
(C) Pode curar-se espontaneamente.
(D) Em 50% dos casos está localizado no fêmur e na tíbia.

36. No diagnóstico da forma típica de Scheuermann, Sorensen estabeleceu o seguinte critério:

(A) Três ou mais vértebras com acunhamento > 5 graus.
(B) Cinco ou mais vértebras com acunhamento > 5 graus.
(C) Três ou mais vértebras consecutivas, cada uma com 5 graus de acunhamento.
(D) Cinco ou mais vértebras consecutivas, totalizando no mínimo 5 graus.

37. Sobre os fatores de risco e a incidência da displasia do desenvolvimento do quadril, assinale a alternativa INCORRETA:

(A) Oligoidrâmnio.
(B) Acometimento do quadril direito.
(C) Sexo feminino em apresentação pélvica.
(D) Frouxidão capsular.

38. Sobre a epidemiologia da polidactilia no pé, assinale a alternativa CORRETA:

(A) É mais comum no sexo masculino.
(B) A maior incidência é em brancos.
(C) Em 90% dos casos é bilateral.
(D) Quando bilateral, é simétrica.

39. Segundo a classificação de Hering para a doença de Perthes, o tipo que apresenta o pilar lateral com 50% de sua altura original e depressão relativa no pilar central é:

(A) A.
(B) B.
(C) B/C.
(D) C.

40. Sobre o padrão de fechamento das epífises que ocorre na mão, assinale a alternativa INCORRETA:

(A) Ocorre primeiro no lado ulnar.
(B) Ocorre nas falanges distais antes das mediais e proximais.

(C) Ocorre nos dedos antes dos metacarpos.
(D) Ocorre por último no rádio distal.

41. As alternativas a seguir apresentam características da paralisia cerebral, EXCETO:

(A) Maior prevalência no sexo masculino.
(B) O risco é quatro vezes maior em gêmeos.
(C) A fertilização *in vitro* aumentou sua incidência.
(D) A prematuridade não é fator de risco.

42. Dentre as opções a seguir, qual a etiologia mais comum de torcicolo na infância?

(A) Subluxação rotatória atlantoaxial.
(B) Torcicolo muscular congênito.
(C) Arnold-Chiari.
(D) Tumor.

43. A coxa vara congênita pode estar relacionada com a deficiência focal femoral. Assinale a alternativa que NÃO corresponde a uma forma displásica:

(A) Disostose cleidocranial.
(B) Displasia espondilometafisária.
(C) Disostose metafisária.
(D) Osteogênese imperfeita.

44. Qual das alternativas a seguir representa a associação de deformidades mais comuns dos membros inferiores nos pacientes portadores de mielomeningocele?

(A) Rotação externa da tíbia – deformidade em valgo do tornozelo.
(B) Rotação externa da tíbia – pé torto congênito.
(C) Rotação interna da tíbia – fíbula curta congênita.
(D) Rotação interna da tíbia – pé plano.

45. A miosite ossificante geralmente faz referência à presença de ossificação heterotópica benigna em tecidos moles. Sobre a miosite ossificante, assinale a alternativa INCORRETA:

(A) Quando o trauma não é envolvido na etiologia, é chamada de miosite ossificante pseudomaligna ou miosite ossificante circunscrita.
(B) O trauma é o evento precipitante em aproximadamente 70% das crianças que desenvolvem miosite ossificante.
(C) O trauma pode variar desde um impacto direto até uma injeção para vacina.
(D) Paciente com síndrome de Guillain-Barré, polimiosite e encefalite da síndrome de imunodeficiência adquirida tem proteção contra o aparecimento da miosite ossificante.

46. Sobre a escoliose, assinale a alternativa CORRETA:

(A) É definida como uma curvatura no plano coronal > 5 graus.
(B) É lombar quando apresenta ápice entre L1 e L3.
(C) É cervical quando apresenta ápice entre C4 e C6.
(D) O ápice vertebral em T8 caracteriza uma escoliose torácica.

47. A síndrome de Down apresenta um quadro clínico ortopédico importante. Assinale a alternativa INCORRETA:

(A) Leucemia ocorre em 1% dessa população.
(B) Há alta incidência de endocrinopatias.
(C) Cerca de 50% dos pacientes com síndrome de Down apresentam escoliose.
(D) 90% dos pacientes com síndrome de Down têm um intervalo atlantodental aumentado nas radiografias da coluna cervical em perfil.

48. Em relação ao crescimento dos membros inferiores, é CORRETO afirmar que:

(A) O fêmur responde por 70% do crescimento do membro.
(B) A tíbia responde por 30% do crescimento do membro.
(C) Cerca de 70% do crescimento do fêmur ocorre em sua placa fisária distal.
(D) Cerca de 30% do crescimento da tíbia ocorre em sua placa fisária proximal.

49. A hemofilia é um distúrbio da hemostasia causado por deficiência dos fatores de coagulação. Sobre a hemofilia e suas manifestações ortopédicas, assinale a alternativa CORRETA:

(A) Um derrame articular proveniente de trauma de pequena magnitude distingue as hemofilias A e B.
(B) O pseudotumor da hemofilia é resultado do trauma ósseo seguido de consolidação com calo hipertrófico.
(C) Hematomas intramusculares ocorrem principalmente em pelve, coxas, nádegas e braço.
(D) A administração do fator correspondente à doença não faz parte do tratamento das condições hemorrágicas.

50. Correlacione as colunas de acordo com a classificação de Wiltse para espondilolisteses:

A – Congênita	**1 – Tipo V**
B – Fratura traumática aguda da *pars*	**2 – Tipo III**
C – Degenerativa	**3 – Tipo IIC**
D – Patológica	**4 – Tipo I**

(A) A – 2; B – 3; C – 4; D – 1.
(B) A – 4; B – 3; C – 2; D – 1.
(C) A – 3; B – 4; C – 2; D – 1.
(D) A – 4; B – 3; C – 1; D – 2.

51. A respeito da utilização da fluoroscopia em ortopedia, assinale a alternativa CORRETA:

(A) Sua principal função é a irradiação de tecidos durante a cirurgia.
(B) A fluoroscopia libera quantidades mais baixas de radiação, sendo o tempo total de exposição o principal problema.
(C) O uso de técnicas como o pulso de fluoroscopia e a "imagem congelada" aumenta o risco de exposição à radiação.
(D) Os médicos que trabalham com a fluoroscopia não devem conhecer a técnica, somente evitar utilizá-la.

52. Entre as alternativas a seguir relacionadas com a coxa vara congênita, assinale a CORRETA:

(A) A força de tensão no colo femoral tende a diminuir.
(B) Desde o nascimento o ângulo cervicodiafisário aumenta.
(C) A epífise se encontra perpendicular à resultante final das forças de compressão.
(D) O Trendelenburg é negativo.

53. A toxina botulínica é usada no tratamento de pacientes com paralisia cerebral. Sobre seu uso, assinale a alternativa INCORRETA:

(A) Por ter ação local, não apresenta efeitos colaterais.
(B) Comumente usado no gastrossóleo para correção do equino espástico.
(C) Pode ser usado nos membros superiores.
(D) É dose-dependente, de caráter reversível.

54. As mucopolissacaridoses são desordens genéticas caracterizadas pela excreção de mucopolissacarídeos na urina, e mudanças nos nomes e nos números confundem seu estudo. Assinale a alternativa INCORRETA:

(A) São pelo menos 13 tipos.
(B) A incidência estimada é de 1:10.000.
(C) A rigidez articular decorre do acúmulo de mucopolissacarídeos na cápsula ou periarticular.
(D) As mucopolissacaridoses mais comuns são o tipo I de Scheie e o tipo VI de Tommy Clufetos.

55. Sobre as deformidades congênitas da coluna vertebral, assinale a alternativa que apresenta a correlação adequada:

A – Defeito de segmentação (escoliose)	**1 – Aplasia anterior**
B – Defeito de segmentação (cifose)	**2 – Barra unilateral**
C – Defeito de formação (escoliose)	**3 – Hemivértebra**
D – Defeito de formação (cifose)	**4 – Barra não segmentada anterior**

(A) A – 4; B – 1; C – 3; D – 2.
(B) A – 2; B – 4; C – 3; D – 1.
(C) A – 2; B – 3; C – 4; D – 1.
(D) A – 4; B – 3; C – 1; D – 2.

56. Em relação à macrodactilia, assinale a alternativa INCORRETA:

(A) Mais comum nos pés do que nas mãos.
(B) Normalmente não está associada a outras síndromes.
(C) Predominantemente unilateral.
(D) Normalmente percebida logo após o nascimento.

57. Algumas características determinam mau prognóstico em relação à doença de Perthes, indicando a necessidade de tratamento. Dentre as alternativas a seguir, assinale a INCORRETA:

(A) Grupo 3 de Catterall.
(B) Slater-Thompson tipo B.
(C) Tipo C pilar lateral.
(D) Menores de 8 anos sem deformidade na cabeça.

58. Sobre as síndromes comumente associadas ao pé torto congênito, assinale a alternativa INCORRETA:

(A) Artrogripose.
(B) Hemimielia tibial.
(C) Síndrome de Streeter.
(D) Displasia do desenvolvimento do quadril.

59. A doença de Still é um dos subtipos menos comuns da artrite idiopática juvenil. Sobre o quadro clínico dessa doença descrita em 1897, assinale a alternativa INCORRETA:

(A) Picos febris diários.
(B) Hepatoesplenomegalia.
(C) Mais comum em meninas.
(D) *Rash* cutâneo.

60. A síndrome de Marfan está relacionada com várias condições ortopédicas. Assinale a alternativa INCORRETA:

(A) A hiperfrouxidão está relacionada com várias condições ortopédicas.
(B) A escoliose é causa comum de consulta ortopédica.
(C) A escoliose raramente está associada à cifose.
(D) A cirurgia da escoliose na síndrome de Marfan tem taxas mais altas de complicação do que na escoliose idiopática.

61. Sobre o tratamento da espondilolistese, assinale a alternativa CORRETA:

(A) No tratamento conservador de pacientes com grau I está indicada a restrição das atividades.
(B) Durante o tratamento conservador, devem ser evitados os movimentos repetitivos de flexão lombar.
(C) Pacientes com grau I/II são exclusivamente não cirúrgicos.
(D) O tratamento cirúrgico para os pacientes grau III/IV independe dos sintomas.

62. Sobre a classificação de Guhl para osteocondrite dissecante, é CORRETO afirmar que:

(A) O tipo 3 apresenta uma cartilagem parcialmente destacada.
(B) Trata-se de uma classificação radiológica.
(C) O tipo 4 é aquele que apresenta uma cratera comprometida.
(D) O tipo 0 corresponde às lesões intactas.

63. As alterações na forma, no número e na função das hemácias podem ter repercussão musculoesquelética. Sobre a anemia falciforme, assinale a alternativa INCORRETA:

(A) O componente proteico da hemoglobina é composto por quatro cadeias de globina: duas cadeias alfa e duas cadeias beta.
(B) Uma hiperplasia medular pode levar a osteopenia, vértebras bicôncavas, espessamento medular e afilamento cortical.
(C) Crises dolorosas em úmero, tíbia e fêmur são causadas por enfartos intraósseos.
(D) A base do tratamento dos enfartos ósseos consiste em inalação de O_2 a 3 litros por minuto.

64. A utilização de radiação nos exames de imagem em ortopedia pediátrica é importante. Sobre a segurança do uso de radiação em crianças, assinale a alternativa INCORRETA:

(A) Crianças e recém-nascidos constituem uma população especial quando o assunto é radiação, pois são mais suscetíveis a seus efeitos.

(B) O risco de radiação é muito maior em crianças do que em adultos.
(C) Embora a tomografia computadorizada em crianças seja importante ferramenta diagnóstica, seu uso demasiado tem se tornado um problema de saúde pública.
(D) A utilização de tomografia em crianças é contraindicada.

65. Existem alguns critérios para indicação de correções cirúrgicas para a escoliose. Assinale a alternativa INCORRETA:

(A) Ângulo de Cobb > 40 graus em curvas torácicas e esqueletos imaturos.
(B) Duas curvas com ângulo de Cobb > 50 graus (dupla maior) bem equilibradas e em esqueleto maduro.
(C) Ângulo de Cobb > 50 graus em curvas torácicas e esqueletos maduros.
(D) Ângulo de Cobb > 35 graus em curvas lombares com grave desvio lateral.

66. Em algumas situações o uso do suspensório de Pavlik está contraindicado. Assinale a alternativa INCORRETA:

(A) Mielodisplasia.
(B) Síndrome de Ehlers-Danlos.
(C) Artrogripose.
(D) Torcicolo congênito.

67. A complicação mais grave associada ao escorregamento epifisário femoral proximal é:

(A) Infecção.
(B) Condrólise coxofemoral.
(C) Displasia.
(D) Necrose avascular da epífise.

68. A respeito da epidemiologia da doença de Blount infantil, assinale a alternativa INCORRETA:

(A) Normalmente é bilateral.
(B) Maior incidência em andadores precoces.
(C) Maior incidência em crianças obesas.
(D) Não tem relação com história familiar.

69. A síndrome de Marfan, descrita em 1896 pelo pediatra francês Anton Marfan, apresenta as seguintes características, EXCETO:

(A) Presença de estrias cutâneas.
(B) Sinal de Steinberg.

(C) Regurgitação aórtica, prolapso de válvula mitral e dilatação aórtica.
(D) Baixa estatura.

70. No tratamento de pacientes com paralisia cerebral podem ser realizados procedimentos cirúrgicos ósseos em tempo único. Assinale a alternativa que NÃO corresponde a esses procedimentos:

(A) Osteotomia derrotatória femoral proximal.
(B) Artrodese da subtalar.
(C) Artrodese talonavicular.
(D) Osteotomia derrotatória tibial proximal.

71. As alternativas a seguir representam os tumores benignos mais frequentes da coluna cervical infantil, EXCETO:

(A) Osteocondroma.
(B) Cisto ósseo aneurismático.
(C) Histiocitose das células de Langerhans.
(D) Cordoma.

72. Para avaliação da altura patelar, a relação entre o comprimento do tendão patelar dividido pelo comprimento patelar deve ser inferior a 20% nos pacientes com patela normoposicionada. Este método é denominado:

(A) Insall e Salvati.
(B) Blumensaat.
(C) Blackburne e Peel.
(D) Ângulo Q.

73. A síndrome de Ehlers-Danlos consiste na associação de diferentes desordens. Todas as características a seguir fazem parte da síndrome, EXCETO:

(A) Hipermobilidade articular.
(B) Pele friável que cicatriza tipo "papel de cigarro".
(C) Calcificações de partes moles.
(D) Aneurismas intracranianos.

74. Todas as alternativas a seguir representam características da doença de Ollier, EXCETO:

(A) Trata-se de uma encondromatose múltipla.
(B) Envolvimento bilateral com predominância unilateral.
(C) Alto risco de desenvolver condrossarcoma secundário.
(D) O condrossarcoma secundário tem predileção pelo fêmur.

75. A subluxação atlantoaxial rotatória que se apresenta com desvio anterior de 5mm ou menos é classificada como:

(A) Tipo I.
(B) Tipo II.
(C) Tipo III.
(D) Tipo IV.

76. Segundo a classificação de Southwick para o escorregamento epifisário femoral proximal, todas as alternativas são corretas, EXCETO:

(A) Apresenta três graus: deslizamento leve, deslizamento moderado e deslizamento grave.
(B) Os valores de referência para comparação devem ser preferencialmente 145 graus nas incidências em anteroposterior e 10 graus nas em batráquio.
(C) Trata-se de uma classificação radiográfica.
(D) Mede o ângulo de escorregamento da epífise femoral proximal em relação ao colo femoral.

77. Durante o curso da distrofia muscular de Duchenne, o indivíduo apresenta fraqueza progressiva e bilateral dos músculos. A sequência correta do acometimento muscular corresponde a:

(A) Glúteo máximo, quadríceps, glúteo médio e tibial anterior.
(B) Glúteo máximo, glúteo médio, quadríceps e tibial anterior.
(C) Quadríceps, glúteo médio, glúteo máximo e tibial anterior.
(D) Quadríceps, glúteo máximo, glúteo médio e tibial anterior.

78. Sobre as manifestações cutâneas relacionadas com as síndromes ortopédicas, assinale a alternativa INCORRETA:

(A) As manchas café com leite da neurofibromatose têm borda lisa como a costa da Califórnia.
(B) O nevo hiperpigmentado sensível ao toque e próximo ao neurofibroma é um achado na neurofibromatose.
(C) Para diagnóstico da neurofibromatose as manchas devem ser maiores do que meio centímetro e contabilizar pelo menos seis.
(D) Os neurofibromas cutâneos são compostos por células de Schwan e tecido mucoso.

79. As alternativas a seguir representam tumores ósseos pediátricos que se localizam preferencialmente nas epífises, EXCETO:

(A) Condroblastoma.
(B) Tumor de células gigantes.

(C) Cisto ósseo.
(D) Histiocitose das células de Langerhans.

80. Sobre as deformidades cifóticas, assinale a alternativa CORRETA:

(A) É normalmente detectável após os 5 anos em crianças com acondroplasia.
(B) É a deformidade da coluna mais comum encontrada na síndrome de Marfan.
(C) Na doença de Gaucher, a cifose se deve ao infiltrado paravertebral de células de Gaucher.
(D) Na neurofibromatose, a cifoescoliose é comumente encontrada com predomínio da curva cifótica.

81. A apresentação clínica mais comum da doença de Perthes consiste em:

(A) Dor.
(B) Claudicação.
(C) Restrição da ADM.
(D) Posição característica do membro inferior.

82. A escoliose é uma das alterações encontradas na neurofibromatose. Sobre o papel da escoliose nessa importante síndrome, assinale a alternativa CORRETA:

(A) A escoliose na neurofibromatose pode ser classificada como o padrão de curvas da escoliose infantil.
(B) Curvas que parecem ser idiopáticas em crianças com menos de 7 anos têm até 70% de chance de se tornarem distróficas com o tempo.
(C) O fator mais importante para a progressão da curva é a associação com as manchas café com leite.
(D) Curvas distróficas são as mais resolutivas com o uso de *brace*, apresentando melhor resultado em termos de tratamento.

83. Atualmente se acredita que outro patógeno que não o *Staphylococcus aureus* seja responsável pela maioria das artrites sépticas em crianças com menos de 24 meses. Trata-se de:

(A) *Kingella kingae*.
(B) *Streptococcus pneumoniae*.
(C) *Streptococcus* β-hemolítico do grupo A.
(D) *Haemophilus influenza*e.

84. Sobre a paralisia braquial obstétrica, assinale a alternativa CORRETA:

(A) Incidência de 1% a 5%.
(B) Caso a recuperação dos movimentos não ocorra até o quinto ou sexto mês de idade, a paralisia é considerada lesão permanente.

(C) Chamada de paralisia de Erb quando acomete as raízes de C7 a T1.
(D) Chamada de paralisia de Klumpke quando acomete as raízes de C5 a T1.

85. Assinale a alternativa que NÃO apresenta uma possível causa mecânica de escorregamento epifisário femoral proximal:

(A) Retroversão do colo femoral.
(B) Coxa valga.
(C) Aumento da inclinação da fise proximal do fêmur em relação ao colo femoral.
(D) Afilamento do complexo anelar pericondral.

86. A síndrome da banda de constrição apresenta as seguintes características, EXCETO:

(A) Amputação com desenvolvimento normal proximal à banda.
(B) Presença de sindactilia fenestrada.
(C) Associação com pé torto congênito.
(D) Os membros inferiores são os mais acometidos.

87. Sobre a síndrome de Goldenhar, assinale a alternativa INCORRETA:

(A) Envolve anomalias nos olhos, ouvidos e vértebras.
(B) Pode haver assimetria facial.
(C) A hemivértebra é a anomalia mais comum.
(D) Nenhum paciente apresenta escoliose.

88. O defeito do tubo neural mais comum e mais grave ao nascimento associado à sobrevivência é:

(A) Espinha bífida.
(B) Mielite transversa.
(C) Distrofia muscular de Duchenne.
(D) Escoliose idiopática.

89. Em relação ao procedimento de Woodward para correção da deformidade de Sprengel, assinale a alternativa CORRETA:

(A) Desinsere os músculos na escápula.
(B) Pós-operatório exige maior tempo de hospitalização se comparado ao procedimento de Green.
(C) Desinsere a origem do trapézio e do romboide do processo espinhoso.
(D) A cirurgia tem apenas caráter cosmético.

90. Dentre as condições a seguir, marque a alternativa que NÃO está relacionada com o escorregamento epifisário femoral proximal:

(A) Doença de Blount.
(B) Pé plano.
(C) Legg-Calvé-Perthes.
(D) Hipertireoidismo.

91. As alterações ortopédicas podem estar envolvidas com o tecido hematopoético. A síndrome TAR (ausência radial com trombocitopenia) é uma delas. Sobre esta síndrome, assinale a alternativa INCORRETA:

(A) A ausência radial é quase sempre incompleta e sempre unilateral.
(B) Em 40% dos pacientes, o úmero é hipoplásico ou ausente.
(C) Deformidades de membros inferiores são comuns apesar do nome da síndrome.
(D) A gravidade do aspecto apresentado no membro superior se correlaciona com as lesões do membro inferior.

92. A criança com artrogripose apresenta os membros superiores em atitude característica. Assinale a alternativa CORRETA:

(A) Cotovelo com contratura em flexão.
(B) Ombro com rotação externa.
(C) Antebraço pronado.
(D) Dedos com deformidade em extensão.

93. A criança com doença de Perthes apresenta, ao exame físico do quadril, limitação de:

(A) Abdução e rotação externa.
(B) Adução e rotação interna.
(C) Abdução e rotação interna.
(D) Adução e rotação externa.

94. A anemia de Fanconi na criança é uma desordem recessiva autossômica. Assinale a alternativa INCORRETA:

(A) 60% dos pacientes exibem baixa estatura.
(B) 50% dos pacientes exibem anormalidades nos membros superiores.
(C) É comum hipoplasia do polegar ou sua ausência.
(D) O antebraço normalmente não é afetado.

95. Para correção cirúrgica de uma escoliose torácica com hipocifose são necessárias:

(A) Distração do lado côncavo da curva, compressão do lado convexo da curva e distração posterior torácica.

(B) Distração do lado convexo da curva, compressão do lado côncavo da curva e distração posterior torácica.
(C) Distração do lado convexo da curva e compressão do lado côncavo da curva, sem distração posterior torácica.
(D) Distração do lado côncavo da curva, compressão do lado convexo da curva e compressão posterior torácica.

96. A síndrome de Down é a mais comum e mais prontamente reconhecida síndrome cromossômica. Assinale a alternativa INCORRETA:

(A) A baixa estatura é um sinal importante.
(B) O atraso na marcha é encontrado e tem início em 2 ou 3 anos.
(C) As alterações na pelve são tão características que antes do advento da análise cromossômica a radiografia dos ossos da pelve era utilizada para diagnóstico.
(D) A detecção de malformação óssea infelizmente só pode ser realizada depois do nascimento.

97. No que se refere à luxação congênita da cabeça do rádio, assinale a alternativa INCORRETA:

(A) A maioria é anterior ou anterolateral.
(B) A cirurgia está indicada quando o paciente apresenta dor e limitação progressiva de ADM.
(C) Pode ser uni ou bilateral.
(D) O tratamento mais comum consiste na excisão de corpos livres ou da cabeça do rádio.

98. O principal organismo causador de infecções musculoesqueléticas em pacientes portadores de varicela é:

(A) *Streptococcus* do grupo A.
(B) *Staphylococcus.*
(C) *Haemophilus.*
(D) *Salmonella.*

99. No que diz respeito ao polegar em gatilho na criança, assinale a alternativa CORRETA:

(A) Condição quase sempre adquirida nos primeiros 4 anos de vida.
(B) Como no adulto, associa-se a um componente inflamatório.
(C) Acometimento bilateral em 70% dos casos.
(D) O diagnóstico é feito como um nódulo palpável sobre a polia A1.

100. Muitos tipos de mutação são responsáveis pela ocorrência da talassemia na criança. As manifestações esqueléticas são várias. Assinale a alternativa INCORRETA:

(A) Fechamento prematuro das fises.
(B) Expansão da calota craniana.
(C) Alargamento da cavidade medular.
(D) Hiperplasia de membros.

101. A síndrome do alcoolismo fetal ocorre em crianças com mães alcoolistas que fazem uso excessivo de álcool durante a gravidez. Assinale a alternativa CORRETA:

(A) A exposição fetal ao álcool é rara.
(B) Como não foi estabelecido o limiar para o consumo de álcool na gravidez, o CDC recomenda o não consumo por mulheres grávidas, que planejam engravidar ou em dúvida se estão grávidas.
(C) O hipercrescimento é o achado mais comum.
(D) A criança cuja mãe faz uso excessivo de álcool não apresenta similaridade com a criança com paralisia cerebral.

102. Na escoliose idiopática, a ressecção da hemivértebra isolada toracolombar, lombar ou lombossacral deve ser realizada preferencialmente:

(A) Antes dos 5 anos de idade.
(B) Após a maturidade óssea.
(C) Antes do estirão de crescimento.
(D) Está contraindicada.

103. Sobre o escorregamento epifisário femoral proximal, assinale a alternativa CORRETA:

(A) É mais frequente no sexo masculino entre os 11 e os 13 anos de idade.
(B) É mais comum no quadril esquerdo.
(C) As crianças polinésias apresentam o menor risco.
(D) O índice de massa corporal elevado não influencia o desenvolvimento da doença.

104. Em paciente de 15 anos do sexo feminino com queixa de dor e massa palpável em região proximal do joelho, apresentando à radiografia lesão óssea em região metafisária do fêmur distal, acometimento do canal medular de caráter misto, acometimento de partes moles e reação periosteal (triângulo de Codman e imagem em raios de sol), o diagnóstico mais provável é:

(A) Osteossarcoma.
(B) Sarcoma de Ewing.
(C) Carcinoma metastático.
(D) Fibrossarcoma.

105. Sobre as alterações musculoesqueléticas na síndrome de Down, assinale a resposta INCORRETA:

(A) A displasia coxofemoral pode ser progressiva e causar deterioração da marcha na idade adulta, inclusive com luxação.
(B) A etiologia da instabilidade coxofemoral é multifatorial.
(C) O uso prolongado do *brace* por crianças com quadril que se desloca pode obter sucesso até os 6 anos.
(D) Se houver luxação recorrente, principalmente após os 6 anos, o *brace* deve ser utilizado até o fim da vida.

106. A deformidade de Madelung pode estar associada a determinadas doenças, EXCETO:

(A) Doença de Maffuci.
(B) Síndrome de Leri-Weill.
(C) Mucopolissacaridose de Hurler.
(D) Síndrome de Turner.

107. Na classificação de Lenke, o fator modificador lombar do tipo C corresponde a:

(A) CSVL entre os pedículos.
(B) CSVL medial ao pedículo e lateral à vértebra.
(C) CSVL medial a todo o corpo vertebral.
(D) CSVL lateral à vértebra.

108. De acordo com o GMFCS (Gross Motor Function Classification System), a criança que necessita de assistência física ou cadeira de rodas motorizada para se locomover é classificada como do tipo:

(A) II.
(B) III.
(C) IV.
(D) V.

109. A respeito da síndrome da banda de constrição na mão, assinale a alternativa INCORRETA:

(A) O quarto dedo é o mais acometido.
(B) A maior gravidade consiste na ausência ou deficiência do polegar.
(C) Pode levar à sindactilia em dedos adjacentes.
(D) Nos dedos, é sempre circunferencial.

110. A miosite ossificante apresenta um quadro clínico característico. Quanto a seu tratamento e prevenção, assinale a alternativa INCORRETA:

(A) A prevenção da ocorrência da miosiste ossificante envolve a alteração das "vias de sinalização indutiva" mediante a utilização de anti-inflamatórios não esteroides (AINE).

(B) Excisão cirúrgica é a regra se a ossificação é intramuscular no maior diâmetro do ventre.
(C) A excisão cirúrgica não deve ser feita até a maturação completa da lesão.
(D) A maturação da lesão pode ser vista pela maturação radiológica ou pela cintilografia com tecnécio-99m.

111. Os schwannomas e neurofibromas apresentam características comuns. Assinale a alternativa INCORRETA:

(A) Normalmente são solitários.
(B) Apresentam-se como massa indolor.
(C) Associam-se às fibras nervosas.
(D) Apresentam crescimento lento.

112. Sobre o torcicolo muscular congênito, assinale a alternativa INCORRETA:

(A) O paciente apresenta o queixo apontado para o lado acometido com inclinação cervical para o lado oposto.
(B) O músculo envolvido é o esternocleidomastóideo.
(C) Encontra-se presente em crianças com 2 meses de idade, em média.
(D) Uma das teorias que explicam seu desenvolvimento aponta para uma oclusão venosa que produz síndrome de compartimento, edema e degeneração muscular.

113. Sobre a doença de Legg-Calvé-Perthes, assinale a alternativa INCORRETA:

(A) Acomete mais indivíduos da área rural do que urbana.
(B) Predominância do sexo masculino, na proporção de 4 a 5:1.
(C) Acomete a faixa etária entre 4 e 8 anos (predominantemente).
(D) Maior frequência em certos grupos, como japoneses e asiáticos.

114. As alternativas a seguir estão relacionadas com a mielomeningocele, EXCETO:

(A) Pode ser prevenida com o uso de ácido fólico durante a gravidez.
(B) Seu diagnóstico é somente ultrassonográfico.
(C) Pode ser diagnosticada pela dosagem da alfafetoproteína.
(D) Escoliose está presente em 62% a 90% dos casos.

115. Na espondilolistese, segundo a classificação de Meyerding, a única alternativa CORRETA é:

(A) Grau I – deslizamento até um terço.
(B) Grau III – deslizamento de 76% a 100%.
(C) Grau 0 – espondilólise.
(D) Grau IV – espondiloptose.

116. A osteotomia pélvica mais utilizada para tratamento da displasia do desenvolvimento do quadril, podendo ser realizada em qualquer idade e que leva ao aumento da cobertura acetabular de 15 graus lateralmente e 25 graus anteriormente, é a de:

(A) Salter.
(B) Pemberton.
(C) Sutherland.
(D) Dega.

117. Sobre a apresentação clínica da artrogripose múltipla congênita, assinale a alternativa INCORRETA:

(A) A massa muscular é reduzida, embora na infância haja subcutâneo abundante.
(B) O cotovelo é mais frequentemente flexionado do que estendido.
(C) O movimento articular é restrito.
(D) Em dois terços dos pacientes, os quatro membros são afetados igualmente.

118. Sobre as manifestações ortopédicas relacionadas com a anemia falciforme, assinale a alternativa CORRETA:

(A) A dactilite, um edema doloroso em dedos das mãos ou dos pés, não é condição associada à anemia falciforme, ocorrendo principalmente em idosos.
(B) A osteomielite pode ocorrer e ser de difícil diferenciação com as crises de dor relacionadas com infarto medular.
(C) Pacientes com doença falciforme apresentam a *Salmonella* como principal agente causador de osteomielite, seguida por *Staphylococcus aureus*.
(D) Como os infartos poupam as vísceras, a função esplênica mantida raramente aumenta a propensão para osteomielite, pois a resposta imunológica está preservada.

119. Sobre a condição neurológica mais frequente na escoliose congênita, assinale a alternativa CORRETA:

(A) Cisto epidermoide.
(B) Síndrome da medula presa.
(C) Lipoma intraespinhal.
(D) Diastematomielia.

120. Sobre o tratamento da polidactilia que acomete os dedos das mãos na criança, assinale a alternativa INCORRETA:

(A) A polidactilia de partes moles no lado ulnar pode ser tratada com excisão simples no período pós-natal.

(B) Polidactilia pós-axial complexa deve ser tratada com excisão e reconstrução (transferência de músculos hipotenares do sexto para o quinto dedo).
(C) O resultado da cirurgia para as malformações com metacarpo bífido ou duplicado é pobre e com graves limitações funcionais.
(D) O objetivo de tratamento da polissindactilia central visa à obtenção de dedos viáveis, funcionais e independentes.

121. São características da doença de Gorham na criança, EXCETO:
(A) Acomete mais comumente a cintura escapular e a pelve.
(B) É três vezes mais comum no sexo feminino.
(C) Ausência de esclerose ou reação osteoblástica no osso cometido.
(D) Sua causa é desconhecida.

122. Sobre o tratamento da cifose de Scheuermann, assinale a alternativa CORRETA:
(A) O tratamento não cirúrgico baseia-se somente na correção postural de forma passiva (colete).
(B) O tratamento não cirúrgico deve ser acompanhado semestralmente pelo período de 1 ano.
(C) Atividade física e fisioterapêutica, apesar de reduzir a dor na cifose de Scheuermann, não tem nenhum efeito sobre o curso da doença.
(D) O tratamento cirúrgico está indicado na presença de cifose progressiva ou curvas > 75 graus e que não melhoram com o tratamento conservador.

123. Na displasia do desenvolvimento do quadril diagnosticada tardiamente existem obstáculos que impedem ou dificultam a redução dessa articulação. Em relação aos obstáculos intra-articulares, o mais importante é:
(A) Cápsula articular anteromedial.
(B) *Labrum* (invertido e hipertrofiado).
(C) Ligamento transverso.
(D) Ligamento redondo.

124. Sobre as mucopolissacaridoses (MPS), assinale a alternativa INCORRETA:
(A) As alterações radiográficas e clínicas não são tão aparentes ao nascimento, tornando-se mais óbvias à medida que a criança cresce.
(B) As MPS podem ser detectadas no exame de urina pelo teste do azul de toluidina.
(C) As mucopolissacaridoses são doenças agrupadas no grupo de doenças de estoque lisossomal em razão do acúmulo de substâncias em cérebro, vísceras e articulações.
(D) As deficiências enzimáticas são sempre as mesmas, e o local em que ocorre o acúmulo é que gera as diferentes síndromes.

125. Sobre a escoliose, assinale a alternativa INCORRETA:

(A) A vértebra neutra é a mais cefálica que não tem rotação, percebida pela simetria dos pedículos.
(B) Uma curvatura maior é normalmente a primeira a ser desenvolvida pelo paciente e a de maior magnitude.
(C) Cerca de 80% das escolioses são de origem idiopática.
(D) Uma curva não estrutural apresenta ângulo < 25 graus durante flexão lateral.

126. Sobre a classificação de Bayne e Klug modificada por James e cols. para displasia radial, assinale a alternativa INCORRETA:

(A) Inicialmente variava de I a IV.
(B) O tipo IV é o mais comum.
(C) Tipo N: rádio e carpo com comprimentos normais, hipoplasia do polegar.
(D) Tipo O: rádio e carpo com comprimentos anormais.

127. A etiologia da artrogripose múltipla congênita é desconhecida. Sobre a artrogripose múltipla congênita, assinale a alternativa INCORRETA:

(A) Teratógenos têm sido sugeridos na gênese da doença, mas nada foi comprovado.
(B) A análise histológica mostra pequena massa muscular com fibrose e gordura entre as fibras musculares.
(C) O exame clínico permanece como a melhor maneira de se estabelecer o diagnóstico.
(D) Tipicamente os ombros são abduzidos e externamente rodados.

128. Sobre as correções das deformidades do cotovelo na artrogripose, assinale a alternativa INCORRETA:

(A) A fisioterapia deve ser iniciada na infância para manter uma boa ADM.
(B) Aos 2 anos de idade, se a ADM passiva total do cotovelo não tiver sido alcançada, capsulotomia e alongamento do tríceps estão recomendados.
(C) Após os 4 anos podem ser feitas transferências tendinosas.
(D) Dentre as transferências tendinosas, a do tríceps apresenta os piores resultados.

129. As alternativas a seguir apresentam distrofias musculares. Assinale a que corresponde a uma distrofia que NÃO é ligada ao sexo:

(A) Duchenne.
(B) Becker.
(C) Emery-Dreifuss.
(D) Fascioescapuloumeral.

130. Sobre as síndromes ortopédicas que afetam pele e tecidos moles, assinale a sequência CORRETA:

A – Síndrome de Proteus	**1 – Também chamada de síndrome do osso desaparecido**
B – Neurofibromatose	**2 – Ocorre comumente como condição isolada**
C – Macrodactilia	**3 – Recebe o nome do Deus grego que muda de forma**
D – Síndrome de Gorham	**4 – Relacionada com manchas café com leite tipo "costa da Califórnia"**

(A) A2 – B4 – C1 – D2.
(B) A3 – B4 – C2 – D1.
(C) A3 – B2 – C4 – D1.
(D) A2 – B3 – C4 – D1.

131. As alternativas a seguir apresentam opções de tratamento para o manejo do paciente portador de paralisia cerebral com marcha em flexão de joelho. Assinale a associação CORRETA:

(A) Transferência tendinosa: transferência de gastrocnêmio e sóleo.
(B) Contratura fixa do músculo: alongamento distal dos isquiotibiais.
(C) Contratura muscular e articular: osteotomia femoral distal + alongamento do tendão patelar.
(D) Contratura espástica do músculo: transferência do semitendíneo.

132. A osteomielite acomete cerca de 25% dos portadores de doença granulomatosa crônica. Sobre os locais mais comumente afetados, assinale a alternativa INCORRETA:

(A) Tíbia.
(B) Pés.
(C) Costelas.
(D) Mãos.

133. Nos pacientes com escoliose idiopática infantil, o ângulo de Metha é utilizado como um preditor de progressão. A respeito desse ângulo, assinale a alternativa CORRETA:

(A) A incidência radiográfica para o cálculo deve ser em anteroposterior com correção cefálica de 15 graus.
(B) Ângulos > 20 graus são preditores de progressão da curvatura.
(C) A vértebra utilizada deve ser sempre a neutra.
(D) Não tem importância como preditor negativo de progressão.

134. No que se refere à pseudoartrose congênita de clavícula, assinale a alternativa INCORRETA:

(A) Pode-se apresentar em qualquer idade.
(B) Apresenta-se como um nódulo doloroso e cosmeticamente inaceitável.
(C) Ocorre piora com a idade.
(D) O período ideal para o tratamento cirúrgico é entre os 3 e os 4 anos de idade.

135. A poliomielite é o resultado de uma infecção aguda do corno anterior da medula espinhal e de certos núcleos motores do tronco cerebral. Assinale a alternativa que NÃO corresponde a um vírus causador dessa doença:

(A) Norwalk.
(B) Brunhilde.
(C) Lansing.
(D) Leon.

136. São exemplos de osteocondroses que acometem os membros superiores, EXCETO:

(A) Panner.
(B) Theemann.
(C) Server.
(D) Kienbock.

137. A escoliose pode ser classificada quando associada a certas condições. Assinale a associação INCORRETA:

(A) Neuromuscular – paralisia cerebral.
(B) Congênita – Marfan.
(C) Idiopática – sem etiologia justificável.
(D) Sindrômica – neurofibromatose.

138. A síndrome das bandas congênitas ou displasia de Streeter é uma síndrome que se apresenta com constrições circulares nos membros. Assinale a alternativa INCORRETA:

(A) Os três componentes principais são bandas de constrição, acrossindactilia e amputações terminais.
(B) Não há diferença de gênero na incidência.
(C) Não há evidência de transmissão hereditária.
(D) As bandas de constrição são, em sua maioria, proximais e em número ímpar.

139. A osteomielite apresenta alterações ósseas que podem ser vistas nas radiografias. Assinale a alternativa que NÃO representa um achado comum:

(A) Lesões destrutivas.
(B) Lesões blásticas.
(C) Elevação periosteal.
(D) Lesão metafisária excêntrica.

140. A sinovite transitória do quadril é diagnóstico diferencial da doença de Perthes e da artrite infeciosa. A respeito dessa patologia, assinale a alternativa INCORRETA:

(A) Autolimitada.
(B) Sem predileção por sexo.
(C) Pós-infecciosa.
(D) Dor gradual.

Respostas Comentadas

1. A

COMENTÁRIO: no 26º dia após a fertilização, os membros superiores são evidentes. O plexo braquial e o lombossacro estão presentes a partir da quinta semana de gestação. Os brotos relativos aos membros inferiores são ligeiramente perceptíveis após os relativos aos membros superiores. As articulações sinoviais se desenvolvem a partir da sexta semana de gestação.

1. Morrissy RT, Weinstein SL. Lovell and Winter's pediatric orthopaedics. 7. ed. Philadelphia: Lippincott Williams & Wilkins, 2014, Cap. 1, pp. 9, 11.

2. A

COMENTÁRIO: no acrônimo VACTERLS, as letras representam vertebral, anal, cardíaco, traqueal, esofágico, renal, membros (*limb*) e artéria umbilical única (S – *single umbilical artery*).

2. Morrissy RT, Weinstein SL. Lovell and Winter's pediatric orthopaedics. 7. ed. Philadelphia: Lippincott Williams & Wilkins, 2014, Cap 8, p. 241.

3. B

COMENTÁRIO: a osteomielite ocorre em pacientes com anemia falciforme e é de difícil diagnóstico diferencial com as crises álgicas. Pacientes com anemia falciforme apresentam alta taxa de osteomielite por *Salmonella*, mas o agente etiológico mais comum ainda é o *Staphylococcus aureus*.

3. Morrissy RT, Weinstein SL. Lovell and Winter's pediatric orthopaedics. 7. ed. Philadelphia: Lippincott Williams & Wilkins, 2014, Cap. 10, p. 323.

4. A

COMENTÁRIO: a classificação radiográfica proposta por Gledhill e modificada por Roberts possibilita o diagnóstico das osteomielites. Divide-se em quatro tipos. O tipo I representa o acometimento da metáfise e é o mais comum em pacientes pediátricos, sendo subdividido em IA – lesão metafisária em saca-bocado, diagnóstico diferencial de histiocitose de células de Langerhans – e IB – semelhante ao tipo IA, mas com a cortical esclerótica (abscesso de Brodie clássico).

4. Morrissy RT, Weinstein SL. Lovell and Winter's pediatric orthopaedics. 7. ed. Philadelphia: Lippincott Williams & Wilkins, 2014, Cap. 12, p. 409.

5. B

COMENTÁRIO: a escoliose idiopática pode ser distribuída em quarto grupos de acordo com a faixa etária acometida. A forma infantil acomete crianças de 0 a 3 anos, preferencialmente do sexo masculino, com 90% dos casos comprometendo a torácica esquerda. A forma juvenil acomete crianças de 4 a 10 anos, correspondendo a 8% a 16% de todas as escolioses. A forma adolescente, a mais comum, acomete pacientes entre 11 e 17 anos. A forma adulta acomete pacientes a partir dos 18 anos de idade.

5. Morrissy RT, Weinstein SL. Lovell and Winter's pediatric orthopaedics. Philadelphia: Lippincott Williams & Wilkins, 7. ed., 2014, Cap. 17, p. 645.

6. D

COMENTÁRIO: a osteoporose idiopática juvenil é realmente rara. Trata-se de um diagnóstico de exclusão. Não há alterações laboratoriais específicas, e o tratamento inclui a promoção de atividades físicas e o uso de cálcio e vitamina D. O uso cauteloso de bisfosfonatos pode ser necessário em casos graves. A remissão é notável durante a puberdade.

6. Morrissy RT, Weinstein SL. Lovell and Winter's pediatric orthopaedics. 7. ed. Philadelphia: Lippincott Williams & Wilkins, 2014, Cap. 6, p. 161.

7. D

COMENTÁRIO: recentemente tem sido registrado aumento dos casos de infecções musculoesqueléticas causados por tuberculose em todo o mundo. Quando comparada a infecções bacterianas, a tuberculose apresenta início menos agudo e com sintomatologia branda, levando ao atraso no diagnóstico. Os pacientes normalmente se apresentam afebris, com dor leve, e os exames laboratoriais estão normais. Assim como outras infecções bacterianas, a tuberculose acomete o quadril e os joelhos.

7. Morrissy RT, Weinstein SL. Lovell and Winter's pediatric orthopaedics. 7. ed. Philadelphia: Lippincott Williams & Wilkins, 2014, Cap. 12, p. 408.

8. A

COMENTÁRIO: a doença de Blount ou tíbia vara de Blount, ou ainda osteocondrite deformante da tíbia proximal, é caracterizada por acometimento da placa de crescimento tibial proximal em seu lado medial. A necrose avascular não é observada nessa doença. No tipo infantil, o fêmur distal é geralmente normal, o varo nunca ocorre e o valgo pode estar presente em alguns casos mais avançados.

8. Morrissy RT, Weinstein SL. Lovell and Winter's pediatric orthopaedics. 7. ed. Philadelphia: Lippincott Williams & Wilkins, 2014, Cap. 27, p. 1278.

9. A

COMENTÁRIO: o osso navicular acessório é o osso acessório mais comum no pé, presente em 4% a 14% da população. Geralmente bilateral, é mais comum em meninas. Também conhecido como *tibiale externum*, navicular *secundum* ou *pre-halux*, localiza-se no interior do tendão tibial posterior, junto à face plantar da tuberosidade do navicular.

9. Morrissy RT, Weinstein SL. Lovell and Winter's pediatric orthopaedics. 7. ed. Philadelphia: Lippincott Williams & Wilkins, 2014, Cap. 29, p. 1390.

10. C

COMENTÁRIO: a classificação mais utilizada na avaliação do paciente portador de escorregamento epifisário femoral proximal é a de Loder. Essa classificação se baseia na capacidade do paciente de realizar apoio total ou parcial, com ou sem muletas, do lado afetado.

10. Herring JA. Tachdjian's pediatric orthopaedics. 5. ed. Philadelphia: Saunders, 2014, Cap. 18, p. 631.

11. C

COMENTÁRIO: a classificação mais usada para definição do distúrbio de crescimento da cabeça femoral é a de Salter. Essa classificação é dividida em cinco tipos, sendo o tipo 1 uma falha no aparecimento do núcleo de ossificação da cabeça femoral, o tipo 2 a falha no crescimento do núcleo de ossificação existente, o tipo 3 o aumento do colo femoral, o tipo 4 o aumento da densidade radiográfica seguida da fragmentação da cabeça femoral e o tipo 5 a deformidade residual da cabeça e colo femorais.

11. Morrissy RT, Weinstein SL. Lovell and Winter's pediatric orthopaedics. 7. ed. Philadelphia: Lippincott Williams & Wilkins, 2014, Cap. 23, p. 1093.

12. A

COMENTÁRIO: a osteomielite piogênica e a discite da coluna cervical são doenças caracterizadas por diminuição sintomática do espaço discal, associada a febre e sinais e sintomas infecciosos. Pode acometer as crianças em qualquer idade, sendo mais prevalente nas do sexo masculino. O agente causador mais comum, isolado em um terço dos casos, é o *Staphylococcus aureus*.

12. Morrissy RT, Weinstein SL. Lovell and Winter's pediatric orthopaedics. 7. ed. Philadelphia: Lippincott Williams & Wilkins, 2014, Cap. 21, p. 881.

13. B

COMENTÁRIO: a doença de Scheuermann típica é uma cifose torácica rígida que surge entre os 10 e os 12 anos de idade com ápice localizado entre T7 e T9. Sua etiologia é multifatorial, sendo notada alta predileção familiar, o que indica a presença de um componente genético.

13. Morrissy RT, Weinstein SL. Lovell and Winter's pediatric orthopaedics. 7. ed. Philadelphia: Lippincott Williams & Wilkins, 2014, Cap. 19, p. 757.

14. C

COMENTÁRIO: pacientes com paralisia cerebral e contratura em equino podem se beneficiar com a cirurgia de alongamento do gastrossóleo, a qual pode ser realizada por meio de diferentes técnicas, como: Strayer (ressecção distal do gastrocnêmio), Vulpius (ressecção do gastrossóleo em localização mais distal do que o procedimento de Strayer) ou White (alongamento do tendão-de-aquiles por hemissecção dupla).

14. Morrissy RT, Weinstein SL. Lovell and Winter's pediatric orthopaedics. 7. ed. Philadelphia: Lippincott Williams & Wilkins, 2014, Cap. 14, p. 503.

15. D

COMENTÁRIO: o diagnóstico diferencial da oligoartrite na artrite idiopática juvenil inclui psoríase e espondilite anquilosante, entre outras. Quadris e ombros são articulações raramente afetadas. A articulação temporomandibular está presente na maioria das crianças na fase inicial de apresentação da doença.

15, Morrissy RT, Weinstein SL. Lovell and Winter's pediatric orthopaedics. 7. ed. Philadelphia: Lippincott Williams & Wilkins, 2014, Cap. 11, p. 350.

16. A

COMENTÁRIO: as endocrinopatias são comuns na síndrome de Down O joelho comumente se apresenta em valgo com subluxação da patela e o pé é pronado, valgo flexível assintomático. Toda atenção deve ser dada à coluna do paciente com síndrome de Down, pois, além da escoliose, a espondilolistese ocorre em 6% dos casos.

16. Morrissy RT, Weinstein SL. Lovell and Winter's pediatric orthopaedics. 7. ed. Philadelphia: Lippincott Williams & Wilkins, 2014, Cap. 8, p. 248.

17. A

COMENTÁRIO: o quadro clínico na doença de Caffey normalmente mostra uma criança irritadiça, chorosa, com edema à palpação do osso acometido. Ocorrem episódios autolimitados com recorrência. Em alguns casos não é necessário tratamento ortopédico, ocorrendo a resolução do quadro até os 2 anos de idade. O VHS e a fosfatase alcalina estão aumentados, enquanto o ferro sérico diminui. As corticais ósseas ficam espessadas e não afiladas. O diagnóstico diferencial com neoplasia, infecção e maus-tratos é extremamente importante.

17. Morrissy RT, Weinstein SL. Lovell and Winter's pediatric orthopaedics. 7. ed. Philadelphia: Lippincott Williams & Wilkins, 2014, Cap. 6, p. 167.

18. C

COMENTÁRIO: o princípio do tratamento da doença de Perthes consiste na contenção da cabeça no acetábulo. Uma opção de tratamento cirúrgico é a osteotomia varizante derrotatória femoral proximal. Para o sucesso desse procedimento são importantes: ADM completa, congruência articular, contenção da cabeça femoral no acetábulo em abdução e rotação interna e realização precoce.

18. Morrissy RT, Weinstein SL. Lovell and Winter's pediatric orthopaedics. 7. ed. Philadelphia: Lippincott Williams & Wilkins, 2014, Cap. 24, p. 1145.

19. D

COMENTÁRIO: a cifose congênita é uma deformidade rara, mas que frequentemente resulta em déficits neurológicos. Decorre do desenvolvimento vertebral anormal, sendo classificada por Winter em três tipos. O tipo I consiste em falha na formação de todos os componentes do corpo vertebral e o tipo II representa falha na segmentação de um ou múltiplos níveis vertebrais, enquanto o tipo III é a forma mista.

19. Morrissy RT, Weinstein SL. Lovell and Winter's pediatric orthopaedics. 7. ed. Philadelphia: Lippincott Williams & Wilkins, 2014, Cap. 19, p. 742.

20. C

COMENTÁRIO: além das manifestações citadas, as crises álgicas recorrentes relacionadas com a hemorragia superiosteal ou hemorragia intramedular provocam o quadro chamado pseudo-osteomielite. O rosário costal raquítico é achado clássico na deficiência de vitamina D.

20. Morrissy RT, Weinstein SL. Lovell and Winter's pediatric orthopaedics. 7. ed. Philadelphia: Lippincott Williams & Wilkins, 2014, Cap. 10, p. 329.

21. C

COMENTÁRIO: questões sobre zonas de cartilagem epifisária são exaustivamente exploradas. Na zona hipertrófica ocorre aumento de cinco a sete vezes nas células em relação ao tamanho original na zona proliferativa. A análise de microscopia eletrônica sugere que essas células mantêm morfologia compatível com a atividade metabólica.

21. Morrissy RT, Weinstein SL. Lovell and Winter's pediatric orthopaedics. 7. ed. Philadelphia: Lippincott Williams & Wilkins, 2014, Cap. 1, p. 24.

22. D

COMENTÁRIO: as osteotomias podem ser realizadas para correção de deformidades residuais. São executadas principalmente em três localizações anatômicas no fêmur proximal: regiões subcapital (Dunn), basocervical (Krames e Barmada) e intertrocanteriana (Southwick e Imhauser).

22. Herring JA. Tachdjian's pediatric orthopaedics. 5. ed. Philadelphia: Saunders, 2014, Cap. 18, p. 646.

23. C

COMENTÁRIO: a expressão deficiência femoral focal proximal se refere aos casos mais graves de deficiências femorais. Gillespie propôs um sistema de classificação baseado nas recomendações de tratamento. O grupo A apresenta quadril estável para a descarga de peso e um segmento femoral maior do que 60% do lado contralateral. O grupo B apresenta um quadril instável com a descarga de peso e um segmento femoral menor do que 50% do lado contralateral. O grupo C apresenta apenas um pequeno tufo de fêmur distal e ausência de desenvolvimento acetabular.

23. Morrissy RT, Weinstein SL. Lovell and Winter's pediatric orthopaedics. 7. ed. Philadelphia: Lippincott Williams & Wilkins, 2014, Cap. 30, p. 1558.

24. D

COMENTÁRIO: a avaliação por RM é importante para detecção de hemossiderina e visualização da hipertrofia sinovial. Os achados clínicos são súbitos e as radiografias insuficientes para avaliação da doença nas fases iniciais. Duas escalas são usadas para avaliação da degeneração articular com base na RM: a escala de Denver e a escala europeia.

24. Morrissy RT, Weinstein SL. Lovell and Winter's pediatric orthopaedics. 7. ed. Philadelphia: Lippincott Williams & Wilkins, 2014, Cap. 10, p. 334.

25. B

COMENTÁRIO: no plano sagital, a coluna vertebral apresenta cifose, com a convexidade direcionada posteriormente, e lordose, com a convexidade direcionada anteriormente. As colunas torácica e sacra normalmente são cifóticas e as colunas cervical e lombar são lordóticas. O balanço sagital normal é definido por uma linha de prumo que parte do meio do corpo vertebral de C7 e deve interceptar a região posterossuperior do corpo vertebral de S1.

25. Morrissy RT, Weinstein SL. Lovell and Winter's pediatric orthopaedics. 7. ed. Philadelphia: Lippincott Williams & Wilkins, 2014, Cap. 19, p. 740.

26. B

COMENTÁRIO: o polegar hipoplásico congênito se manifesta clinicamente com uma contratura da primeira comissura, instabilidade da metacarpofalangiana e rigidez ou instabilidade da interfalangiana. A classificação é dividida em cinco tipos: tipo I – polegar diminuído; tipo II – polegar ainda menor com contratura da primeira comissura e atrofia tenar; tipo III – atrofia ou ausência da musculatura intrínseca e extrínseca, com IIIA apresentando articulação carpometacarpal estável e IIIB ausência do trapézio; tipo IV – polegar flutuante; tipo V – aplasia do polegar.

26. Morrissy RT, Weinstein SL. Lovell and Winter's pediatric orthopaedics. 7. ed. Philadelphia: Lippincott Williams & Wilkins, 2014, Cap. 22, p. 954.

27. B

COMENTÁRIO: deformidades residuais e recorrentes de pé torto congênito em crianças mais velhas necessitam ser tratadas cirurgicamente com osteotomias. Para a correção da forma e do comprimento da coluna lateral uma opção é a osteotomia de Lichtblau, que corresponde a uma ressecção anterior do calcâneo na articulação calcaneocubóidea.

27. Morrissy RT, Weinstein SL. Lovell and Winter's pediatric orthopaedics. 7. ed. Philadelphia: Lippincott Williams & Wilkins, 2014, Cap. 29, p. 1445.

28. B

COMENTÁRIO: a RM utiliza ondas de rádio e a ultrassonografia, ondas sonoras. Essa questão, apesar de se situar no âmbito da ortopedia pediátrica, envolve o conhecimento de exames de imagem e pode ter seu conteúdo cobrado em ortopedia do adulto e propedêutica.

28. Morrissy RT, Weinstein SL. Lovell and Winter's pediatric orthopaedics. 7. ed. Philadelphia: Lippincott Williams & Wilkins, 2014, Cap. 3, p. 56.

29. B

COMENTÁRIO: a melorreostose é uma condição não hereditária que acomete igualmente ambos os sexos. Os membros inferiores estão mais frequentemente envolvidos. Os ossos longos são os mais afetados. O membro afetado é mais comumente encurtado se comparado ao membro não envolvido.

29. Morrissy RT, Weinstein SL. Lovell and Winter's pediatric orthopaedics. 7. ed. Philadelphia: Lippincott Williams & Wilkins, 2014, Cap. 9, p. 297.

30. C

COMENTÁRIO: o diagnóstico clínico da distrofia muscular de Duchenne inclui avaliação da marcha, fraqueza muscular e ausência de déficits sensoriais. Um sinal clínico de grande valor é o sinal de Gower, em que a criança tem dificuldade de levantar-se do chão, necessitando escalar a si própria.

30. Morrissy RT, Weinstein SL. Lovell and Winter's pediatric orthopaedics. 7. ed. Philadelphia: Lippincott Williams & Wilkins, 2014, Cap. 16, p. 591.

31. C

COMENTÁRIO: SCIWORA é uma condição até recentemente superdiagnosticada. Acomete o paciente pediátrico em virtude das maiores elasticidade e imaturidade da coluna, o que possibilita maior deformidade quando comparado ao adulto. A maioria das lesões ocorre na coluna cervical, sendo a cervical alta a região que apresenta as lesões mais graves.

31. Morrissy RT, Weinstein SL. Lovell and Winter's pediatric orthopaedics. 7. ed. Philadelphia: Lippincott Williams & Wilkins, 2014, Cap. 21, p. 878.

32. C

COMENTÁRIO: na avaliação de um paciente com escorregamento epifisário femoral proximal, a linha traçada que tangencia superiormente o colo femoral, chamada de linha de Klein, não deve cruzar a fise femoral proximal, o que é chamado de sinal de Trethowan.

32. Herring JA. Tachdjian's pediatric orthopaedics. 5. ed. Philadelphia: Saunders, 2014, Cap. 18, p. 636.

33. A

COMENTÁRIO: antigamente denominada distrofia simpático-reflexa, a síndrome complexa regional dolorosa se divide em dois tipos. O tipo I apresenta dor grave, desproporcional à lesão, com difícil controle da dor; o tipo II realmente apresenta lesão do nervo periférico, sendo mais comum em meninas com pico de incidência um pouco antes da puberdade.

33. Morrissy RT, Weinstein SL. Lovell and Winter's pediatric orthopaedics. 7. ed. Philadelphia: Lippincott Williams & Wilkins, 2014, Cap. 9, p. 310.

34. C

COMENTÁRIO: essa questão pode ser considerada díficil. O quadro clínico é similar entre as duas síndromes. É importante reconhecer a associação entre coagulopatia e homocistinúria. A formação da cisteína e não a de cistina está na gênese do problema. O deslocamento do cristalino na síndrome de Marfan ocorre superiormente.

34. Morrissy RT, Weinstein SL. Lovell and Winter's pediatric orthopaedics. 7. ed. Philadelphia: Lippincott Williams & Wilkins, 2014, Cap. 8, p. 224.

35. B

COMENTÁRIO: o osteoma osteoide é um tumor benigno ativo (tipo B2 de Enneking). Correponde a 11% dos tumores benignos, e aproximadamente 50% desses tumores estão localizados no fêmur e na tíbia. Dor no local da lesão é a apresentação mais comum.

35. Morrissy RT, Weinstein SL. Lovell and Winter's pediatric orthopaedics. 7. ed. Philadelphia: Lippincott Williams & Wilkins, 2014, Cap. 13, p. 437.

36. C

COMENTÁRIO: a doença de Scheuermann típica acomete a coluna torácica com história natural bem estabelecida durante a adolescência e após a maturidade esquelética. Os critérios de Sorensen para diagnóstico determinam o envolvimento de três ou mais vértebras consecutivas com encunhamento anterior de no mínimo 5 graus.

36. Morrissy RT, Weinstein SL. Lovell and Winter's pediatric orthopaedics. 7. ed. Philadelphia: Lippincott Williams & Wilkins, 2014, Cap. 19, p. 757.

37. B

COMENTÁRIO: as causas da displasia do desenvolvimento do quadril são multifatoriais, relacionadas com fatores genéticos e étnicos e características gestacionais. A prevalência dessa doença é maior em pacientes do sexo feminino em apresentação pélvica. Acomete mais o quadril esquerdo.

37. Morrissy RT, Weinstein SL. Lovell and Winter's pediatric orthopaedics. 7. ed. Philadelphia: Lippincott Williams & Wilkins, 2014, Cap. 23, p. 989.

38. D

COMENTÁRIO: a polidactilia é uma deformidade congênita na qual um ou mais dedos estão duplicados. Sua incidência é maior em negros, e não há predileção por sexo. Cerca de 50% dos casos são bilaterais, sendo a maioria simétrica.

38. Morrissy RT, Weinstein SL. Lovell and Winter's pediatric orthopaedics. 7. ed. Philadelphia: Lippincott Williams & Wilkins, 2014, Cap. 29, p. 1497.

39. C

COMENTÁRIO: Herring propôs uma classificação radiográfica para a doença de Legg-Calvé-Perthes que leva em consideração a integridade do pilar lateral da cabeça femoral na incidência em anteroposterior. Inicialmente, dividiu-a em três grupos – A, B e C. Recentemente, Herring reviu sua classificação e acrescentou um novo grupo – B/C – que corresponde ao pilar lateral com 50% de integridade e depressão relativa do pilar central.

39. Morrissy RT, Weinstein SL. Lovell and Winter's pediatric orthopaedics. 7. ed. Philadelphia: Lippincott Williams & Wilkins, 2014, Cap. 24, p. 1130.

40. A

COMENTÁRIO: essa questão envolve o conhecimento teórico do fechamento epifisário no membro superior. O lado ulnar da mão (quarto e quinto dedos) é o último a apresentar o fechamento das epífises. As epífises dos dedos se fecham antes das epífises dos metacarpianos. A última epífise da mão a se fechar é a do rádio distal.

40. Morrissy RT, Weinstein SL. Lovell and Winter's pediatric orthopaedics. 7. ed. Philadelphia: Lippincott Williams & Wilkins, 2014, Cap 1, p. 28.

41. D

COMENTÁRIO: os dados sobre incidência da paralisia cerebral variam de uma a sete crianças acometidas a cada mil nascimentos. Crianças do sexo masculino têm risco maior de desenvolver a doença. A prematuridade é outro fator: quanto menor a idade gestacional, maior o risco da doença. A fertilização *in vitro* leva a partos múltiplos e de menor idade gestacional, o que aumenta a incidência da paralisia cerebral.

41. Morrissy RT, Weinstein SL. Lovell and Winter's pediatric orthopaedics. 7. ed. Philadelphia: Lippincott Williams & Wilkins, 2014, Cap. 14, p. 486.

42. B

COMENTÁRIO: o torcicolo consiste na combinação de uma inclinação com deformidade rotatória da cabeça. O diagnóstico diferencial é amplo e pode ser dividido em causas ósseas e não ósseas. Apesar de a síndrome de Grisel ser uma causa comum, a mais prevalente é o torcicolo muscular congênito.

42. Morrissy RT, Weinstein SL. Lovell and Winter's pediatric orthopaedics. 7. ed. Philadelphia: Lippincott Williams & Wilkins, 2014, Cap. 21, p. 853.

43. D

COMENTÁRIO: a coxa vara congênita exibe características radiográficas específicas e uma única apresentação clínica, podendo ser uma forma adquirida ou associada à deficiência focal femoral. Dentre as displasias esqueléticas com causa genética conhecida que cursam com coxa vara congênita estão as disostoses cleidocranial e metafisária (tipo Jansen) e a displasia espondilometafisária.

43. Herring JA. Tachdjian's pediatric orthopaedics. 5. ed. Philadelphia: Saunders, 2014, Cap. 19, p. 666.

44. C

COMENTÁRIO: no paciente com mielomeningocele é comum o desenvolvimento de deformidades rotacionais nos membros inferiores, sendo mais frequentes as da tíbia. A deformidade em rotação interna é associada a fíbula curta congênita e tornozelo em valgo. A rotação externa está associada ao pé torto congênito.

44. Morrissy RT, Weinstein SL. Lovell and Winter's pediatric orthopaedics. 7. ed. Philadelphia: Lippincott Williams & Wilkins, 2014, Cap. 15, p. 572.

45. D

COMENTÁRIO: a miosite ossificante é uma condição mais comum em meninos adolescentes. Pode ser encontrada em crianças. A síndrome de Guillain-Barré, a polimiosite e a encefalite da síndrome da imunodeficiência adquirida induzem a formação de ossificação heterotópica.

45. Morrissy RT, Weinstein SL. Lovell and Winter's pediatric orthopaedics. 7. ed. Philadelphia: Lippincott Williams & Wilkins, 2014, Cap. 9, p. 307.

46. D

COMENTÁRIO: o candidato deve ter o mínimo de conhecimento sobre as definições de escoliose. Escoliose é definida como uma curvatura no plano coronal > 10 graus. A região da coluna acometida é determinada pela localização da vértebra apical: se entre C2 e C6, caracteriza uma curva cervical; entre T2 e T11, curva torácica; entre L2 e L4, curva lombar.

46. Morrissy RT, Weinstein SL. Lovell and Winter's pediatric orthopaedics. 7. ed. Philadelphia: Lippincott Williams & Wilkins, 2014, Cap. 17, p. 633.

47. D

COMENTÁRIO: a relação entre leucemia e síndrome de Down é subestimada, ocorrendo em 1% dos pacientes. O hipotireoidismo é particularmente comum. O intervalo atlantoaxial detectado na radiografia em perfil de muitos pacientes não está associado a sintomas e ocorre em cerca de 10% dos pacientes.

47. Morrissy RT, Weinstein SL. Lovell and Winter's pediatric orthopaedics. 7. ed. Philadelphia: Lippincott Williams & Wilkins, 2014, Cap. 8, p. 244.

48. C

COMENTÁRIO: questões como essa são comuns em concursos. É importante perceber se a pergunta se refere ao crescimento do osso ou ao do membro inferior como um todo. No membro inferior, o fêmur responde por 55% do crescimento do membro e a tíbia por 45%. A placa epifisária proximal da tíbia contribui com 57% do crescimento da tíbia. A placa epifisária distal do fêmur responde por 70% do crescimento do fêmur.

48. Morrissy RT, Weinstein SL. Lovell and Winter's pediatric orthopaedics. 7. ed. Philadelphia: Lippincott Williams & Wilkins, 2014, Cap. 1, p. 31.

49. C

COMENTÁRIO: clinicamente, a deficiência dos fatores VIII e IX é indiferenciável. O pseudotumor da hemofilia é resultado do sangramento intramuscular recorrente tratado de maneira inadequada. Nos episódios de sangramento agudo, a administração do fator correspondente à doença é o primeiro passo no tratamento.

49. Morrissy RT, Weinstein SL. Lovell and Winter's pediatric orthopaedics. 7. ed. Philadelphia: Lippincott Williams & Wilkins, 2014, Cap. 10, p. 333.

50. B

COMENTÁRIO: vários tipos de espondilolistese foram descritos e classificados por Wiltse. O tipo I, o displásico, é o mais raro. O tipo II, o mais comum, é o ístmico, dividido em tipos IIA (fratura por estresse da *pars*), IIB (alongamento da *pars*) e IIC (fratura traumática da *pars*). O tipo III é o tipo degenerativo; o tipo IV, pós-traumático; e o tipo V, o patológico.

50. Morrissy RT, Weinstein SL. Lovell and Winter's pediatric orthopaedics. 7. ed. Philadelphia: Lippincott Williams & Wilkins, 2014, Cap. 20, p. 792.

51. B

COMENTÁRIO: a fluoroscopia deve ser utilizada para obtenção de imagem em tempo real. É importante que os médicos entendam os princípios da técnica de modo a aumentar a segurança. A radiação na fluoroscopia é menor do que na radiografia. O tempo total de utilização representa o maior problema.

51. Morrissy RT, Weinstein SL. Lovell and Winter's pediatric orthopaedics. 7. ed. Philadelphia: Lippincott Williams & Wilkins, 2014, Cap. 3, p. 59.

52. C

COMENTÁRIO: a coxa vara congênita se caracteriza por um defeito congênito na cartilagem do colo femoral, levando à diminuição do ângulo cervicodiafisário. Normalmente, esse ângulo mede 148 graus em torno de 1 ano de idade e 120 graus na idade adulta. Na coxa vara, a diminuição do ângulo leva ao aumento da força de tensão, e o trocanter maior encontra-se elevado, o que diminui a força abdutora.

52. Herring JA. Tachdjian's pediatric orthopaedics. 5. ed. Philadelphia: Saunders, 2014, Cap. 19, p. 669.

53. A

COMENTÁRIO: a toxina botulínica atua no bloqueio da liberação da acetilcolina na junção neuromuscular. Tem caráter reversível e é dose-dependente. Em razão da ligação rápida e da alta afinidade pelos receptores, tem ação local, mas efeitos colaterais podem ocorrer, como incontinência e disfagia.

53. Morrissy RT, Weinstein SL. Lovell and Winter's pediatric orthopaedics. 7. ed. Philadelphia: Lippincott Williams & Wilkins, 2014, Cap. 14, p. 498.

54. D

COMENTÁRIO: as mucopulossacaridoses são: I – Hurler-Scheie; II – Hunter; III – Sanfilippo; IV – Morquio; V – antigamente denominada síndrome de Scheie; tipo VI – Maroteaux-Lammy; tipo VII – Sly; e o tipo VIII.

54. Morrissy RT, Weinstein SL. Lovell and Winter's pediatric orthopaedics. 7. ed. Philadelphia: Lippincott Williams & Wilkins, 2014, Cap. 8, p. 255.

55. B

COMENTÁRIO: as malformações esqueléticas podem ser decorrentes de falhas de formação, de segmentação ou uma combinação de ambas. Na coluna, podem ocorrer no plano coronal, sagital ou em ambos. Na escoliose, a barra óssea unilateral é um defeito de segmentação e a hemivértebra é um defeito de formação. Na cifose, a barra óssea não segmentada anterior é um defeito de segmentação e a aplasia anterior é um defeito de formação.

55. Morrissy RT, Weinstein SL. Lovell and Winter's pediatric orthopaedics. 7. ed. Philadelphia: Lippincott Williams & Wilkins, 2014, Cap. 18, p. 703.

56. A

COMENTÁRIO: trata-se de uma condição rara e isolada que acomete mais os dedos das mãos do que os dos pés. O lado pré-axial da mão e do pé é mais comumente afetado. É percebida mais comumente ao nascimento e na infância precoce. Afeta um dos membros em 95% dos casos. Comumente não se associa a outras síndromes, mas pode ocorrer em associação à neurofibromatose e à síndrome de Proteus, entre outras.

56. Morrissy RT, Weinstein SL. Lovell and Winter's pediatric orthopaedics. 7. ed. Philadelphia: Lippincott Williams & Wilkins, 2014, Cap. 9, p. 290.

57. D

COMENTÁRIO: o tratamento da doença de Perthes deve ser considerado com base em protocolos. Os pacientes com características de bom prognóstico não necessitam tratamento. Por outro lado, as pacientes que apresentam mau prognóstico – grupos 3 e 4 de Caterral, Slater-Thompson tipo B, tipo C pilar lateral – necessitam tratamento.

57. Morrissy RT, Weinstein SL. Lovell and Winter's pediatric orthopaedics. 7. ed. Philadelphia: Lippincott Williams & Wilkins, 2014, Cap. 24, p. 1139.

58. D

COMENTÁRIO: a etiologia do pé torto congênito é heterogênea com componente genético importante. Pode ocorrer de maneira isolada, mas muitas vezes está associada a outras síndromes, mais comumente: artrogripose, síndrome da banda de constrição, síndrome de Prune Belly (síndrome do abdome em ameixa seca), hemimielia tibial, síndromes de Moebius, Freeman-Sheldon e Larsen e o nanismo diastrófico.

58. Morrissy RT, Weinstein SL. Lovell and Winter's pediatric orthopaedics. 7. ed. Philadelphia: Lippincott Williams & Wilkins, 2014, Cap. 29, p. 1411.

59. C

COMENTÁRIO: a doença de Still afeta igualmente meninos e meninas. Representa 10% dos casos de artrite idiopática juvenil. A febre responde mal aos AINE e bem aos corticosteroides.

59. Morrissy RT, Weinstein SL. Lovell and Winter's pediatric orthopaedics. 7. ed. Philadelphia: Lippincott Williams & Wilkins, 2014, Cap. 11, p. 351.

60. C

COMENTÁRIO: a síndrome de Marfan envolve condições dermatológicas, oftalmológicas, cardiológicas e ortopédicas. A escoliose na síndrome de Marfan pode ser tratada como na escoliose idiopática se as curvas forem pequenas. A associação com cifose é comum, principalmente na coluna lombar.

60. Morrissy RT, Weinstein SL. Lovell and Winter's pediatric orthopaedics. 7. ed. Philadelphia: Lippincott Williams & Wilkins, 2014, Cap. 8, p. 222.

61. D

COMENTÁRIO: esse tema está sempre presente nas provas para concursos. Trata-se de uma doença de etiologia desconhecida que pode acometer crianças e adultos e ser de vários tipos. O tratamento é fundamentado na classificação de Meyerding. Em pacientes assintomáticos de grau I não há restrições de atividades, o que os diferencia daqueles com grau II, nos quais devem ser evitados os movimentos de hiperextensão lombar. A falha no tratamento conservador dos graus I e II, no paciente sintomático, é indicação de tratamento cirúrgico.

61. Morrissy RT, Weinstein SL. Lovell and Winter's pediatric orthopaedics. 7. ed. Philadelphia: Lippincott Williams & Wilkins, 2014, Cap. 20, p. 816.

62. A

COMENTÁRIO: a classificação de Guhl é artroscópica e intraoperatória, sendo dividida em cinco tipos: tipo 1 – presença de lesão intacta; tipo 2 – fissuras na cartilagem; tipo 3 – parcialmente destacável (deslocável); tipo 4 – crateras recuperáveis com corpos livres *in situ* ou deslocados de seu leito; tipo 5 – crateras comprometidas com corpos livres intra-articulares.

62. Herring JA. Tachdjian's pediatric orthopaedics. 5. ed. Philadelphia: Saunders, 2014, Cap. 21, p. 697.

63. D

COMENTÁRIO: o tratamento das crises álgicas na anemia falciforme consiste em hidratação, e a utilização de oxigênio não tem benefício comprovado se o paciente não estiver em hipoxia. A analgesia é a principal meta do tratamento das crises álgicas.

63. Morrissy RT, Weinstein SL. Lovell and Winter's pediatric orthopaedics. 7. ed. Philadelphia: Lippincott Williams & Wilkins, 2014, Cap. 10, p. 323.

64. D

COMENTÁRIO: realmente as crianças são mais suscetíveis aos efeitos da radiação. A tomografia é uma ferramenta diagnóstica importante que deve ser usada com parcimônia, pois a exposição das crianças tem se tornado um problema de saúde pública.

64. Morrissy RT, Weinstein SL. Lovell and Winter's pediatric orthopaedics. 7. ed. Philadelphia: Lippincott Williams & Wilkins, 2014, Cap. 3, p. 63.

65. B

COMENTÁRIO: o candidato deve estar sempre atento a esse tipo pergunta que engloba um tema frequente e detalhes de tratamento. As indicações para o tratamento cirúrgico da escoliose são fundamentadas na magnitude da curva, na deformidade clínica, no risco de progressão, na maturidade esquelética e no padrão da curva. O padrão da curva é importante porque uma dupla curva > 50 graus no esqueleto maduro pode ser monitorada, desde que esteja compensada.

65. Morrissy RT, Weinstein SL. Lovell and Winter's pediatric orthopaedics. 7. ed. Philadelphia: Lippincott Williams & Wilkins, 2014, Cap. 17, p. 652.

66. D

COMENTÁRIO: o tratamento da displasia do desenvolvimento do quadril com o uso do suspensório de Pavlik está indicado para crianças até os 6 meses de idade. O princípio de seu funcionamento consiste em permitir a livre movimentação do quadril dentro de uma zona de segurança, limitando a extensão e a adução. São contraindicações para seu uso: desequilíbrio muscular, rigidez das articulações e frouxidão ligamentar.

66. Morrissy RT, Weinstein SL. Lovell and Winter's pediatric orthopaedics. 7. ed. Philadelphia: Lippincott Williams & Wilkins, 2014, Cap. 23, p. 1003.

67. D

COMENTÁRIO: existem duas complicações especificamente associadas ao escorregamento epifisário femoral proximal, que são: condrólise e necrose avascular, sendo esta a mais grave. Podem ocorrer espontaneamente ou estar associadas ao tratamento.

67. Herring JA. Tachdjian's pediatric orthopaedics. 5. ed. Philadelphia: Saunders, 2014, Cap. 18, p. 650.

68. D

COMENTÁRIO: o diagnóstico precoce da doença de Blount pode ser difícil, a princípio, em relação ao varismo fisiológico. Alguns elementos conduzem ao diagnóstico da tíbia vara de Blount do tipo infantil. São eles: acometimento bilateral, andadores precoces (< 10 meses de idade), obesidade (peso corporal > percentil 95) e história familiar positiva.

68. Morrissy RT, Weinstein SL. Lovell and Winter's pediatric orthopaedics. 7. ed. Philadelphia: Lippincott Williams & Wilkins, 2014, Cap. 27, p. 1277.

69. D

COMENTÁRIO: a síndrome de Marfan é tema recorrente em provas da especialidade. A utilização de fotos para o diagnóstico da doença pode aparecer em provas. Uma característica marcante no diagnóstico é a alta estatura. É fundamental o estudo dos critérios de Ghent e de Berlin.

69. Morrissy RT, Weinstein SL. Lovell and Winter's pediatric orthopaedics. 7. ed. Philadelphia: Lippincott Williams & Wilkins, 2014, Cap. 8, p. 219.

70. D

COMENTÁRIO: no paciente portador de paralisia cerebral, as cirurgias corretivas em tempo único são rotineiramente usadas como tratamento. Podem ser tanto procedimentos de partes moles como ósseos. Nesses casos, os mais comuns são: derrotação femoral, osteotomia supramaleolar da tíbia e estabilização do mediopé.

70. Morrissy RT, Weinstein SL. Lovell and Winter's pediatric orthopaedics. 7. ed. Philadelphia: Lippincott Williams & Wilkins, 2014, Cap. 14, p. 513.

71. D

COMENTÁRIO: a queixa mais comum do paciente com tumor na coluna cervical é a dor local. Radiculopatia pode ocorrer em até um terço dos pacientes. Os tumores benignos que mais comumente acometem a coluna cervical do paciente pediátrico são: histiocitose das células de Langerhans, osteoma osteoide, osteoblastoma, osteocondroma e cisto ósseo aneurismático.

71. Morrissy RT, Weinstein SL. Lovell and Winter's pediatric orthopaedics. 7. ed. Philadelphia: Lippincott Williams & Wilkins, 2014, Cap. 21, p. 883.

72. A

COMENTÁRIO: na incidência em perfil, a linha de Blumensaat é feita traçando-se uma linha que tangencia o intercôndilo e que deve tocar o polo inferior da patela. O índice de Blackburne e Peel consiste na relação entre a distância da superfície articular da tíbia até a patela e o comprimento articular da patela. Já o ângulo Q é formado entre uma linha longitudinal ao tendão do quadríceps e outra longitudinal ao tendão patelar.

72. Herring JA. Tachdjian's pediatric orthopaedics. 5. ed. Philadelphia: Saunders, 2014, Cap. 21, p. 705.

73. D

COMENTÁRIO: a fragilidade óssea, diversos graus de osteopenia e a calcificação de partes moles são características dos vários subtipos dessa síndrome. A fragilidade de tecidos moles pode causar rupturas de grandes vasos e da bexiga e dilatação da aorta, entre outros.

73. Morrissy RT, Weinstein SL. Lovell and Winter's pediatric orthopaedics. 7. ed. Philadelphia: Lippincott Williams & Wilkins, 2014, Cap. 8, p. 225.

74. D

COMENTÁRIO: a doença de Ollier (encondromatose múltipla) foi descrita no final do século XIX. Apresenta alterações de crescimento ósseo, alargamento das metáfises e arqueamento de ossos longos. Pode ocorrer transformação maligna em condrossarcoma secundário em torno de 25% a 50% dos casos, sendo a pelve e a cintura escapular os locais mais acometidos.

74. Morrissy RT, Weinstein SL. Lovell and Winter's pediatric orthopaedics. 7. ed. Philadelphia: Lippincott Williams & Wilkins, 2014, Cap. 13, p. 444.

75. B

COMENTÁRIO: a subluxação atlantoaxial rotatória, também conhecida como síndrome de Grisel, foi classificada por Fielding e Hawkins em quatro tipos: tipo I – rotação C1-C2 simples, sem deslocamento anterior; tipo II – rotação com deslocamento anterior ≤ 5mm; tipo III– rotação com deslocamento anterior > 5mm; tipo IV – rotação com deslocamento posterior.

75. Morrissy RT, Weinstein SL. Lovell and Winter's pediatric orthopaedics. 7. ed. Philadelphia: Lippincott Williams & Wilkins, 2014, Cap. 21, p. 840.

76. D

COMENTÁRIO: diversos métodos de classificação para escorregamento epifisário femoral proximal podem ser questionados. A classificação de Southwick se baseia na diferença entre o ângulo epifisiodiafisário no lado afetado e o contralateral nas incidências em anteroposterior e/ou batráquio.

76. Herring JA. Tachdjian's pediatric orthopaedics. 5. ed. Philadelphia: Saunders, 2014, Cap. 18, p. 632.

77. B

COMENTÁRIO: a doença de Duchenne é clinicamente evidente na criança entre 3 e 6 anos de idade. Trata-se de uma doença que apresenta fraqueza muscular progressiva, bilateral e simétrica no sentido cefalocaudal. Acomete em sequência: glúteo máximo, glúteo médio, quadríceps e tibial anterior.

77. Morrissy RT, Weinstein SL. Lovell and Winter's pediatric orthopaedics. 7. ed. Philadelphia: Lippincott Williams & Wilkins, 2014, Cap. 16, p. 590.

78. D

COMENTÁRIO: existem dois tipos de neurofibroma em sua configuração anatômica e tipos clínicos. O mais comum é o neurofibroma cutâneo composto de células de Schwann e tecido fibroso. O neurofibroma plexiforme está presente ao nascimento e é altamente infiltrativo, algumas vezes desfigurando a anatomia do membro.

78. Morrissy RT, Weinstein SL. Lovell and Winter's pediatric orthopaedics. 7. ed. Philadelphia: Lippincott Williams & Wilkins, 2014, Cap. 8, p. 228.

79. C

COMENTÁRIO: tumores ósseos e de partes moles não são comuns nas crianças. Quando ocorrem, os ósseos podem acometer os mais variados sítios. Cada tipo de tumor apresenta predileção por determinado local no osso. Os cistos ósseos, na criança, estão comumente localizados nas diáfises dos ossos.

79. Morrissy RT, Weinstein SL. Lovell and Winter's pediatric orthopaedics. 7. ed. Philadelphia: Lippincott Williams & Wilkins, 2014, Cap. 13, p. 432.

80. D

COMENTÁRIO: pacientes com displasias esqueléticas podem apresentar cifose. Na acondroplasia, a localização mais comum é a toracolombar, detectável ao nascimento. Na síndrome de Marfan, as deformidades da coluna são as alterações esqueléticas mais comuns, sendo a principal a escoliose. Na doença de Gaucher as manifestações esqueléticas, incluindo e cifose progressiva, são causadas por infiltrado de células de Gaucher na medula óssea.

80. Morrissy RT, Weinstein SL. Lovell and Winter's pediatric orthopaedics. 7. ed. Philadelphia: Lippincott Williams & Wilkins, 2014, Cap. 19, p. 778.

81. B

COMENTÁRIO: pacientes portadores da doença de Perthes se apresentam ao exame clínico com quadro de claudicação de surgimento insidioso, sendo este o sintoma mais comum. A maioria não apresenta queixa álgica no quadril.

81. Morrissy RT, Weinstein SL. Lovell and Winter's pediatric orthopaedics. 7. ed. Philadelphia: Lippincott Williams & Wilkins, 2014, Cap. 24, p. 1135.

82. B

COMENTÁRIO: questões sobre escoliose e neurofibromatose são muito frequentes em provas de concurso. A escoliose é comum na neurofibromatose. A maioria das curvas na neurofibromatose se assemelha à escoliose idiopática e pode ser tratada como tal. O ângulo de Cobb, a vértebra apical atípica e uma baixa idade de aparecimento da curva são os principais fatores prognósticos. As curvas distróficas são refratárias ao tratamento com *brace*.

82. Morrissy RT, Weinstein SL. Lovell and Winter's pediatric orthopaedics. 7. ed. Philadelphia: Lippincott Williams & Wilkins, 2014, Cap. 8, p. 230.

83. A

COMENTÁRIO: a *Kingella kingae* é um bacilo gram-negativo encontrado na orofaringe de crianças jovens, não lhe sendo atribuído, até recentemente, nenhum valor clínico. Estudos recentes o consideram o grande causador de infecções musculoesqueléticas. Um estudo de Yagupsky e cols. concluiu que a *Kingella kingae* é o principal responsável por artrites sépticas em crianças com menos de 24 meses de vida.

83. Morrissy RT, Weinstein SL. Lovell and Winter's pediatric orthopaedics. 7. ed. Philadelphia: Lippincott Williams & Wilkins, 2014, Cap. 12, p. 370.

84. B

COMENTÁRIO: a paralisia braquial obstétrica é uma condição rara com incidência entre 0,1% e 0,4%. Normalmente os pacientes acometidos evoluem com recuperação espontânea nos primeiros 2 meses de idade. Caso essa recuperação não ocorra até o sexto mês, considera-se uma lesão permanente. É dividida em paralisia de Erb-Duchenne (acomete as raízes de C5-C6) e paralisia de Klumpke (acomete as raízes de C7-T1).

84. Morrissy RT, Weinstein SL. Lovell and Winter's pediatric orthopaedics. 7. ed. Philadelphia: Lippincott Williams & Wilkins, 2014, Cap. 22, p. 906.

85. B

COMENTÁRIO: na maioria dos pacientes, a causa do escorregamento epifisário femoral proximal é desconhecida, porém é reconhecida a influência de fatores mecânicos, endócrinos e genéticos. Existem três fatores mecânicos importantes: afilamento do complexo anelar pericondral, retroversão do colo femoral e alteração da inclinação da fise proximal do fêmur.

85. Herring JA. Tachdjian's pediatric orthopaedics. 5. ed. Philadelphia: Saunders, 2014, Cap. 18, p. 633.

86. D

COMENTÁRIO: a síndrome da banda de constrição é rara e pode se apresentar de várias formas, com bandas circunferenciais transversas, acrossindactilia e amputações terminais. Não há evidência de transmissão hereditária ou predominância por gênero. Os membros superiores são mais acometidos na proporção de 2:1.

86. Morrissy RT, Weinstein SL. Lovell and Winter's pediatric orthopaedics. 7. ed. Philadelphia: Lippincott Williams & Wilkins, 2014, Cap. 9, p. 292.

87. D

COMENTÁRIO: a síndrome de Goldenhar também é chamada de displasia ocular-auricular-vertebral. Sua incidência é de cerca de 1:5.600. A hemivértebra é o defeito mais comum nas alterações na coluna. Metade dos pacientes apresenta escoliose clinicamente detectável.

87. Morrissy RT, Weinstein SL. Lovell and Winter's pediatric orthopaedics. 7. ed. Philadelphia: Lippincott Williams & Wilkins, 2014, Cap. 8, p. 238.

88. A

COMENTÁRIO: os defeitos resultantes na falha do fechamento do tubo neural, apesar da diminuição verificada nos últimos anos, permanecem como importantes causadores de incapacidade crônica. A mielomeningocele (ou espinha bífida) é a causa mais comum e mais grave, associada à sobrevivência, de defeitos de fechamento do tubo neural.

88. Morrissy RT, Weinstein SL. Lovell and Winter's pediatric orthopaedics. 7. ed. Philadelphia: Lippincott Williams & Wilkins, 2014, Cap. 15, p. 555.

89. C

COMENTÁRIO: o tratamento cirúrgico da deformidade de Sprengel ou escápula alta congênita incluiu as cirurgias de Woodward e Green e a osteotomia escapular vertical. O procedimento de Green desinsere na escápula a musculatura paraespinhal, enquanto o de Woodward desinsere o trapézio e o romboide nos processos espinhosos. Este último se trata de um procedimento mais fácil, com os mesmos resultados cosméticos e funcionais e a exigência de um tempo menor de hospitalização pós-operatória.

89. Morrissy RT, Weinstein SL. Lovell and Winter's pediatric orthopaedics. 7. ed. Philadelphia: Lippincott Williams & Wilkins, 2014, Cap. 22, p. 914.

90. D

COMENTÁRIO: a maioria dos pacientes com escorregamento epifisário femoral proximal apresenta alterações hormonais. Os principais fatores endócrinos relacionados com a gênese dessa doença são: hipotireoidismo, deficiência do hormônio de crescimento e hiperparatireoidismo.

90. Herring JA. Tachdjian's pediatric orthopaedics. 5. ed. Philadelphia: Saunders, 2014, Cap. 18, p. 633.

91. A

COMENTÁRIO: a mão torta radial da síndrome TAR (*thrombocytopenia with absent radius*) difere da mão torta da anemia de Fanconi em razão da presença dos polegares na síndrome TAR. Na síndrome TAR, a ausência radial é sempre completa e quase sempre bilateral.

91. Morrissy RT, Weinstein SL. Lovell and Winter's pediatric orthopaedics. 7. ed. Philadelphia: Lippincott Williams & Wilkins, 2014, Cap. 10, p. 320.

92. C

COMENTÁRIO: a artrogripose é uma síndrome de origem desconhecida, caracterizada por contraturas articulares e fraqueza muscular. As articulações mais acometidas são as de punho, mão, cotovelo e ombro. Na apresentação de uma criança portadora dessa doença notam-se cotovelo em extensão, ombro em rotação interna, antebraço pronado, punho em flexão e desvio ulnar e dedos em flexão.

92. Morrissy RT, Weinstein SL. Lovell and Winter's pediatric orthopaedics. 7. ed. Philadelphia: Lippincott Williams & Wilkins, 2014, Cap. 22, p. 911.

93. C

COMENTÁRIO: no exame físico do quadril de uma criança com doença de Perthes, o principal achado é a limitação do movimento, sendo o mais precoce a limitação da abdução secundária à sinovite e ao espasmo muscular. Outro movimento que se encontra limitado é o de rotação interna.

93. Morrissy RT, Weinstein SL. Lovell and Winter's pediatric orthopaedics. 7. ed. Philadelphia: Lippincott Williams & Wilkins, 2014, Cap. 24, p. 1135.

94. D

COMENTÁRIO: anemia de Fanconi é uma desordem recessiva autossômica causada por falha na medula óssea. Predispõe a malignidade e predomina no sexo masculino. A mão e o antebraço são os sítios mais comumente afetados. O rádio é tipicamente hipoplásico ou ausente como o polegar.

94. Morrissy RT, Weinstein SL. Lovell and Winter's pediatric orthopaedics. 7. ed. Philadelphia: Lippincott Williams & Wilkins, 2014, Cap. 10, p. 319.

95. A

COMENTÁRIO: no tratamento cirúrgico das escolioses, a via de acesso posterior com instrumentação possibilita a associação de técnicas de distração e compressão que permitam promover a correção da deformidade. Quando realizada no lado côncavo da curva, a distração promove diminuição da escoliose, e a compressão no lado convexo aumenta essa correção. Na coluna torácica, a distração posterior irá aumentar a cifose.

95. Morrissy RT, Weinstein SL. Lovell and Winter's pediatric orthopaedics. 7. ed. Philadelphia: Lippincott Williams & Wilkins, 2014, Cap. 17, p. 654.

96. D

COMENTÁRIO: as características clássicas da síndrome de Down detectadas no exame físico são: fácies típica, prega palmar única e clinodactilia do quinto dedo. O padrão clássico da marcha é a marcha alargada com rotação externa. A escoliose com padrão idiopático está presente em cerca de 50% das crianças. Alterações dos comprimentos ósseos e exames laboratoriais alterados podem ser úteis no diagnóstico pré-natal.

96. Morrissy RT, Weinstein SL. Lovell and Winter's pediatric orthopaedics. 7. ed. Philadelphia: Lippincott Williams & Wilkins, 2014, Cap. 8, p. 243.

97. A

COMENTÁRIO: a luxação congênita da cabeça do rádio é rara, normalmente se apresentando como uma condição isolada. É importante a distinção entre a luxação congênita e a pós-traumática. O tipo mais comum de luxação congênita é a posterior ou a posterolateral.

97. Morrissy RT, Weinstein SL. Lovell and Winter's pediatric orthopaedics. 7. ed. Philadelphia: Lippincott Williams & Wilkins, 2014, Cap. 22, p. 923.

98. A

COMENTÁRIO: quando se avalia uma criança com suspeita de infecção musculoesquelética, devem ser investigadas doenças recentes ou concomitantes. A varicela cria uma porta de entrada para as bactérias, principalmente *Streptococcus* do grupo A, no sistema circulatório, além de diminuir as respostas do hospedeiro aos patógenos.

98. Morrissy RT, Weinstein SL. Lovell and Winter's pediatric orthopaedics. 7. ed. Philadelphia: Lippincott Williams & Wilkins, 2014, Cap. 12, p. 374.

99. D

COMENTÁRIO: ao contrário do que se pensava, o polegar em gatilho da criança não é uma alteração congênita, mas geralmente adquirida até os 2 anos de idade. Diferentemente do adulto, não apresenta um componente inflamatório. É bilateral em apenas 30% dos casos.

99. Morrissy RT, Weinstein SL. Lovell and Winter's pediatric orthopaedics. 7. ed. Philadelphia: Lippincott Williams & Wilkins, 2014, Cap. 22, p. 952.

100. D

COMENTÁRIO: a hiperplasia medular provoca o alargamento das cavidades medulares e o afilamento do córtex ósseo. Pode ocorrer o fechamento prematuro das fises, principalmente no úmero proximal. A hiperplasia é medular e não dos membros.

100. Morrissy RT, Weinstein SL. Lovell and Winter's pediatric orthopaedics. 7. ed. Philadelphia: Lippincott Williams & Wilkins, 2014, Cap. 10, p. 325.

101. B

COMENTÁRIO: existe uma grande variedade de achados possíveis em crianças expostas aos efeitos do álcool. Cerca de 12% das mulheres sexualmente ativas não fazem uso de contraceptivos e consomem álcool regularmente. A criança submetida aos efeitos do álcool tem baixos peso e estatura ao nascimento. Os achados clínicos na criança se confundem com os da paralisia cerebral.

101. Morrissy RT, Weinstein SL. Lovell and Winter's pediatric orthopaedics. 7. ed. Philadelphia: Lippincott Williams & Wilkins, 2014, Cap. 8, p. 240.

102. A

COMENTÁRIO: no tratamento cirúrgico da escoliose idiopática, uma opção é a ressecção da hemivértebra, o que promove a correção imediata da deformidade congênita, restabelecendo a função e o balanço de um pequeno segmento. Sua indicação ideal é em pacientes menores de 5 anos com hemivértebra isolada associada ou não ao desbalanço coronal.

102. Morrissy RT, Weinstein SL. Lovell and Winter's pediatric orthopaedics. 7. ed. Philadelphia: Lippincott Williams & Wilkins, 2014, Cap. 18, p. 712.

103. B

COMENTÁRIO: o escorregamento epifisário femoral proximal é mais comum no sexo masculino entre os 12 e os 15 anos de idade. Quando acomete o sexo feminino, é mais comum na faixa etária entre 11 e 13 anos. Um estudo mostrou que as crianças polinésias têm maior prevalência da doença, enquanto crianças indo-mediterrâneas têm a menor prevalência. Existe uma grande associação entre crianças obesas e o desenvolvimento dessa doença.

103. Herring JA. Tachdjian's pediatric orthopaedics. 5. ed. Philadelphia: Saunders, 2014, Cap. 18, pp. 630-1.

104. A

COMENTÁRIO: o osteossarcoma é a segunda neoplasia maligna óssea mais comum, podendo ocorrer em qualquer idade. O tipo primário de alto grau acomete pacientes jovens (segunda década de vida) principalmente em fêmur distal, tíbia proximal e úmero proximal. A radiografia apresenta caráter agressivo e destrutivo com invasão de partes moles.

104. Morrissy RT, Weinstein SL. Lovell and Winter's pediatric orthopaedics. 7. ed. Philadelphia: Lippincott Williams & Wilkins, 2014, Cap. 13, p. 464.

105. D

COMENTÁRIO: as luxações congênitas são raras na síndrome de Down, mas a displasia progressiva pode apresentar sintomas no final da infância. Uma subluxação ou até mesmo a luxação completa pode ocorrer. Se houver luxação recorrente após os 6 anos de idade, é recomendado tratamento cirúrgico.

105. Morrissy RT, Weinstein SL. Lovell and Winter's pediatric orthopaedics. 7. ed. Philadelphia: Lippincott Williams & Wilkins, 2014, Cap. 8, p. 246.

106. A

COMENTÁRIO: a doença de Madelung é uma deformidade do rádio distal que surge durante a fase de crescimento em virtude da interrupção do crescimento de sua porção volar e ulnar. Pode estar associada a várias doenças, como síndromes de Leri-Weill e Turner, mucopolissacaridose de Hurler, osteocondromatose, acondroplasia e doença de Ollier.

106. Morrissy RT, Weinstein SL. Lovell and Winter's pediatric orthopaedics. 7. ed. Philadelphia: Lippincott Williams & Wilkins, 2014, Cap. 22, p. 937.

107. C

COMENTÁRIO: a classificação de Lenke é fundamentada nas deformidades tanto no plano coronal como no sagital e foi desenvolvida para guiar o tratamento da escoliose idiopática. Essa classificação avalia três características radiológicas: o tipo de curva (I a VI), o tamanho da curva lombar (A, B, C) e o alinhamento no plano sagital. No modificador lombar do tipo C, a linha vertical sacral central (CSVL) passa medialmente à vértebra.

107. Morrissy RT, Weinstein SL. Lovell and Winter's pediatric orthopaedics. 7. ed. Philadelphia: Lippincott Williams & Wilkins, 2014, Cap. 17, p. 669.

108. C

COMENTÁRIO: o sistema de classificação GMFCS é dividido em cinco tipos com descritores associados a ilustrações, o que oferece uma boa concordância entre observadores. No tipo IV, a criança depende de cadeira de rodas motorizada ou impulsionada por alguém para se locomover. Em distâncias mínimas (normalmente dentro de casa), a criança é capaz de deambular com auxílio de um andador com suporte para o corpo e um enfermeiro.

108. Morrissy RT, Weinstein SL. Lovell and Winter's pediatric orthopaedics. 7. ed. Philadelphia: Lippincott Williams & Wilkins, 2014, Cap. 14, p. 491.

109. D

COMENTÁRIO: a síndrome da banda de constrição, também conhecida como síndrome da banda amniótica, segundo Streeter, trata-se mais de uma deformidade mecânica do que de uma malformação. Quando acomete os dedos das mãos, pode causar bandas de constrição (uma simples endentação ou circunferenciais), sindactilias e amputações.

109. Morrissy RT, Weinstein SL. Lovell and Winter's pediatric orthopaedics. 7. ed. Philadelphia: Lippincott Williams & Wilkins, 2014, Cap. 22, p. 941.

110. B

COMENTÁRIO: a base do tratamento na miosite ossificante é a prevenção. A excisão cirúrgica é reservada para pacientes com limitação funcional devido ao tamanho e à posição da ossificação. A cirurgia não deve ser realizada até a maturação da lesão.

110. Morrissy RT, Weinstein SL. Lovell and Winter's pediatric orthopaedics. 7. ed. Philadelphia: Lippincott Williams & Wilkins, 2014, Cap. 9, p. 307.

111. C

COMENTÁRIO: o schwannoma (antigamente chamado de neurilemoma) e o neurofibroma são solitários, de crescimento lento e indolores. Os schwannomas são nodulares com uma cápsula distinta, o que os separa facilmente dos nervos. O neurofibroma, ao contrário, apresenta-se estreitamente associado às fibras nervosas.

111. Morrissy RT, Weinstein SL. Lovell and Winter's pediatric orthopaedics. 7. ed. Philadelphia: Lippincott Williams & Wilkins, 2014, Cap. 13, p. 473.

112. A

COMENTÁRIO: o torcicolo muscular congênito, também conhecido como pescoço torto congênito, é a principal causa de torcicolo da infância, com apresentação em média aos 2 meses de idade. Caracteriza-se por contratura e nódulo palpável no musculo esternocleidomastóideo. Clinicamente, a criança apresenta-se com a cabeça inclinada para o lado acometido e o queixo rodado para o lado contralateral.

112. Morrissy RT, Weinstein SL. Lovell and Winter's pediatric orthopaedics. 7. ed. Philadelphia: Lippincott Williams & Wilkins, 2014, Cap. 21, p. 853.

113. A

COMENTÁRIO: para o diagnóstico diferencial do quadril doloroso na criança é muito importante o conhecimento da epidemiologia. A doença de Perthes é mais comum no lado esquerdo em crianças do sexo masculino entre 4 e 8 anos de idade. Existe uma relação entre a localização geográfica e a incidência da doença.

113. Morrissy RT, Weinstein SL. Lovell and Winter's pediatric orthopaedics. 7. ed. Philadelphia: Lippincott Williams & Wilkins, 2014, Cap. 24, p. 1113.

114. B

COMENTÁRIO: a incidência dos defeitos de fechamento do tubo neural sofre variação regional e racial, mas em geral vem diminuindo. O consumo diário de ácido fólico, antes ou durante a gravidez, tem contribuído para isso. Em relação ao diagnóstico pré-natal dessas doenças, a dosagem da alfafetoproteína ajuda, porém o diagnóstico preciso é determinado pelo ultrassom.

114. Morrissy RT, Weinstein SL. Lovell and Winter's pediatric orthopaedics. 7. ed. Philadelphia: Lippincott Williams & Wilkins, 2014, Cap. 15, p. 556.

115. C

COMENTÁRIO: a classificação de Meyerding gradua em 0 a 5 o escorregamento vertebral na espondilolistese. O grau 0 corresponde à espondilólise. Os graus I a IV correspondem à espondilolistese, sendo o grau I o escorregamento de 1% a 26%; o grau II, o escorregamento de 26% a 50%; o grau III, o escorregamento de 51% a 75%, e o grau IV, o escorregamento de 76% a 100%. O grau V corresponde à espondiloptose.

115. Morrissy RT, Weinstein SL. Lovell and Winter's pediatric orthopaedics. 7. ed. Philadelphia: Lippincott Williams & Wilkins, 2014, Cap. 20, p. 795.

116. A

COMENTÁRIO: as osteotomias pélvicas podem ser realizadas para correção de displasias acetabulares, considerando a idade do paciente e a sintomatologia. A osteotomia pélvica de Salter, descrita em 1961 e a mais usada no tratamento da displasia do desenvolvimento do quadril, usa a sínfise púbica como fulcro e promove aumento da cobertura acetabular tanto lateral como anteriormente.

116. Morrissy RT, Weinstein SL. Lovell and Winter's pediatric orthopaedics. 7. ed. Philadelphia: Lippincott Williams & Wilkins, 2014, Cap. 23, p. 1046.

117. B

COMENTÁRIO: a artrogripose é tema recorrente em provas de concursos ortopédicos que abordam o posicionamento dos membros e as possibilidades de apresentação da síndrome, que são extremamente ricas e variadas. No membro superior, na maioria das vezes, o cotovelo se encontra em extensão.

117. Morrissy RT, Weinstein SL. Lovell and Winter's pediatric orthopaedics. 7. ed. Philadelphia: Lippincott Williams & Wilkins, 2014, Cap. 8, p. 260.

118. B

COMENTÁRIO: a dactilite que ocorre nos pés ou nas mãos é a principal manifestação clínica da anemia falciforme e é tipicamente encontrada em crianças com menos de 6 anos de idade. Os infartos repetidos causam a perda da função do baço, levando à resposta imunológica debilitada contra patógenos encapsulados.

118. Morrissy RT, Weinstein SL. Lovell and Winter's pediatric orthopaedics. 7. ed. Philadelphia: Lippincott Williams & Wilkins, 2014, Cap. 10, p. 323.

119. D

COMENTÁRIO: alterações neurológicas foram descritas em 18% a 38% dos pacientes com escoliose congênita. A diastematomielia é a alteração neurológica mais prevalente, seguida de lipoma intraespinhal, síndrome da medula presa, malformações de Chiari, cisto dermoide e cisto epidermoide.

119. Morrissy RT, Weinstein SL. Lovell and Winter's pediatric orthopaedics. 7. ed. Philadelphia: Lippincott Williams & Wilkins, 2014, Cap. 18, p. 700.

120. C

COMENTÁRIO: a polidactilia, uma malformação congênita comum, pode ser pré-axial (lado radial), central ou pós-axial (lado ulnar). No tratamento da polidactilia pós-axial dos tipos II (metacarpo bífido) e III (metacarpo duplicado) de Turek, o resultado da cirurgia é geralmente cosmético e funcional.

120 Morrissy RT, Weinstein SL. Lovell and Winter's pediatric orthopaedics. 7. ed. Philadelphia: Lippincott Williams & Wilkins, 2014, Cap. 22, p. 949.

121. B

COMENTÁRIO: a doença de Gorham, também conhecida como síndrome do osso desaparecido, ocorre geralmente na segunda ou terceira década de vida. Não há padrão de herança familiar ou predomínio de gênero ou raça. Os ossos mais acometidos são o maxilar, a cintura escapular e a pelve.

121. Morrissy RT, Weinstein SL. Lovell and Winter's pediatric orthopaedics. 7. ed. Philadelphia: Lippincott Williams & Wilkins, 2014, Cap. 9, p. 285.

122. D

COMENTÁRIO: são indicações para o tratamento da cifose de Scheuermann: dor, deformidade progressiva e comprometimento neurológico, pulmonar e cosmético. O tratamento conservador inclui exercícios, fisioterapia e uso de órteses com acompanhamento regular (a cada 4 a 6 meses) até a maturidade esquelética. As atividades físicas e fisioterapêuticas não têm efeito sobre a melhora da dor, atuando apenas na melhora do tônus muscular e na correção postural.

122. Morrissy RT, Weinstein SL. Lovell and Winter's pediatric orthopaedics. 7. ed. Philadelphia: Lippincott Williams & Wilkins, 2014, Cap. 19, p. 762.

123. A

COMENTÁRIO: no tratamento da displasia do desenvolvimento do quadril diagnosticada tardiamente, em especial após os 6 meses de idade, a redução do quadril pode ser dificultada por obstáculos intra e extra-articulares. O obstáculo mais importante é a constrição da cápsula anteromedial.

123. Morrissy RT, Weinstein SL. Lovell and Winter's pediatric orthopaedics. 7. ed. Philadelphia: Lippincott Williams & Wilkins, 2014, Cap. 23, p. 991.

124. D

COMENTÁRIO: o mecanismo da doença é similar, e as deficiências enzimáticas são específicas. Cada deficiência enzimática específica causa um tipo de mucopolissacaridose por acúmulo de um substrato específico. Dentre as questões mais discutidas sobre este tema, vale lembrar que a única mucopolissacaridose não autossômica é a do tipo II – síndrome de Hunter, e os tipos mais comuns são o I – Hurler-Scheie – e o IV – Morquio.

124 Morrissy RT, Weinstein SL. Lovell and Winter's pediatric orthopaedics. 7. ed. Philadelphia: Lippincott Williams & Wilkins, 2014, Cap. 8, p. 256.

125. D

COMENTÁRIO: na avaliação do paciente com escoliose é fundamental determinar se a curva é estruturada ou não. Lenke propôs um valor limite de 25 graus na radiografia com inclinação lateral, acima do qual a curva é considerada estruturada.

125. Morrissy RT, Weinstein SL. Lovell and Winter's pediatric orthopaedics. 7. ed. Philadelphia: Lippincott Williams & Wilkins, 2014, Cap. 17, p. 634.

126. D

COMENTÁRIO: a classificação de Bayne e Klug já é consagrada, entretanto o candidato deve estar atento às modificações não só nesta, mas em todas as outras classificações. James acrescentou os tipos N, comprimentos radial e carpal normais e hipoplasia do polegar, e tipo O, comprimento radial normal e anormalidades do carpo.

126. Morrissy RT, Weinstein SL. Lovell and Winter's pediatric orthopaedics. 7. ed. Philadelphia: Lippincott Williams & Wilkins, 2014, Cap. 22, p. 931.

127. D

COMENTÁRIO: existem cerca de 100 síndromes descritas agrupadas sobre o termo artrogripose. A artrogripose múltipla congênita tem etiologia desconhecida. Os membros superiores são aduzidos e internamente rodados, e o cotovelo se apresenta mais comumente em extensão do que em flexão. Os punhos são fletidos e com desvio ulnar.

127. Morrissy RT, Weinstein SL. Lovell and Winter's pediatric orthopaedics. 7. ed. Philadelphia: Lippincott Williams & Wilkins, 2014, Cap. 8, p. 260.

128. D

COMENTÁRIO: o tratamento cirúrgico para correção do cotovelo de crianças com artrogripose está indicado quando há falha em se obter boa ADM – flexoextensão – com o tratamento conservador. Dentre as transferências tendinosas para flexão do cotovelo, a do tríceps é a que possibilita melhor resultado funcional.

128. Morrissy RT, Weinstein SL. Lovell and Winter's pediatric orthopaedics. 7. ed. Philadelphia: Lippincott Williams & Wilkins, 2014, Cap. 22, p. 912.

129. D

COMENTÁRIO: as distrofias musculares constituem um grupo de doenças que apresentam fraqueza e degeneração progressiva dos músculos. São divididas com base na clínica, na gravidade da fraqueza muscular e no padrão da herança genética. As ligadas ao sexo são as de Duchenne, Becker e Emery-Dreifuss. As autossômicas recessivas são a distrofia muscular de cinturas (DMC) e a fascioescapuloumeral infantil. As autossômicas dominantes são: fascioescapuloumeral (FSHD), distal, ocular e a oculofaríngea (OPMD).

129. Morrissy RT, Weinstein SL. Lovell and Winter's pediatric orthopaedics. 7. ed. Philadelphia: Lippincott Williams & Wilkins, 2014, Cap. 16, p. 589.

130. B

COMENTÁRIO: a síndrome de Proteus é caracterizada clinicamente por supercrescimento de pele e subcutâneo, ossos e outras partes moles. A síndrome de Gorham é uma osteólise maciça. A macrodactilia costuma ser uma condição isolada mais comum nas mãos do que nos pés. A neurofibromatose faz diagnóstico diferencial com todas as síndromes que envolvem partes moles em ortopedia.

130. Morrissy RT, Weinstein SL. Lovell and Winter's pediatric orthopaedics. 7. ed. Philadelphia: Lippincott Williams & Wilkins, 2014, Cap. 9, p. 292.

131. B

COMENTÁRIO: as opções de tratamento do paciente com paralisia cerebral e que apresenta uma marcha com flexão de joelho variam em complexidade. No caso de contratura espástica, a toxina botulínica pode ser usada nos isquiotibiais, enquanto uma contratura fixa demanda o alongamento desses músculos. As transferências tendinosas podem ser realizadas com o reto femoral ou semitendíneo. Em caso de contratura fixa da articulação, uma osteotomia de extensão supracondilar, associada ao encurtamento do tendão patelar, é uma boa opção.

131. Morrissy RT, Weinstein SL. Lovell and Winter's pediatric orthopaedics. 7. ed. Philadelphia: Lippincott Williams & Wilkins, 2014, Cap. 14, p. 518.

132. A

COMENTÁRIO: as vértebras estão entre os sítios mais comuns de ocorrência da osteomielite na doença granulomatose crônica. As crianças com doença granulomatosa crônica apresentam doenças bacterianas e fúngicas de repetição.

132. Morrissy RT, Weinstein SL. Lovell and Winter's pediatric orthopaedics. 7. ed. Philadelphia: Lippincott Williams & Wilkins, 2014, Cap. 10, p. 327.

133. B

COMENTÁRIO: na escoliose idiopática infantil, um parâmetro radiográfico prognóstico consiste na diferença do ângulo costovertebral da vértebra apical visto na radiografia em anteroposterior. Esse ângulo foi descrito por Metha. Uma diferença > 20 graus indica risco de progressão da curva, enquanto uma diferença < 20 graus revela bom prognóstico.

133. Morrissy RT, Weinstein SL. Lovell and Winter's pediatric orthopaedics. 7. ed. Philadelphia: Lippincott Williams & Wilkins, 2014, Cap. 17, p. 645.

134. B

COMENTÁRIO: a pseudoartrose congênita da clavícula é uma condição rara, de etiologia desconhecida, e que exige tratamento cirúrgico entre os 3 e os 4 anos de idade. Apresenta-se como um nódulo indolor na clavícula com mínimo comprometimento cosmético e que pode aparecer em qualquer idade.

134. Morrissy RT, Weinstein SL. Lovell and Winter's pediatric orthopaedics. 7. ed. Philadelphia: Lippincott Williams & Wilkins, 2014, Cap. 22, p. 920.

135. A

COMENTÁRIO: a poliomielite é uma doença infecciosa que tem o ser humano por hospedeiro natural, transmitindo o vírus pela via orofaríngea. São conhecidos três tipos de vírus que causam essa doença: Brunhilde (tipo I), Lansing (tipo II) e Leon (tipo III).

135. Morrissy RT, Weinstein SL. Lovell and Winter's pediatric orthopaedics. 7. ed. Philadelphia: Lippincott Williams & Wilkins, 2014, Cap. 16, p. 615.

136. C

COMENTÁRIO: as osteocondroses afetam as epífises de maneiras diferentes. A etiologia é um distúrbio da ossificação endocondral. Todos os epônimos são muito utilizados na confecção de questões e devem ser estudados e memorizados. Panner – capitelo; Theemann – falanges; Sever – apófise do calcâneo; Kienbock – semilunar.

136. Morrissy RT, Weinstein SL. Lovell and Winter's pediatric orthopaedics. 7. ed. Philadelphia: Lippincott Williams & Wilkins, 2014, Cap. 9, p. 309.

137. B

COMENTÁRIO: escoliose idiopática é uma desordem de etiologia desconhecida que ocorre principalmente na adolescência. Quando a escoliose apresenta causa conhecida, pode ser classificada como neuromuscular (paralisia cerebral, distrofia muscular etc.) ou sindrômica (neurofibromatose, síndrome de Marfan, displasia óssea).

137. Morrissy RT, Weinstein SL. Lovell and Winter's pediatric orthopaedics. 7. ed. Philadelphia: Lippincott Williams & Wilkins, 2014, Cap. 17, p. 629.

138. D

COMENTÁRIO: a displasia de Streeter é associada ao pé torto congênito, e o diagnóstico diferencial inclui a síndrome do bebê tipo "pneu Michelin". As bandas de constrição são em sua maior parte encontradas distalmente no membro.

138. Morrissy RT, Weinstein SL. Lovell and Winter's pediatric orthopaedics. 7. ed. Philadelphia: Lippincott Williams & Wilkins, 2014, Cap. 9, p. 294.

139. B

COMENTÁRIO: quando se avalia a radiografia de uma criança com suspeita de osteomielite e são encontradas alterações ósseas, o tratamento cirúrgico é mais do que necessário. Os achados radiográficos são: lesões destrutivas, líticas, metafisária excêntrica, associada a elevação periosteal e neoformação óssea. Essas características de aparente agressividade podem levar ao diagnóstico equivocado de neoplasia.

139. Morrissy RT, Weinstein SL. Lovell and Winter's pediatric orthopaedics. 7. ed. Philadelphia: Lippincott Williams & Wilkins, 2014, Cap. 12, p. 376.

140. B

COMENTÁRIO: a predileção por meninos é muito alta (cerca de 70%). Com o uso de anti-inflamatórios e repouso a maioria das crianças terá remissão dos sintomas e recuperação em 2 semanas. Somente 4% a 17% terão episódios recorrentes nos próximos 6 meses.

140. Morrissy RT, Weinstein SL. Lovell and Winter's pediatric orthopaedics. 7. ed. Philadelphia: Lippincott Williams & Wilkins, 2014, Cap. 11, p. 355.

CAPÍTULO 4

Trauma Infantil

Paula Vilaça Ribeiro Cançado
Rodrigo Otávio Dias de Araújo
Luciano Ramos Romanelli

1. Sobre as fraturas na mão da criança, assinale a alternativa INCORRETA:

(A) Lesões fisárias correspondem a 40% das fraturas dos dedos.
(B) A lesão mais comum é a do tipo II de Salter-Harris, que acomete o quinto dedo.
(C) Todas as fraturas têm boa evolução independentemente do tratamento.
(D) Pseudoartrose e distúrbio de crescimento são raros.

2. O sinal/sintoma que apresenta maior sensibilidade para o diagnóstico da síndrome compartimental aguda na criança é:

(A) Criança muito ansiosa, inquieta.
(B) Criança com choro intenso.
(C) Dor desproporcional à lesão.
(D) Criança apresentando necessidade de analgesia progressiva.

3. NÃO é contraindicação relativa ao tratamento conservador das fraturas do epicôndilo medial do úmero em crianças:

(A) Fragmento encarcerado na articulação.
(B) Desvio > 10mm.
(C) Fraturas desviadas envolvendo o braço dominante em atletas de arremesso ou ginastas.
(D) Atividades de baixa a moderada demanda.

4. Sobre as fraturas do fêmur na criança e a opção de tratamento recomendada, assinale a correspondência CORRETA:

A. Pavlik	**1 – > 11 anos de idade**
B. Haste intramedular flexível	**2 – entre > 6 meses e ≤ 5 anos de idade**
C. Haste intramedular bloqueada	**3 – ≤ 6 meses de idade**
D. Imobilização gessada	**4 – entre > 5 anos e ≤ 11 anos de idade**

(A) A – 2; B – 4; C – 3; D – 1.
(B) A – 3; B – 4; C – 1; D – 2.
(C) A – 3; B – 4; C – 2; D – 1.
(D) A – 2; B – 1; C – 4; D – 3.

5. Quanto às fraturas das falanges proximais da mão em crianças, qual a mais comum?

(A) Fratura diafisária.
(B) Fratura do colo.
(C) Fratura fisária.
(D) Fratura intra-articular.

6. Qual é a segunda complicação mais comum decorrente das fraturas do quadril?

(A) Necrose avascular da cabeça femoral.
(B) Coxa vara.
(C) Infecção.
(D) Fechamento prematuro da fise.

7. A fratura da tíbia na criança que inicia a marcha apresenta características especiais. Assinale a alternativa CORRETA:

(A) Acomete mais frequentemente a metáfise proximal da tíbia.
(B) É mais comum em meninas.
(C) Normalmente é uma fratura isolada da tíbia em espiral.
(D) É mais frequente na perna esquerda.

8. Sobre as fraturas da pelve e do acetábulo no paciente pediátrico, assinale a alternativa INCORRETA:

(A) Atividades esportivas correspondem de 4% a 11% dessas fraturas.
(B) São comuns em pacientes vítimas de maus-tratos.
(C) A hemorragia associada ao trauma pélvico é menos letal nos pacientes pediátricos quando comparados aos adultos.
(D) Fraturas dos membros inferiores e da coluna são as lesões associadas mais comuns.

9. Em relação às indicações de tratamento cirúrgico das fraturas do côndilo do úmero na criança, assinale a alternativa INCORRETA:

(A) Fraturas irredutíveis.
(B) Fraturas intra-articulares completas.
(C) Fraturas expostas.
(D) Fraturas com desvio > 0,5mm.

10. Segundo Delbet e Colonna, a fratura do fêmur proximal que acomete a região intertrocantérica é classificada como:

(A) Tipo I.
(B) Tipo II.
(C) Tipo III.
(D) Tipo IV.

11. Sobre a manobra de Patterson, quanto à redução fechada das fraturas da cabeça do rádio em crianças, assinale a alternativa CORRETA:

(A) É necessário que o ligamento anular esteja íntegro.
(B) É realizada com o cotovelo em flexão.
(C) É realizada uma tração com o antebraço pronado.
(D) É realizada uma força em valgo no cotovelo.

12. Sobre as indicações absolutas de tratamento cirúrgico das fraturas de clavícula em crianças e adolescentes, assinale a alternativa INCORRETA:

(A) Associação com lesão neurovascular.
(B) Ombro flutuante.
(C) Fraturas cominutivas com fragmento central deslocado.
(D) Fraturas expostas.

13. A necrose avascular da cabeça femoral com menos risco de ocorrer, segundo a classificação de Delbet e Colonna, é a do tipo:

(A) I.
(B) II.
(C) III.
(D) IV.

14. No que diz respeito às fraturas do escafoide nas crianças, assinale a alternativa INCORRETA:

(A) A fratura mais comum é a do polo proximal.
(B) É a fratura mais comum dos ossos do carpo.
(C) A ossificação do escafoide ocorre de distal para proximal.
(D) Resultam de trauma direto.

15. Sobre as complicações mais frequentes das fraturas proximais do fêmur da criança, assinale a alternativa CORRETA:

(A) A necrose avascular da cabeça do fêmur é a segunda mais frequente.
(B) A pseudoartrose ocorre em menos de 5% dos casos.

(C) A osteonecrose em crianças com menos de 12 anos pode ser tratada de maneira conservadora.
(D) A deformidade mais frequente é a coxa valga.

16. No acesso cirúrgico para tratamento da fratura-luxação esternoclavicular, o nervo que deve ser protegido durante o procedimento é o:

(A) Cutâneo superior do ombro.
(B) Supraescapular.
(C) Supraclavicular.
(D) Torácico longo.

17. A classificação de San Diego para fraturas da tuberosidade da tíbia leva em consideração alguns aspectos, como:

(A) Energia do trauma.
(B) Posição do membro no momento do trauma.
(C) Qualidade óssea.
(D) Maturidade esquelética.

18. As fraturas do tornozelo na criança correspondem a cerca de 5% de todas as fraturas pediátricas. Qual alternativa apresenta a sequência correta de ossificação fisária do tornozelo:

(A) Maléolo medial, centro da fise tibial, região lateral da tíbia e maléolo lateral.
(B) Centro da fise tibial, maléolo medial, região lateral da tíbia e maléolo lateral.
(C) Centro da fise tibial, maléolo medial, maléolo lateral e região lateral da tíbia.
(D) Região lateral da tíbia, maléolo medial, fise central da tíbia e maléolo lateral.

19. Sobre o tratamento das fraturas distais do rádio nas crianças, assinale a alternativa CORRETA:

(A) A imobilização gessada é a melhor opção mesmo nas fraturas metafisárias desviadas.
(B) A imobilização gessada com três pontos de pressão deve conter dois pontos de pressão na face em que o periósteo estiver íntegro e um onde estiver rompido.
(C) A redução fechada com fixação percutânea não é o tratamento cirúrgico mais usado.
(D) A redução aberta é reservada exclusivamente para as fraturas irredutíveis.

20. Sobre o tratamento das fraturas proximais do rádio em crianças, assinale a alternativa INCORRETA:

(A) O tratamento conservador é indicado nas fraturas tipo I de O'Brien.
(B) Redução aberta com fixação interna deve ser evitada em fraturas com mais de 1 semana.

(C) O desvio aceito para o tratamento conservador é de 3mm.
(D) Desvios > 45 graus devem ser tratados preferencialmente com redução aberta.

21. Sobre o sistema de classificação de Letts para fratura-luxação de Monteggia, assinale a alternativa INCORRETA:

(A) O tipo A de Letts corresponde ao tipo I de Bado.
(B) No tipo B de Letts ocorre fratura incompleta da ulna.
(C) O tipo C de Letts corresponde ao tipo I de Bado.
(D) No tipo E de Letts ocorre deslocamento posterior da cabeça do rádio.

22. NÃO é uma indicação de tratamento conservador das fraturas diafisárias do úmero na criança:

(A) Fraturas relacionadas com o parto.
(B) Fraturas por estresse.
(C) Fraturas com desvio de 30 graus em rotação interna.
(D) Fraturas patológicas benignas.

23. Em relação às fraturas distais do rádio na criança, assinale a alternativa INCORRETA:

(A) Têm maior incidência no sexo masculino.
(B) São mais comuns no lado dominante.
(C) São as fraturas mais comuns da infância.
(D) As lesões fisárias mais comuns são as dos tipos I e II de Salter-Harris.

24. A abdução forçada da articulação metacarpofalangiana do polegar da criança NÃO é responsável por:

(A) Estiramento do ligamento colateral ulnar.
(B) Fratura Salter-Harris tipo I ou tipo II no primeiro metacarpo.
(C) Avulsão ou ruptura do ligamento colateral ulnar.
(D) Fratura-avulsão tipo III de Salter-Harris na falange proximal.

25. Sobre a fratura decorrente da rotação externa do tornozelo, produzindo avulsão da porção anterolateral da epífise da tíbia distal pela tração do ligamento tibiofibular anterior, na criança, assinale a alternativa INCORRETA:

(A) Sua redução aberta é sempre indicada.
(B) É denominada fratura de Tillaux.
(C) Trata-se de uma fratura biplanar.
(D) Corresponde à lesão do tipo III de Salter-Harris.

26. Algumas considerações podem ser feitas sobre a lesão ligamentar no joelho de crianças. Assinale a alternativa INCORRETA:

(A) Em crianças mais novas, a lesão ligamentar está relacionada com trauma de alta energia.
(B) Lesão isolada do ligamento colateral lateral não é rara.
(C) Em adolescentes, a lesão ligamentar ocorre mais frequentemente em atividades esportivas.
(D) Lesões isoladas dos ligamentos cruzados anterior e posterior são mais comuns.

27. Em relação à SCIWORA, assinale a alternativa INCORRETA:

(A) Só ocorre em crianças.
(B) Ocorre geralmente por torção ou flexão da coluna cervical.
(C) É mais comum em crianças com menos de 8 anos.
(D) A lesão medular pode ser completa ou incompleta.

28. Nas fraturas da clavícula em crianças, as incidências radiológicas iniciais para avaliação são:

(A) Anteroposterior (AP) do ombro; 45 graus de inclinação cefálica.
(B) AP do ombro somente.
(C) AP do ombro; Zanca.
(D) Zanca somente.

29. Na classificação de Torode e Zieg modificada, o tipo que corresponde a uma fratura simples do anel pélvico com acometimento anterior e posterior é o:

(A) II.
(B) IIIA.
(C) IIIB.
(D) IV.

30. A respeito das fraturas diafisárias do fêmur na infância, assinale a alternativa INCORRETA:

(A) Têm distribuição bimodal.
(B) São frequentemente associadas a agressão, principalmente antes do primeiro ano de vida.
(C) Apresentam redução da incidência após os 5 anos de idade.
(D) Apresentam baixa incidência de lesões associadas.

31. Sobre as fraturas fisárias, qual a mais comum?

(A) Salter-Harris tipo I.
(B) Salter-Harris tipo II.

(C) Salter-Harris tipo III.
(D) Salter-Harris tipo IV.

32. Sobre a localização das fraturas do metacarpo em crianças, qual a mais comum?

(A) Fratura da epífise do metacarpo.
(B) Fratura da fise do metacarpo.
(C) Fratura da base do metacarpo.
(D) Fratura do colo do metacarpo.

33. A fratura mais comum do pé no paciente pediátrico é:

(A) Das falanges.
(B) Dos metatarsos.
(C) Do calcâneo
(D) Lesão de Lisfranc.

34. Em relação às fraturas fisárias proximais do úmero, assinale a alternativa INCORRETA:

(A) As fraturas do tipo III de Salter-Haris estão associadas à luxação glenoumeral.
(B) As fraturas tipo I de Salter-Harris são mais comuns em crianças com menos de 5 anos de idade.
(C) As fraturas do tipo IV de Salter-Harris não foram relatadas em crianças.
(D) As fraturas do tipo II de Salter-Harris apresentam um fragmento posteromedial.

35. Sobre o tratamento das fraturas dos metacarpos em crianças, assinale a alternativa INCORRETA:

(A) O tratamento de escolha para as fraturas diafisárias é a fixação percutânea.
(B) A maioria dos tratamentos é conservadora.
(C) As fraturas do colo raramente necessitam redução aberta e fixação interna.
(D) As fraturas desviadas intra-articulares da cabeça do metacarpo necessitam redução aberta e fixação interna.

36. Sobre as fraturas do pé infantil, assinale a alternativa INCORRETA:

(A) A maioria das fraturas do calcâneo é extra-articular.
(B) As fraturas do colo do tálus podem estar associadas a fraturas do maléolo lateral.
(C) Em crianças mais jovens, o primeiro metatarso é o mais comumente fraturado.
(D) Em crianças mais velhas, o quinto metatarso é o mais comumente fraturado.

37. O padrão de fechamento da fise proximal da tíbia é:

(A) De posterior para anterior e de medial para lateral.
(B) De posterior para anterior e de lateral para medial.
(C) De anterior para posterior e de medial para lateral.
(D) De anterior para posterior e de lateral para medial.

38. Na classificação de Letts para o joelho flutuante pediátrico, o tipo que corresponde ao acometimento da epífise e da diáfise é:

(A) Tipo B.
(B) Tipo C.
(C) Tipo D.
(D) Tipo E.

39. Sobre a avaliação radiográfica do cotovelo da criança, assinale a alternativa CORRETA:

(A) Um ângulo de Baumann com 7 graus de diferença do cotovelo contralateral é indicativo de normalidade.
(B) A linha umeral anterior avalia o alinhamento coronal.
(C) Não é utilizada comparativamente ao lado contralateral.
(D) A incidência em perfil auxilia a análise de desvios em valgo.

40. A fratura de Cozen, que normalmente acomete crianças entre o segundo e o oitavo ano de vida, corresponde à:

(A) Fratura epifisária da tíbia.
(B) Fratura metafisária incompleta da tíbia com ou sem envolvimento da fíbula.
(C) Fratura da placa epifisária da tíbia com extensão articular.
(D) Fratura com desvio em valgo da tíbia próximal.

41. As fraturas diafisárias do antebraço da criança podem acometer o rádio e a ulna simultaneamente. Sobre a posição do antebraço durante o trauma, assinale a alternativa CORRETA:

(A) Com o antebraço em pronação, os traços de fratura do rádio e da ulna se encontram no mesmo nível.
(B) Com o antebraço em supinação, o traço de fratura do rádio é mais proximal do que o da ulna.
(C) Com o antebraço em neutro, o traço de fratura da ulna é mais proximal do que o do rádio.
(D) Os traços de fratura dos ossos do antebraço independem da posição do antebraço no momento do trauma.

42. Sobre a fratura do cotovelo na criança, assinale a alternativa CORRETA:

(A) A cabeça do rádio é a região mais acometida.
(B) O olécrano é a região mais acometida.
(C) O fragmento distal na fratura supracondiliana se encontra normalmente sem desvio.
(D) Na fratura supracondiliana, o desvio do fragmento distal é geralmente posterior.

43. Sobre a classificação de Jakob para as fraturas do côndilo lateral do úmero na criança, assinale a alternativa INCORRETA:

(A) Baseia-se no desvio e no deslocamento do fragmento.
(B) Divide as fraturas em quatro tipos.
(C) O tipo II corresponde às fraturas que se estendem para a superfície articular com desvio rotacional.
(D) O tipo I corresponde às fraturas sem desvio.

44. Sobre os desvios considerados aceitáveis para o tratamento conservador das fraturas pediátricas do úmero proximal, assinale a alternativa INCORRETA:

(A) 70 graus de angulação em crianças com menos de 5 anos de idade.
(B) 50% a 100% de translação em pacientes entre 5 e 11 anos de idade.
(C) 20 graus de angulação em crianças com mais de 12 anos de idade.
(D) 100% de deslocamento em menores de 5 anos de idade.

45. Sobre a classificação das lesões apofisárias do olécrano em crianças, assinale a alternativa INCORRETA:

(A) O tipo I corresponde a uma apofisite.
(B) No tipo II, o centro de ossificação secundário está preservado.
(C) O tipo III é uma fratura por estresse.
(D) O tipo III é subdividido em IIIA e IIIB.

46. Segundo Vahvanen e Aalto, a classificação de Lauge-Hansen é insuficiente para classificar as fraturas de tornozelo das crianças. Como é a classificação proposta por eles e quais são as vantagens?

(A) Classificação em dois grupos: baixo e alto risco. Simples, sem erro interobservadores.
(B) Classificação em dois grupos: baixo risco (uni ou bimaleolar) e alto risco (uni ou bimaleolar). Reproduz com exatidão as lesões pontuais.
(C) Classificação em dois grupos: baixo e alto risco. Orienta o tratamento e prevê resultados.
(D) Classificação em quatro grupos (isolada da tíbia, isolada da fíbula, bimaleolar e transicionais) e dois subgrupos (baixo e alto risco). Mais detalhada e com previsão de resultado.

47. Qual das fraturas diafisárias da tíbia é a mais comum nas crianças?

(A) Fratura diafisária da tíbia sem desvio.
(B) Fratura com cunha de flexão.
(C) Fratura transversa e cominutiva com desvio.
(D) Fratura oblíqua ou em espiral com fíbula intacta.

48. Sobre as fraturas transepifisárias do fêmur proximal na criança, assinale a alternativa INCORRETA:

(A) Quando for necessária a redução aberta, recomenda-se a curetagem da placa epifisária.
(B) A fixação com parafusos só deve ser utilizada em crianças com idade > 6 anos.
(C) Para crianças < 2 anos que apresentarem desvio mínimo, a redução fechada e a imobilização gessada serão o tratamento de escolha.
(D) Nas crianças com idade entre 6 e 12 anos é recomendado o tratamento com dois parafusos e imobilização gessada.

49. Nas fraturas supracondilianas do úmero da criança tratadas com redução anatômica e pinagem percutânea que evoluem com déficit neurológico está indicado:

(A) Observação por 4 a 6 meses.
(B) Exploração cirúrgica.
(C) Eletroneuromiografia.
(D) Nova abordagem cirúrgica com troca do material de síntese.

50. Sobre o tratamento de fraturas diafisárias do fêmur na criança, assinale a alternativa CORRETA:

(A) As placas não estão indicadas para o tratamento de fraturas oblíquas longas ou cominutivas.
(B) Hastes intramedulares flexíveis estão proscritas em virtude da ausência de controle torcional do foco de fratura.
(C) Imobilizações gessadas não têm mais espaço.
(D) O uso de placa é indicado em crianças com mais de 5 anos de idade.

51. Sobre as fraturas diafisárias dos ossos do antebraço na criança, assinale a alternativa CORRETA:

(A) Correspondem a 20% de todas as fraturas pediátricas.
(B) A média de idade para sua ocorrência é de 12 anos.
(C) São mais comuns no sexo masculino.
(D) A fratura isolada do rádio ocorre na maioria dos casos.

52. Sobre a epidemiologia das fraturas proximais do rádio no paciente pediátrico, assinale a alternativa CORRETA:

(A) A maior incidência é registrada aos 6 anos de idade, em média.
(B) A maioria das fraturas envolve o colo do rádio.
(C) A incidência é maior no sexo masculino.
(D) Trata-se de uma fratura comum em crianças.

53. Sobre as fraturas em ossos imaturos, assinale a correspondência CORRETA:

A – Fratura em galho verde	**1 – Acomete a cortical convexa**
B – Fraturas em tórus	**2 – Rupturas entre os osteócitos em nível microscópico**
C – Fratura em deformidade plástica	**3 – Similar às fraturas em adultos**
D – Fraturas completa	**4 – Fratura por compressão na junção metafisediafisária**

(A) A – 1; B – 1; C – 3; D – 2.
(B) A – 1; B – 4; C – 2; D – 3.
(C) A – 2; B – 1; C – 4; D – 3.
(D) A – 2; B – 4; C – 1; D – 3.

54. As fraturas do escafoide nas crianças se apresentam de diversas maneiras. Assinale a alternativa INCORRETA:

(A) O escafoide bipartido é um diagnóstico diferencial.
(B) As fraturas do polo proximal são raras em crianças.
(C) As fraturas do polo proximal podem causar instabilidade escafossemilunar.
(D) O polo proximal do escafoide é o primeiro a ossificar.

55. Fraturas supracondilianas Gartland tipo III apresentam chance maior de desenvolver isquemia de Volkmann quando:

(A) Fixadas com pinos intraósseos após redução fechada.
(B) Tratadas com gesso após redução fechada.
(C) Apresentam desvio > 2mm.
(D) Associadas a fratura ipsilateral do membro superior.

56. As fraturas do fêmur na criança podem ser tratadas com hastes intramedulares flexíveis retrógradas. Sobre o ponto de entrada medial dessa haste, assinale a alternativa INCORRETA:

(A) Entre o terço posterior e os dois terços anteriores da face medial da região metafisária do fêmur.
(B) Situa-se 20 a 40mm acima da fise distal do fêmur.

(C) Posicionado anteriormente ao tubérculo adutor.
(D) A artéria femoral se encontra posteriormente a ele.

57. Em relação às fraturas metafisárias da extremidade distal do rádio pediátricas e ao desvio no plano frontal aceitável para cada idade, assinale a alternativa INCORRETA:

(A) Entre 4 e 9 anos de idade – 15 graus.
(B) Entre 9 e 11 anos de idade – 10 graus.
(C) Entre 11 e 13 anos de idade – 0 grau.
(D) Maiores de 13 anos de idade – 0 grau.

58. O tratamento das fraturas do escafoide na criança pode variar conforme a região acometida. Assinale a alternativa INCORRETA:

(A) As fraturas do escafoide com reabsorção óssea são sempre cirúrgicas.
(B) Fraturas incompletas são tratadas com imobilização gessada por 4 a 6 semanas.
(C) Para fraturas completas e sem desvio do polo distal está indicada imobilização gessada por 6 a 8 semanas.
(D) É realizada imobilização por 8 a 12 semanas para as fraturas completas e sem desvio do polo proximal.

59. De acordo com a classificação de Milch para as fraturas do côndilo lateral do cotovelo na criança, assinale a alternativa CORRETA:

(A) As fraturas tipo I correspondem ao tipo II de Salter-Harris.
(B) Nas fraturas do tipo II a articulação ulnotroclear se encontra estável.
(C) As fraturas do tipo II são mais comuns do que as do tipo I.
(D) As fraturas tipo II correspondem ao tipo IV de Salter-Harris.

60. Sobre o sistema de classificação de Chambers e Wilkins para as fraturas do rádio proximal em crianças, assinale a alternativa CORRETA:

(A) A do tipo A corresponde às fraturas dos tipos I e II de Salter-Harris.
(B) A do tipo C corresponde às lesões fisárias do tipo IV de Salter-Harris.
(C) A do tipo D corresponde às fraturas metafisárias.
(D) A do tipo E corresponde às fraturas associadas à luxação redutível do cotovelo.

Respostas Comentadas

1. C

COMENTÁRIO: as fraturas que acometem as mãos, nas crianças, correspondem a 25% das fraturas pediátricas. Têm caráter bimodal: na infância (maioria por esmagamento) e na adolescência (traumas esportivos). A mais comum é a fratura Salter-Harris tipo II, que acomete a falange proximal do quinto dedo. Determinadas lesões, se não reconhecidas e tratadas adequadamente, terão péssima evolução.

1. Morrissy RT, Weinstein SL. Lovell and Winter's pediatric orthopaedics. 7. ed. Philadelphia: Lippincott Williams & Wilkins, 2014, Cap. 22, p. 963.

2. C

COMENTÁRIO: o diagnóstico da síndrome compartimental aguda no paciente pediátrico pode ser desafiador, principalmente nos mais novos. Nesses pacientes, o diagnóstico é auxiliado pela avaliação dos três "A": ansiedade, agitação e necessidade de analgesia progressiva. Entretanto, a dor desproporcional à lesão, principalmente com a movimentação passiva do membro acometido, é o achado clínico mais sensível e precoce.

2. Beaty JH, Kasser JR. Rockwood and Wilkins' fractures in children. 8. ed. Philadelphia: Lippincott Williams & Wilkins, 2015, Cap. 6, p. 118.

3. D

COMENTÁRIO: as fraturas do epicôndilo medial do úmero do paciente pediátrico podem ser tratadas de maneira conservadora quando apresentam desvio < 2mm ou em paciente com demanda baixa a moderada para suas atividades. São contraindicações relativas para o tratamento conservador: fragmento intra-articular encarcerado, desvio > 10mm e fraturas desviadas no membro dominante em atletas de arremesso e ginastas

3. Beaty JH, Kasser JR. Rockwood and Wilkins' fractures in children. 8. ed. Philadelphia: Lippincott Williams & Wilkins, 2015, Cap. 18, p. 687.

4. B

COMENTÁRIO: no tratamento das fraturas diafisárias do fêmur em crianças com menos de 6 meses de idade, em razão do grande potencial de remodelamento, é recomendado o suspensório de Pavlik ou a imobilização gessada. Entre os 6 meses e os 5 anos de idade usa-se normalmente imobilização gessada. Entre os 5 anos e os 11 anos dava-se preferência à tração seguida da imobilização gessada, porém as hastes intramedulares flexíveis possibilitam uma marcha precoce e o retorno mais precoce às atividades escolares, diminuindo o tempo de internação. Nas crianças com mais de 11 anos de idade é dada preferência ao uso das hastes intramedulares rígidas.

4. Morrissy RT, Weinstein SL. Lovell and Winter's pediatric orthopaedics. 7. ed. Philadelphia: Lippincott Williams & Wilkins, 2014, Cap. 34, p. 1787.

5. C

COMENTÁRIO: a classificação das fraturas da falange proximal da mão de uma criança se baseia na localização anatômica (fise, diáfise, colo e intra-articular) e no mecanismo de lesão (varia de acordo com a direção e a força aplicada). O padrão mais comum desse tipo de fratura é a fisária, sendo o tipo II de Salter-Harris o mais prevalente e os tipos III e IV os menos comuns.

5. Beaty JH, Kasser JR. Rockwood and Wilkins' fractures in Children. 8. ed. Philadelphia: Lippincott Williams & Wilkins, 2015, Cap. 10, p. 283.

6. B

COMENTÁRIO: as fraturas do quadril, apesar de incomuns na criança, apresentam altas taxas de complicações (20% a 60%) em virtude, principalmente, do suprimento sanguíneo vulnerável e da presença da fise. A complicação mais comum é a necrose avascular da cabeça femoral. A segunda mais comum é a coxa vara, que representa até 30% das complicações. O fechamento prematuro da fise ocorre em 5% a 65% dos casos. A pseudoartrose ocorre entre 1,6% e 10% e a infecção é a complicação mais rara, representando menos de 1% dos casos.

6. Bentley G. European Surgical Orthopaedics and Traumatology. The EFORT textbook. New Delhi: Springer-Verlag Berlin Heidelberg, 2014, p. 4802.

7. C

COMENTÁRIO: a fratura do *toddler* é um tipo especial de fratura da tíbia que acomete crianças com menos de 6 anos (média de 2 anos e 5 meses de idade). Apresenta um padrão em espiral de maneira isolada da tíbia, acometendo a região metafisária distal. É mais comum em meninos e na perna direita. Resulta de trauma torcional de baixa energia.

7. Beaty JH, Kasser JR. Rockwood and Wilkins' fractures in children. 8. ed. Philadelphia: Lippincott Williams & Wilkins, 2015, Cap. 31, p. 1163.

8. B

COMENTÁRIO: as fraturas da pelve e do acetábulo no paciente pediátrico variam desde traumas de alta energia (causados por acidentes com veículos automotores) a fraturas por estresse e avulsões de apófises ósseas (normalmente em atividades esportivas). Representam menos de 1% de todas as fraturas pediátricas. Esse tipo de fratura é raro em crianças vítimas de maus-tratos.

8. Beaty JH, Kasser JR. Rockwood and Wilkins' fractures in children. 8. ed. Philadelphia: Lippincott Williams & Wilkins, 2015, Cap. 25, p. 922.

9. D

COMENTÁRIO: as fraturas do côndilo umeral da criança, sem desvio ou minimamente desviadas, estáveis, e nas quais o traço de fratura não se estende através da epífise, podem ser tratadas conservadoramente. Entre as indicações de tratamento cirúrgico dessas fraturas encontram-se: fraturas com desvio > 2mm, fraturas intra-articulares completas, fraturas expostas e fraturas irredutíveis.

9. Bentley G. European Surgical Orthopaedics and Traumatology. The EFORT textbook. New Delhi: Springer-Verlag Berlin Heidelberg, 2014, p. 4724.

10. D

COMENTÁRIO: a classificação de Delbet e Colonna é útil para o prognóstico e o tratamento das fraturas do fêmur proximal. Divide-se em quatro tipos: tipo I – fratura transepifisária em que o acometimento de pacientes menores de 2 anos tem melhor prognóstico do que em crianças mais velhas e a osteonecrose da cabeça femoral chega a 100% dos casos; tipo II – fratura transcervical, sendo a mais comum (50% das fraturas do fêmur proximal); tipo III – fratura cervicotrocantérica (ou basocervical), segundo tipo mais comum; tipo IV – fratura intertrocantérica, que é o tipo com menos risco de necrose avascular.

10. Morrissy RT, Weinstein SL. Lovell and Winter's pediatric orthopaedics. 7. ed. Philadelphia: Lippincott Williams & Wilkins, 2014, Cap. 34, p. 1783.

11. A

COMENTÁRIO: para o tratamento conservador das fraturas do rádio proximal pediátricas foram desenvolvidas várias técnicas de redução incruenta, mas nenhuma demonstrou superioridade sobre as outras. Na manobra de Patterson, realizada com o cotovelo em extensão, o assistente estabiliza com uma das mãos o braço proximalmente à articulação do cotovelo e com a outra realiza um apoio medial, aplicando força em varo no cotovelo. O cirurgião realiza tração distal, com o antebraço supinado, promovendo pressão lateral diretamente na cabeça do rádio para reduzir a fratura. Nessa manobra é necessário que o ligamento anular esteja íntegro para estabilizar o fragmento proximal da cabeça do rádio.

11. Beaty JH, Kasser JR. Rockwood and Wilkins' fractures in children. 8. ed. Philadelphia: Lippincott Williams & Wilkins, 2015, Cap. 13, p. 484.

12. B

COMENTÁRIO: as indicações absolutas para tratamento cirúrgico das fraturas de clavícula na população pediátrica e adolescente incluem fraturas com grande comprometimento da pele, fraturas cominutivas em que o fragmento central se encontra deslocado e fraturas associadas a lesão neurovascular. As indicações relativas correspondem ao ombro flutuante e às fraturas associadas a politraumatismo. Ombro flutuante envolvendo fraturas do terço médio da clavícula e fraturas do colo da glenoide pode ser tratado com redução aberta e fixação interna isolada da clavícula, já que a ligamentotaxia irá reduzir a outra fratura através dos ligamentos coracoclaviculares.

12. Beaty JH, Kasser JR. Rockwood and Wilkins' fractures in children. 8. ed. Philadelphia: Lippincott Williams & Wilkins, 2015, Cap. 22, p. 812.

13. D

COMENTÁRIO: a necrose avascular da cabeça femoral é a complicação mais comum da fratura do fêmur proximal no paciente pediátrico, sendo considerados fatores de risco a idade do paciente e o tipo da fratura. O risco de necrose avascular da cabeça femoral, de acordo com a classificação de Delbet e Colonna, é de 100% no tipo I, de 61% no tipo II, de 27% no tipo III e de 14% no tipo IV.

13. Bentley G. European Surgical Orthopaedics and Traumatology. The EFORT textbook. New Delhi: Springer-Verlag Berlin Heidelberg, 2014, p. 4802.

14. A

COMENTÁRIO: a fratura do escafoide no paciente pediátrico apresenta baixa incidência em razão da cartilagem espessa que protege o centro de ossificação. O padrão dessas fraturas nas crianças difere do adulto por envolver o centro de ossificação. Nos estágios mais precoces de ossificação, o escafoide é mais suscetível a fratura/avulsão do polo distal.

14. Beaty JH, Kasser JR. Rockwood and Wilkins' fractures in children. 8. ed. Philadelphia: Lippincott Williams & Wilkins, 2015, Cap. 10, p. 320.

15. C

COMENTÁRIO: a complicação mais frequente das fraturas do fêmur proximal pediátrica é a osteonecrose, que ocorre em aproximadamente 30% dos casos. Em crianças menores de 12 anos, a osteonecrose pode ser tratada de maneira conservadora, com ou sem descarga de peso no membro acometido. Pseudoartrose ocorre em 6% a 10% dos casos. A coxa vara ocorre em aproximadamente 20% dos casos.

15. Morrissy RT, Weinstein SL. Lovell and Winter's pediatric orthopaedics. 7. ed. Philadelphia: Lippincott Williams & Wilkins, 2015, Cap. 34, p. 1784.

16. C

COMENTÁRIO: no acesso cirúrgico para o tratamento da fratura-luxação esternoclavicular, a incisão é feita através de uma linha transversa que se estende do terço medial da clavícula até a articulação esternoclavicular ipsilateral. Nesse momento deve-se ficar atento para identificar e proteger o nervo supraclavicular.

16. Beaty JH, Kasser JR. Rockwood and Wilkins' fractures in children. 8. ed. Philadelphia: Lippincott Williams & Wilkins, 2015, Cap. 22, p. 837.

17. D

COMENTÁRIO: a classificação de San Diego para fraturas da tuberosidade da tíbia tem por objetivo ressaltar o risco de patologias associadas. Com base em modelos tridimensionais, leva em consideração a maturidade esquelética e o fechamento do centro secundário de ossificação no que se refere ao aumento da necessidade de cirurgia para tratamento e do risco de síndrome compartimental.

17. Beaty JH, Kasser JR. Rockwood and Wilkins' fractures in children. 8. ed. Philadelphia: Lippincott Williams & Wilkins, 2015, Cap. 29, p. 1062.

18. B

COMENTÁRIO: os centros de ossificação da epífise distal da tíbia e da fíbula aparecem entre 6 meses e 2 anos de idade. A ossificação desses centros na tíbia se inicia por volta dos 7 aos 8 anos e finaliza em torno dos 10 anos. Na fíbula, esse processo ocorre de 1 a 2 anos após a tíbia. A sequência da ossificação epifisária na tíbia é: centralmente, seguido pela região medial e terminando na lateral. Somente após esse processo ocorre a ossificação da fise do maléolo lateral.

18. Morrissy RT, Weinstein SL. Lovell and Winter's pediatric orthopaedics. 7. ed. Philadelphia: Lippincott Williams & Wilkins, 2014, Cap. 34, p. 1814.

19. B

COMENTÁRIO: a grande maioria das fraturas pediátricas distais do rádio pode ser tratada de maneira conservadora. São indicações para o tratamento conservador as fraturas tipo tórus e as fraturas fisárias ou metafisárias com desvio dentro dos parâmetros aceitáveis para a remodelação esquelética esperada. Já as indicações para o tratamento cirúrgico dessas fraturas incluem fraturas expostas, fraturas irredutíveis, cotovelo flutuante, associação a lesão de partes moles e comprometimento neurovascular. O tratamento cirúrgico mais realizado consiste em redução fechada e fixação percutânea, enquanto a redução aberta é reservada para as fraturas expostas e as fraturas irredutíveis.

19. Beaty JH, Kasser JR. Rockwood and Wilkins' fractures in children. 8. ed. Philadelphia: Lippincott Williams & Wilkins, 2015, Cap. 11, p. 367.

20. D

COMENTÁRIO: são indicações para o tratamento cirúrgico das fraturas do rádio proximal em crianças os desvios > 3mm ou deformidade angular > 45 graus. Estudos recentes demonstraram que a redução fechada e a fixação percutânea vêm apresentando melhores resultados e que a redução aberta e a fixação interna devem, sempre que possível, ser evitadas. Fraturas com mais de 1 semana de evolução representam contraindicação relativa para o tratamento cirúrgico em virtude do risco de limitação da pronossupinação e de sinostose radioulnar.

20. Bentley G. European Surgical Orthopaedics and Traumatology. The EFORT Textbook. New Delhi: Springer-Verlag Berlin Heidelberg, 2014, p. 4736.

21. D

COMENTÁRIO: o sistema de classificação de Letts para as fraturas-luxações pediátricas de Monteggia se baseia tanto na direção do deslocamento da cabeça do rádio como no tipo de fratura da ulna. Os tipos A, B e C de Letts são análogos ao tipo I de Bado e se caracterizam por deslocamento anterior da cabeça do rádio associado a fratura da ulna. No tipo A existe deformação plástica da ulna; em uma lesão do tipo B há fratura incompleta ou em galho verde da ulna; e no tipo C há fratura completa da ulna. As lesões do tipo D de Letts são equivalentes ao tipo II de Bado, sendo caracterizadas pelo deslocamento posterior da cabeça do rádio. O tipo E de Letts é equivalente ao tipo III de Bado, no qual ocorre deslocamento lateral da cabeça do rádio.

21. Beaty JH, Kasser JR. Rockwood and Wilkins' fractures in children. 8. ed. Philadelphia: Lippincott Williams & Wilkins, 2015, Cap. 14, p. 530.

22. C

COMENTÁRIO: a grande maioria das fraturas diafisárias do úmero pediátricas tem indicação de tratamento conservador. São considerados desvios aceitáveis de 20 a 30 graus em varo, 20 graus de angulação anteroposterior, 15 graus de rotação interna e 1 a 2cm de encurtamento. Outras indicações para o tratamento conservador são fraturas relacionadas com o parto, fraturas por estresse e fraturas patológicas benignas.

22. Beaty JH, Kasser JR. Rockwood and Wilkins' fractures in children. 8. ed. Philadelphia: Lippincott Williams & Wilkins, 2015, Cap. 21, p. 788.

23. B

COMENTÁRIO: as fraturas distais do rádio são as fraturas mais comuns da infância, correspondendo a 23% das fraturas pediátricas. Têm maior incidência no sexo masculino e ocorrem mais comumente no membro não dominante. Quando acometem a região fisária, os tipos mais comuns são Salter-Harris I e II, sendo em 50% dos casos associados à fratura distal da ulna.

23. Bentley G. European Surgical Orthopaedics and Traumatology. The EFORT Textbook. New Delhi: Springer-Verlag Berlin Heidelberg, 2014, p. 4752.

24. B

COMENTÁRIO: as lesões do ligamento colateral ulnar do polegar são menos prevalentes em crianças do que em adultos. São mais comuns em pré-adolescentes e adolescentes com história de trauma geralmente relacionado com a prática de esportes. A abdução forçada da articulação metacarpofalangiana do polegar da criança pode resultar em quatro tipos de lesão: simples estiramento do ligamento colateral ulnar; ruptura ou avulsão da inserção ou origem desse ligamento; fratura simples da falange proximal do tipo I ou II de Salter-Harris; fratura-avulsão tipo III de Salter-Harris, envolvendo um quarto ou um terço da epífise da falange proximal.

24. Beaty JH, Kasser JR. Rockwood and Wilkins' fractures in children. 8. ed. Philadelphia: Lippincott Williams & Wilkins, 2015, Cap. 10, p. 341.

25. A

COMENTÁRIO: a fratura de Tillaux resulta de um trauma rotacional no tornozelo do paciente pediátrico e tem como característica uma avulsão da porção anterolateal da epífise tibial distal pelo ligamento tibiofibular anterior. Trata-se de uma fratura biplanar e corresponde ao tipo III de Salter-Harris, às vezes sendo de difícil diagnóstico em radiografias convencionais. A redução fechada frequentemente é bem-sucedida com rotação interna e imobilização gessada.

25. Morrissy RT, Weinstein SL. Lovell and Winter's pediatric orthopaedics. 7. ed. Philadelphia: Lippincott Williams & Wilkins, 2014, Cap. 34, p. 1818.

26. B

COMENTÁRIO: as lesões ligamentares no joelho do paciente pediátrico, no passado consideradas raras, têm se tornado cada vez mais frequentes principalmente em virtude do aumento do nível de competitividade esportiva nessa população. A lesão isolada do ligamento colateral lateral é rara, mas pode ocorrer associada a uma avulsão da fíbula ou uma lesão da fise do fêmur distal quando de um trauma direto da face medial do joelho.

26. Beaty JH, Kasser JR. Rockwood and Wilkins' fractures in children. 8. ed. Philadelphia: Lippincott Williams & Wilkins, 2015, Cap. 30, p. 1114.

27. B

COMENTÁRIO: SCIWORA é definido como uma lesão da medula espinhal com ausência de fratura e/ou luxação aos exames de imagem. Trata-se de lesão exclusivamente das crianças, podendo ser completa ou incompleta e resultante de grave flexão ou distração da coluna cervical. Mais comum em menores de 8 anos, sua incidência varia de 7% a 66%.

27. Beaty JH, Kasser JR. Rockwood and Wilkins' fractures in children. 8. ed. Philadelphia: Lippincott Williams & Wilkins, 2015, Cap. 23, p. 846.

28. A

COMENTÁRIO: a fratura da clavícula corresponde de 5% a 15% das fraturas pediátricas, sendo a mais comum na criança. Na avaliação radiológica inicial, o diagnóstico é feito através de duas projeções: anteroposterior e 45 graus de inclinação cefálica.

28. Beaty JH, Kasser JR. Rockwood and Wilkins' fractures in children. 8. ed. Philadelphia: Lippincott Williams & Wilkins, 2015, Cap. 22, p. 810.

29. C

COMENTÁRIO: a classificação de Torode e Zieg é a mais utilizada para fraturas pélvicas pediátricas e se baseia em radiografias. Recentemente foi publicada uma modificação que leva em consideração as tomografias computadorizadas: tipo I – fratura por avulsão; tipo II – fratura da asa do ílio; tipo III – fraturas simples do anel pélvico, sendo do tipo IIIA as fraturas anteriores do anel pélvico e do tipo IIIB as fraturas anteriores e posteriores do anel pélvico; tipo IV – fraturas instáveis do anel pélvico.

29. Beaty JH, Kasser JR. Rockwood and Wilkins' fractures in children. 8. ed. Philadelphia: Lippincott Williams & Wilkins, 2015, Cap. 25, p. 926.

30. D

COMENTÁRIO: as fraturas diafisárias do fêmur representam 1% a 2% de todas as fraturas da criança. Têm distribuição bimodal com pico entre os 2 e os 3 anos de idade e outro na adolescência. Após os 5 anos, a incidência diminui em razão do aumento rápido na espessura da cortical femoral. As fraturas diafisárias do fêmur apresentam 35% a 40% de lesões associadas.

30. Morrissy RT, Weinstein SL. Lovell and Winter's pediatric orthopaedics. 7. ed. Philadelphia: Lippincott Williams & Wilkins, 2014, Cap. 34, p. 1786.

31. B

COMENTÁRIO: a classificação de Salter-Harris para as fraturas fisárias é fundamentada em radiografias e leva em consideração o traço de fratura em relação à fise. Divide-se em seis tipos, sendo o tipo II o mais comum, correspondendo a cerca de 75% de todas as fraturas da fise.

31. Morrissy RT, Weinstein SL. Lovell and Winter's pediatric orthopaedics. 7. ed. Philadelphia: Lippincott Williams & Wilkins, 2014, Cap. 32, p. 1666.

32. D

COMENTÁRIO: as fraturas que acometem os metacarpos nas crianças são classificadas, de acordo com sua localização, em epífise, fise, colo, diáfise ou base. O colo do metacarpo é o local mais comum desse tipo de fratura, a qual normalmente ocorre em razão da geometria do metacarpo e de sua estrutura. As fraturas da epífise, da fise e da base são raras, enquanto as da diáfise são relativamente comuns.

32. Beaty JH, Kasser JR. Rockwood and Wilkins' fractures in children. 8. ed. Philadelphia: Lippincott Williams & Wilkins, 2015, Cap. 10, p. 304.

33. B

COMENTÁRIO: as fraturas que mais comumente acometem os pés dos pacientes pediátricos são as do metatarso, em geral por trauma direto (queda de objeto) ou esmagamento. Nos pacientes com menos de 5 anos, o primeiro metatarso é o mais acometido. Nos mais velhos, o local mais frequente é o quinto metatarso. Normalmente são de fáceis diagnóstico e tratamento.

33. Bentley G. European Surgical Orthopaedics and Traumatology. The EFORT textbook. New Delhi: Springer-Verlag Berlin Heidelberg, 2014, p. 4850.

34. D

COMENTÁRIO: as fraturas fisárias do úmero proximal são classificadas de acordo com Salter-Harris. As do tipo I são as fraturas que ocorrem através da fise, mais frequentes em pacientes com menos de 5 anos de idade. As fraturas do tipo II apresentam fragmento metafisário anterolateral, sendo comumente vistas em crianças mais velhas e adolescentes. As do tipo III são raras e associadas à luxação glenoumeral. As fraturas do tipo IV ainda não foram relatadas em crianças.

34. Beaty JH, Kasser JR. Rockwood and Wilkins' fractures in children. 8. ed. Philadelphia: Lippincott Williams & Wilkins, 2015, Cap. 21, p. 771.

35. A

COMENTÁRIO: o tratamento das fraturas pediátricas do metacarpo varia de acordo com a localização, a extensão e a configuração da fratura. Tratamento conservador ou redução fechada é a escolha para a maioria das fraturas. A intervenção cirúrgica é adotada em caso de múltiplas fraturas do metacarpo, extensa lesão de tecidos moles, fraturas intra-articulares da cabeça e fraturas com desvio rotacional, com encurtamento, instáveis e irredutíveis. As fraturas isoladas da diáfise dos metacarpos costumam ser minimamente desviadas em virtude da ação dos ligamentos intermetacarpais. A imobilização gessada por 4 semanas é geralmente suficiente, mas alguns casos podem necessitar de redução fechada. A fixação percutânea é reservada para as fraturas instáveis.

35. Beaty JH, Kasser JR. Rockwood and Wilkins' fractures in children. 8. ed. Philadelphia: Lippincott Williams & Wilkins, 2015, Cap. 10, p. 309.

36. B

COMENTÁRIO: as fraturas dos metatarsos e das falanges são comuns em crianças, respondendo por 7% a 9% de todas as fraturas pediátricas. Já as fraturas dos ossos do tarso são incomuns, representando menos de 1% dessas fraturas. Nas fraturas do colo do tálus existe associação, em 25% a 30% dos casos, de fratura do maléolo medial, o que atribui um componente de força deformante em supinação.

36. Morrissy RT, Weinstein SL. Lovell and Winter's pediatric orthopaedics. 7. ed. Philadelphia: Lippincott Williams & Wilkins, 2014, Cap. 34, p. 1820.

37. A

COMENTÁRIO: o fechamento da fise proximal da tíbia ocorre normalmente entre os 10 e os 15 anos em meninas e entre os 11 e os 17 anos em meninos. O padrão de fechamento da fise é de posterior para anterior e de medial para lateral.

37. Beaty JH, Kasser JR. Rockwood and Wilkins' fractures in children. 8. ed. Philadelphia: Lippincott Williams & Wilkins, 2015, Cap. 29, p. 1062.

38. B

COMENTÁRIO: o joelho flutuante pediátrico é uma lesão rara, em que ocorre fratura do fêmur e da tíbia ipsilateral, resultado de um trauma de alta energia, normalmente acompanhado de lesões múltiplas. Letts dividiu essa lesão em cinco tipos, estabelecendo o tratamento de acordo com a classificação: tipo A – fratura diafisária fechada dos dois ossos; tipo B – fratura metafisária de um osso e diafisária do outro; tipo C – fratura epifisária de um osso e metafisária do outro; tipo D – uma das duas fraturas é exposta, tipo E – as duas fraturas são expostas.

38. Beaty JH, Kasser JR. Rockwood and Wilkins' fractures in children. 8. ed. Philadelphia: Lippincott Williams & Wilkins, 2015, Cap. 27, p. 1022.

39. A

COMENTÁRIO: na avaliação radiológica do cotovelo da criança, alguns parâmetros são importantes e devem ser avaliados. Radiografias contralaterais devem ser realizadas como referência. O ângulo de Baumann avalia o varo do úmero distal, sendo formado entre a linha da fise capitelar e a linha perpendicular ao eixo longitudinal umeral. Normalmente apresenta entre 5 e 8 graus de diferença em relação ao contralateral. A linha umeral anterior, traçada ao longo da cortical umeral anterior, deve passar pelo capitelo, o que se constitui em uma maneira simples de avaliar o alinhamento sagital.

39. Morrissy RT, Weinstein SL. Lovell and Winter's pediatric orthopaedics. 7. ed. Philadelphia: Lippincott Williams & Wilkins, 2014, Cap. 33, p. 1704.

40. B

COMENTÁRIO: a fratura de Cozen é a fratura da metáfise proximal da tíbia que normalmente ocorre em crianças entre os 2 e os 8 anos de idade. Resulta de uma força em valgo no joelho em extensão, levando à fratura incompleta da tíbia associada ou não à fratura da fíbula. A cortical lateral da tíbia pode estar encurvada, impactada ou sofrer deformação plástica.

40. Morrissy RT, Weinstein SL. Lovell and Winter's pediatric orthopaedics. 7. ed. Philadelphia: Lippincott Williams & Wilkins, 2014, Cap. 34, p. 1810.

41. B

COMENTÁRIO: o principal mecanismo de lesão relacionado com as fraturas diafisárias dos ossos do antebraço é uma queda com a mão espalmada, que transmite a força indiretamente para os ossos. Além disso, um componente rotacional do antebraço no momento do trauma está relacionado com os diferentes níveis da fratura no rádio e na ulna. Se as fraturas do rádio e da ulna ocorrem no mesmo nível, um componente torcional mínimo pode ser inferido. Já a força em hiperpronação está relacionada com fraturas isoladas da ulna ou do rádio, associadas a deslocamento da articulação radioulnar proximal ou distal.

41. Beaty JH, Kasser JR. Rockwood and Wilkins' fractures in children. 8. ed. Philadelphia: Lippincott Williams & Wilkins, 2015, Cap. 12, p. 414.

42. D

COMENTÁRIO: a fratura que mais comumente acomete o cotovelo da criança é a supracondiliana do úmero. O mecanismo de trauma mais comum é a queda com o cotovelo em hiperextensão. Em 95% dos casos, o fragmento distal se encontra posteriormente desviado.

42. Morrissy RT, Weinstein SL. Lovell and Winter's pediatric orthopaedics. 7. ed. Philadelphia: Lippincott Williams & Wilkins, 2014, Cap. 33, p. 1704.

43. B

COMENTÁRIO: o sistema de classificação de Jakob, descrito em 1975, baseia-se no deslocamento das fraturas do côndilo lateral do úmero, as quais são divididas em três tipos: tipo I – sem desvio com a superfície articular intacta; tipo II – fraturas que se estendem para a superfície articular e apresentam rotação moderada do fragmento; tipo III – completamente desviadas com rotação do capitelo e instabilidade do cotovelo.

43. Bentley G. European Surgical Orthopaedics and Traumatology. The EFORT textbook. New Delhi: Springer-Verlag Berlin Heidelberg, 2014, p. 4723.

44. C

COMENTÁRIO: os parâmetros para o tratamento conservador das fraturas pediátricas do úmero proximal são agrupados de acordo com a faixa etária e o desvio da fratura. Em pacientes com menos de 5 anos de idade são considerados aceitáveis 70 graus de angulação e 100% de deslocamento. Já na faixa etária entre 5 e 11 anos é aceita uma angulação entre 40 e 70 graus associada à translação entre 50% e 100% da fratura. Em maiores de 12 anos de idade, ainda em crescimento e com potencial de remodelação, podem ser aceitas angulação < 40 graus e translação < 50%.

44. Beaty JH, Kasser JR. Rockwood and Wilkins' fractures in children. 8. ed. Philadelphia: Lippincott Williams & Wilkins, 2015, Cap. 21, p. 773.

45. C

COMENTÁRIO: as lesões da apófise do olécrano podem ser classificadas em três tipos: o tipo I é uma simples apofisite, em que ocorre irregularidade do centro de ossificação secundário; o tipo II é uma fratura por estresse incompleta que envolve a linha apofisária com alargamento e irregularidades, e a arquitetura de centro de ossificação secundário é preservada. Essas lesões ocorrem principalmente durante a prática de esportes que exigem extensão repetitiva do cotovelo. O tipo III consiste em avulsão completa da apófise, com o tipo IIIA representando avulsão apofisária pura e o tipo IIIB, fraturas apofisária e metafisária combinadas.

45. Beaty JH, Kasser JR. Rockwood and Wilkins' fractures in children. 8. ed. Philadelphia: Lippincott Williams & Wilkins, 2015, Cap. 13, p. 509.

46. C

COMENTÁRIO: Vahvanen e Aalto propuseram um sistema de classificação simples e que orienta o tratamento e prevê resultados. Divide-se em duas categorias: grupo I – pacientes de baixo risco, incluindo fraturas/avulsões e separações epifisárias (compreende os tipos I e II de Salter-Harris); grupo II – de alto risco, inclui fraturas através da epífise (compreende os tipos III e IV de Salter-Harris) e fraturas transicionais desviadas.

46. Morrissy RT, Weinstein SL. Lovell and Winter's pediatric orthopaedics. 7. ed. Philadelphia: Lippincott Williams & Wilkins, 2014, Cap. 34, p. 1815.

47. D

COMENTÁRIO: a fratura diafisária da tíbia com fíbula intacta é o padrão mais comum de fratura dos ossos da perna no paciente pediátrico. Normalmente apresenta um traço de fratura em espiral ou oblíquo, resultante de trauma rotacional em atividades esportivas ou quedas. A fíbula intacta confere estabilidade à fratura, porém leva à deformidade em varo.

47. Morrissy RT, Weinstein SL. Lovell and Winter's pediatric orthopaedics. 7. ed. Philadelphia: Lippincott Williams & Wilkins, 2014, Cap. 34, p. 1813.

48. B

COMENTÁRIO: a fratura do fêmur proximal na criança deve ser prontamente identificada e tratada a fim de diminuir o risco de necrose avascular. As fraturas transepifisárias (tipo I de Delbet e Colonna) em crianças menores de 2 anos podem ser tratadas com redução fechada e imobilização gessada, quando minimamente desviadas. Em crianças entre 2 e 12 anos a estabilização é obtida com fixação com dois parafusos e imobilização gessada. Em crianças mais velhas é recomendada a fixação através da fise.

48. Morrissy RT, Weinstein SL. Lovell and Winter's pediatric orthopaedics. 7. ed. Philadelphia: Lippincott Williams & Wilkins, 2014, Cap. 34, p. 1784.

49. A

COMENTÁRIO: nas fraturas supracondilianas do úmero em crianças tratadas com redução fechada e pinagem percutânea, que evoluem com déficit neurológico, deve-se avaliar a qualidade da redução. Caso a redução tenha sido anatômica, está indicada a observação por 4 a 6 meses, já que a maioria das lesões neurológicas apresenta recuperação espontânea. Após esse período, a ausência de recuperação, avaliada pela eletroneuromiografia, é indicação de exploração cirúrgica. Quando a redução da fratura não é anatômica, deve-se realizar exploração cirúrgica em virtude do risco de encarceramento do nervo no foco fraturário.

49. Morrissy RT, Weinstein SL. Lovell and Winter's pediatric orthopaedics. 7. ed. Philadelphia: Lippincott Williams & Wilkins, 2014, Cap. 34, p. 1723.

50. D

COMENTÁRIO: o ortopedista tem várias opções para o tratamento das fraturas diafisárias do fêmur no paciente pediátrico. As placas estão bem indicadas nos pacientes com mais de 5 anos e que apresentem fraturas cominutivas ou com traço oblíquo longo. As hastes podem ser rígidas ou flexíveis. Muito usadas atualmente, as hastes flexíveis se baseiam no princípio da estabilidade axial, promovendo maior grau de flexão do foco fraturário em relação às rígidas e levando à formação precoce do calo ósseo. A imobilização gessada é o principal método de tratamento para pacientes com fratura isolada da diáfise do fêmur entre 6 meses e 5 anos de idade.

50. Morrissy RT, Weinstein SL. Lovell and Winter's pediatric orthopaedics. 7. ed. Philadelphia: Lippincott Williams & Wilkins, 2014, Cap. 34, p. 1787.

51. C

COMENTÁRIO: as fraturas diafisárias dos ossos do antebraço em crianças correspondem a 5% de todas as fraturas pediátricas. A média de idade para sua ocorrência é de 8,5 anos, com a proporção de 2,5 meninos para 1 menina. A fratura dos dois ossos ocorre em 85,7% dos casos, enquanto a fratura apenas do rádio ocorre em 6,5% e apenas a da ulna, em 2,5%.

51. Bentley G. European Surgical Orthopaedics and Traumatology. The EFORT textbook. New Delhi: Springer-Verlag Berlin Heidelberg, 2014, p. 4679.

52. B

COMENTÁRIO: as fraturas da porção proximal do rádio são raras em crianças e correspondem de 4% a 8,5% das fraturas e luxações do cotovelo, com 90% delas correspondendo a fraturas do colo do rádio. A idade mais comum em que ocorre esse tipo de lesão é entre 4 e 14 anos com maior incidência entre 10 e 12 anos de idade. A maioria dos estudos não demonstra predileção por gênero, enquanto outros mostram maior prevalência no feminino.

52. Bentley G. European Surgical Orthopaedics and Traumatology. The EFORT textbook. New Delhi: Springer-Verlag Berlin Heidelberg, 2014, p. 4735.

53. B

COMENTÁRIO: a fratura de osso na criança, assim como no adulto, é descrita de acordo com a localização e o padrão da fratura. Entretanto, a fratura no osso pediátrico apresenta alguns padrões específicos em virtude de menor mineralização, maior porosidade e presença de maior número de canais vasculares, quando comparado ao osso adulto. Deformidade plástica representa uma falha mecânica interna microscópica do osso, resultando em distorção angular e rotacional dos ossos longos. Quando o limite da deformidade plástica do osso é ultrapassado, ocorre a fratura. Na fratura em galho verde ocorre a falha no lado de tensão da diáfise onde o ápice da força de flexão é aplicado. A fratura tipo tórus ocorre na junção metáfise-diáfise em razão da transição de um osso cortical denso (da diáfise) para um osso mais poroso (da metáfise).

53. Morrissy RT, Weinstein SL. Lovell and Winter's pediatric orthopaedics. 7. ed. Philadelphia: Lippincott Williams & Wilkins, 2014, Cap. 32, p. 1664.

54. D

COMENTÁRIO: as fraturas do polo proximal do escafoide são raras em crianças, sendo geralmente observadas em atletas adolescentes. Uma fratura do polo proximal pode propagar-se através da interface entre o tecido recém-ossificado e o *anlage* cartilaginoso ou a lesão pode ser restrita à cartilagem. Podem resultar em instabilidade da articulação escafossemilunar, uma vez que o ligamento interósseo escafossemilunar permanece ligado ao fragmento avulsionado. O polo proximal é o último a se ossificar, o que complica ainda mais o diagnóstico. O escafoide bipartido é incomum e pode estar associado à síndrome de Down.

54. Beaty JH, Kasser JR. Rockwood and Wilkins' fractures in children. 8. ed. Philadelphia: Lippincott Williams & Wilkins, 2015, Cap. 10, p. 322.

55. B

COMENTÁRIO: como nas fraturas supracondilianas do tipo III de Gartland não há continuidade cortical, o cuidado inicial deve ser garantir a perfusão adequada e avaliar a função neurológica da mão. O tratamento de escolha para essa fratura é a redução fechada com pinagem percutânea. Quando tratada com redução fechada e imobilização gessada, apresenta maior incidência de deformidade residual, além de maior risco de desenvolver isquemia de Volkmann.

55. Morrissy RT, Weinstein SL. Lovell and Winter's pediatric orthopaedics. 7. ed. Philadelphia: Lippincott Williams & Wilkins, 2014, Cap. 33, p. 1710.

56. A

COMENTÁRIO: no tratamento das fraturas do fêmur em crianças, quando se opta pelo uso de hastes intramedulares flexíveis retrógradas, devem ser utilizadas duas vias de acesso, uma medial e outra lateral, na metáfise distal do fêmur. O ponto de entrada da haste medial deve ser posicionado no ponto médio entre as bordas anterior e posterior do fêmur, em sua face medial. Deve ser anterior ao tubérculo adutor e à artéria femoral. É importante que esteja 20 a 40mm acima da fise femoral distal para evitar sua lesão.

56. Bentley G. European Surgical Orthopaedics and Traumatology. The EFORT textbook. New Delhi: Springer-Verlag Berlin Heidelberg, 2014, p. 4675.

57. B

COMENTÁRIO: o objetivo do tratamento da fratura distal do rádio pediátrica é conseguir a consolidação óssea dentro dos parâmetros radiográficos aceitáveis para otimizar a função a longo prazo e evitar complicações tardias. No plano sagital, a angulação aceitável para as fraturas metafisárias agudas distais do rádio é entre 10 e 35 graus em menores de 5 anos de idade, entre 10 e 25 graus em crianças dos 5 aos 10 anos de idade, e para crianças com mais de 10 anos de idade o alinhamento aceitável variou de 5 a 20 graus, dependendo da maturidade esquelética do paciente. Já no plano frontal são aceitos 15 graus entre 4 e 9 anos de idade, 5 graus entre 9 e 11 anos de idade e 0 grau em crianças com mais de 11 anos de idade.

57. Beaty JH, Kasser JR. Rockwood and Wilkins' fractures in children. 8. ed. Philadelphia: Lippincott Williams & Wilkins, 2015, Cap. 11, p. 361.

58. A

COMENTÁRIO: as fraturas do escafoide pediátricas geralmente podem ser tratadas com imobilização gessada, uma vez que a maioria é incompleta ou sem desvio. Para as fraturas incompletas ou avulsão, o tratamento de escolha consiste em imobilização gessada curta, incluindo polegar, durante 4 a 6 semanas. Em crianças mais novas está indicada a imobilização axilopalmar, para impedir que a imobilização deslize para fora do braço. Já as fraturas completas do terço distal e do colo do escafoide devem ser tratadas por 6 a 8 semanas. Um longo período de imobilização (8 a 12 semanas) é recomendado para fraturas do polo proximal, fraturas de diagnóstico tardio ou fraturas com aparente reabsorção óssea.

58. Beaty JH, Kasser JR. Rockwood and Wilkins' fractures in children. 8. ed. Philadelphia: Lippincott Williams & Wilkins, 2015, Cap. 10, p. 328.

59. C

COMENTÁRIO: as fraturas do côndilo lateral do úmero em crianças podem ser classificadas pelo sistema de Milch em dois tipos, de acordo com a estabilidade do cotovelo. As do tipo I são menos comuns e restritas ao capitelo, lateralmente à troclea, onde a articulação ulnotroclear se encontra intacta e estável. Esse tipo corresponde a uma fratura tipo IV de Salter-Harris. Já as do tipo II de Milch correspondem ao tipo mais comum e incluem fraturas que se estendem para a tróclea, com a articulação ulnotroclear instável. Estas correspondem ao tipo II de Salter-Harris.

59. Bentley G. European Surgical Orthopaedics and Traumatology. The EFORT textbook. New Delhi: Springer-Verlag Berlin Heidelberg, 2014, p. 4723.

60. B

COMENTÁRIO: o sistema de classificação de Chambers e Wilkins para as fraturas do rádio proximal em crianças se baseia no mecanismo de trauma e na deformidade resultante. O tipo I corresponde às fraturas em valgo, sendo subdividido em A (lesões fisárias tipos I e II de Salter-Harris), B (lesões fisárias tipos III e IV de Salter-Harris) e C (fraturas metafisárias completas). O tipo II corresponde às fraturas associadas à luxação do cotovelo, de modo que o subtipo D representa as luxações redutíveis, e o subtipo E, as luxações irredutíveis.

60. Bentley G. European Surgical Orthopaedics and Traumatology. The EFORT textbook. New Delhi: Springer-Verlag Berlin Heidelberg, 2014, p. 4735.

CAPÍTULO 5

Ortopedia Adulto

Paula Vilaça Ribeiro Cançado
Rodrigo Otávio Dias de Araújo
Luciano Ramos Romanelli

1. Sobre os critérios de Mirels, assinale a alternativa INCORRETA:

(A) Baseiam-se em quatro parâmetros.
(B) Podem ser aplicados a qualquer tipo de osso.
(C) Pacientes com escore < 8 não necessitam fixação profilática.
(D) Nos pacientes com escore > 8 é necessária a fixação profilática.

2. Sobre a doença do manguito rotador, assinale a alternativa CORRETA:

(A) A classificação de Cofield é usada para as lesões parciais de acordo com o tamanho da área da lesão.
(B) Lesões completas do manguito rotador são incompatíveis com a função normal do ombro.
(C) Rupturas crônica podem ser classificadas com base na infiltração gordurosa do músculo vista na tomografia computadorizada.
(D) O principal objetivo do tratamento cirúrgico da ruptura do manguito rotador é recuperar a função.

3. Sobre o tratamento do hálux valgo, assinale a alternativa CORRETA:

(A) A cirurgia de McBride está indicada para 10% a 15% dos pacientes como procedimento único.
(B) Pacientes com mais de 50 anos com hálux valgo leve são candidatos à cirurgia de Keller.
(C) A osteotomia de Scarf é realizada na porção proximal do primeiro metatarso.
(D) A cirurgia de Akin apresenta bons resultados na correção do hálux valgo interfalângico com subluxação lateral do sesamoide tibial.

4. A artroscopia do quadril pode apresentar algumas complicações relacionadas com o procedimento. A respeito das possíveis complicações, assinale a alternativa INCORRETA:

(A) Trombose venosa profunda.
(B) Distrofia simpático-reflexa.
(C) Bursite trocantérica.
(D) Necrose avascular.

5. Assinale a correspondência correta entre o tipo de amputação e o nível recomendado:

A – Transtibial	**1 – 10 a 16cm distais à articulação**
B – Transfemoral	**2 – 10 a 15cm proximais à articulação**
C – Transumeral distal	**3 – 6 a 8cm proximais à articulação**
D – Transradial	**4 – 4 a 5cm proximais à articulação**

(A) A – 4; B – 1; C – 2; D – 3.
(B) A – 1; B – 2; C – 4; D – 3.
(C) A – 1; B – 3; C – 4; D – 2.
(D) A – 3; B – 4; C – 1; D – 2.

6. Após uma fratura secundária à fragilidade óssea, costuma haver causas associadas. Assinale a alternativa que representa a principal causa de osteoporose secundária:

(A) Deficiência ou insuficiência de vitamina D.
(B) Deficiência de cálcio.
(C) Deficiência de estrogênio.
(D) Menopausa.

7. As fraturas periprotéticas pós-operatórias do fêmur são classificadas, segundo Vancouver, em:

(A) Tipo A_L – fraturas da região trocantérica com comprometimento do trocanter maior.
(B) Tipo B1 – fraturas da diáfise femoral no nível da haste com boa fixação do componente femoral.
(C) Tipo A_G – fraturas da região trocantérica com comprometimento do trocanter menor.
(D) Tipo C – no nível da ponta da haste femoral.

8. Sobre a anatomia e a biomecânica da articulação do cotovelo, assinale a alternativa CORRETA:

(A) O ligamento colateral lateral ulnar se insere na tuberosidade da ulna.

(B) O ligamento colateral lateral radial é o principal estabilizador no estresse em varo do cotovelo.
(C) O ângulo de carregamento do cotovelo varia de 11 graus de valgo com o cotovelo em extensão completa até 6 graus de valgo com o cotovelo em flexão completa.
(D) Com o cotovelo flexionado, a superfície articular é responsável por cerca de 75% da estabilidade no estresse em varo.

9. O sinal do "C" descrito por Byrd indica patologia no quadril que se localiza em:

(A) Sínfise púbica.
(B) Região trocantérica.
(C) Região intra-articular.
(D) Articulação sacroilíaca.

10. Tumor que acomete pacientes de 5 a 20 anos com quadro de dor progressiva, sendo a causa mais comum de vértebra plana. Trata-se de:

(A) Histiocitose de células de Langerhans.
(B) Sarcoma de Ewing.
(C) Linfoma.
(D) Cisto ósseo aneurismático.

11. Na estenose da coluna vertebral de causa congênita, a localização anatômica mais comum é:

(A) Foraminal.
(B) Central.
(C) Extraforaminal.
(D) Recesso lateral.

12. O método de Insall para avaliação da altura patelar leva em consideração:

(A) A razão entre o maior diâmetro da patela e o comprimento do tendão patelar.
(B) A razão entre a superfície articular patelar e o comprimento do tendão patelar.
(C) A razão entre o comprimento do tendão patelar e o maior diâmetro da patela.
(D) A razão entre o comprimento do tendão patelar e a superfície articular patelar.

13. Sobre as metástases ósseas, assinale a alternativa INCORRETA:

(A) Pacientes com metástase óssea secundária a câncer de próstata geralmente apesentam fraturas patológicas.
(B) Hipercalcemia é uma complicação metabólica comum.
(C) São caracterizadas como osteolíticas ou osteoblásticas.
(D) Dor é o sintoma mais comum.

14. Em relação à fasciite necrosante, assinale a alternativa INCORRETA:

(A) Está relacionada com condições que levam a uma deficiência na imunidade do paciente.
(B) As infecções polimicrobianas são as que apresentam maior mortalidade.
(C) Pode espalhar-se rapidamente pelos tecidos (1cm/h).
(D) A infecção polimicrobiana é a mais prevalente.

15. Segundo a classificação de Hepple para as lesões osteocondrais do tálus, quando se observa uma lesão com fragmento osteocondral destacado, porém permanecendo em seu leito, tem-se o tipo:

(A) IIa.
(B) IIb.
(C) III.
(D) IV.

16. A lesão do nervo fibular pode ocorrer no período intraoperatório de osteotomia da fíbula proximal. Qual o nível de osteotomia que apresenta menos risco?

(A) Até 40mm proximais.
(B) Entre 40 e 70mm proximais.
(C) Entre 70 e 90mm proximais.
(D) A partir dos 100mm proximais.

17. Sobre a doença de Kienbock, assinale a alternativa CORRETA:

(A) É mais comum entre 15 e 40 anos de idade no punho direito.
(B) Se não tratada, evolui com resolução espontânea em 53% dos casos.
(C) Pode apresentar sintomas 18 meses antes de surgirem alterações radiológicas.
(D) Pode ser tratada com imobilização do punho nos estágios I, II ou III de Lichtman.

18. As fraturas periprotéticas do joelho que acometem o fêmur distal com soltura do componente femoral são classificadas por Rorabeck como:

(A) Tipo IV.
(B) Tipo III.
(C) Tipo II.
(D) Tipo I.

19. Sobre as medidas radiológicas nas radiografias do carpo e do punho no estudo da instabilidade, assinale a alternativa INCORRETA:

(A) A altura carpal ou índice de Youm é de 0,54 ± 0,3mm.

(B) O ângulo escafossemilunar é de 47 graus aproximadamente, traçado na radiografia em perfil.
(C) No punho normal, três arcos suaves podem ser traçados na radiografia em anteroposterior pelas bordas ósseas das fileiras do carpo.
(D) Para o diagnóstico de VISI (*Volar Intercalated Segmental Instability*), o ângulo escafossemilunar deve ser < 40 graus.

20. Um pequeno percentual de pacientes que são tratados por período prolongado com bisfosfonatos cursa com fratura atípica do fêmur. Essa fratura apresenta algumas peculiaridades. A respeito desse tipo de fratura, assinale a alternativa INCORRETA:
(A) Reação periosteal na cortical lateral.
(B) Fratura subtrocantérica iniciada no córtex medial.
(C) Fratura entre o pequeno trocanter e a região supracondilar.
(D) Fratura de traço transverso ou oblíquo curto.

21. Na avaliação radiológica da coluna cervical, o intervalo atlantodente, no adulto, tem valor normal até:
(A) 3,5mm.
(B) 5mm.
(C) 7mm.
(D) 10mm.

22. Quanto à transferência tendínea para o tratamento do pé plano, assinale a alternativa que NÃO representa uma contraindicação absoluta:
(A) Insuficiência circulatória.
(B) *Diabetes mellitus.*
(C) Neuropatia.
(D) Artrite reumatoide.

23. De acordo com o sistema de quadrantes do acetábulo descrito por Wasielewski, a colocação do parafuso no quadrante anterossuperior pode lesionar:
(A) Vasos ilíacos externos.
(B) Vasos obturatórios.
(C) Nervo ciático.
(D) Vasos glúteos superiores.

24. Dentre as alternativas a seguir, qual NÃO representa fator de risco para a compressão do nervo mediano?
(A) Presença do músculo de Gantzer.
(B) Presença do ligamento de Struthers.

(C) Contratura de Volkmann.
(D) Ligamento de Osborne.

25. O valor médio do raio da curvatura anterior do fêmur adulto é de:

(A) 109 a 120cm.
(B) 90 a 100cm.
(C) 125 a 140cm.
(D) 86 a 95cm.

26. Dentre as opções de tratamento preventivo das fraturas secundárias em pacientes osteoporóticos, assinale a alternativa INCORRETA:

(A) Bisfosfonatos.
(B) Vitamina D.
(C) Calcitonina.
(D) Denosumabe.

27. O fêmur distal em corte transversal apresenta o formato de um trapézio. Qual face (lateral ou medial) apresenta maior angulação e qual é esse valor?

(A) Lateral, 25 graus.
(B) Lateral, 35 graus.
(C) Medial, 25 graus.
(D) Medial, 35 graus.

28. Sobre a osteomielite, assinale a alternativa CORRETA:

(A) A classificação descrita por Jones é uma classificação radiológica usada em osteomielite crônica em crianças.
(B) O tipo IV, segundo a classificação de Gledhill modificada por Roberts, faz diagnóstico diferencial com condroblastoma.
(C) O abscesso de Brodie é uma forma localizada de osteomielite crônica, que ocorre principalmente nos ossos longos dos membros inferiores.
(D) A classificação descrita por Gledhill modificada por Roberts é uma classificação radiológica para osteomielite crônica.

29. Sobre a síndrome do túnel do carpo, assinale a alternativa CORRETA:

(A) É nove a 12 vezes mais comum em mulheres entre 30 e 60 anos.
(B) É idiopática na maioria dos pacientes, mas apresenta relação direta com o trabalho.
(C) Estudos de condução nervosa apresentam 90% de sensibilidade e 60% de especificidade.
(D) Pacientes com mais de 50 anos apresentam melhor resposta ao tratamento conservador.

30. Sobre a capsulite adesiva, assinale a alternativa INCORRETA:

(A) Cerca de 30% dos pacientes apresentam recorrência da doença no ombro contralateral, mas raramente no mesmo ombro.
(B) O principal fator relacionado com o desenvolvimento da capsulite adesiva é a imobilização prolongada do ombro.
(C) Acomete principalmente a faixa etária entre 40 e 70 anos, na proporção de 7 mulheres para 3 homens.
(D) São critérios diagnósticos para a capsulite adesiva: diminuição da rotação interna em 50% e abdução do ombro < 90 graus.

31. O contato da patela com o fêmur distal durante a flexão do joelho ocorre a partir de quantos graus de flexão?

(A) 15 graus.
(B) 20 graus.
(C) 25 graus.
(D) 30 graus.

32. A classificação de Ortiguera e Berry sobre fraturas periprotéticas da patela indica tratamento conservador para as do tipo:

(A) IIIA.
(B) IIIB.
(C) II.
(D) I.

33. O paciente ideal para ser submetido a uma cirurgia de resurfacing do quadril é:

(A) Independentemente do sexo, paciente com menos de 60 anos, ativo.
(B) Homem ativo com menos de 40 anos.
(C) Mulher ativa com menos de 60 anos com artrite pós-traumática.
(D) Homem ativo com menos de 60 anos com osteoartrite ou artrite pós-traumática.

34. Em relação ao *snapping knee* (ressalto do joelho), assinale a alternativa INCORRETA:

(A) É raro.
(B) Quando extra-articular, não é considerado ressalto verdadeiro.
(C) Pode ocorrer por inserção anômala do bíceps femoral.
(D) Pode ocorrer por inserção anômala do semitendíneo.

35. Assinale a correspondência correta entre a posição/movimento do tornozelo com o ligamento responsável por sua estabilização:

A – Inversão/flexão plantar	**1 – Ligamento deltoide**
B – Inversão/dorsiflexão	**2 – Sindesmose**
C – Rotação externa do tálus/mortalha	**3 – Ligamento fibulocalcâneo**
D – Lateralização da fíbula	**4 – Ligamento fibulotalar anterior**

(A) A – 4; B – 1; C – 2; D – 3.
(B) A – 4; B – 3; C – 1; D – 2.
(C) A – 1; B – 3; C – 4; D – 2.
(D) A – 3; B – 4; C – 1; D – 2.

36. Sobre a amputação do hálux, assinale a alternativa CORRETA:

(A) Deve ser distal à inserção do flexor curto, pois mantém estável o arco medial.
(B) Deve ser distal à inserção do flexor longo, pois mantém estável o arco medial.
(C) Não deve preservar nenhum dos seus flexores, pois produz deformidades em flexão do coto.
(D) Deve ser restrita ao trauma.

37. Sobre o retalho *cross finger*, assinale a alternativa CORRETA:

(A) É usado para cobertura da superfície dorsal do dedo em caso de perda cutânea e de outros tecidos moles.
(B) Pode ser usado para algumas amputações do polegar.
(C) O retalho deve incluir pele, tecido subcutâneo e peritendão da área doadora.
(D) Infecção local é uma contraindicação absoluta.

38. É fator de risco para ossificação heterotópica do cotovelo:

(A) Fratura da cabeça do rádio.
(B) Ruptura do tendão do bíceps distal.
(C) Lesão de nervo periférico.
(D) Fibrodisplasia ossificante progressiva.

39. Em relação aos princípios das transferências tendinosas no membro superior, assinale a alternativa INCORRETA:

(A) Manutenção do sinergismo após a transferência.
(B) Tendão doador com no mínimo 50% da resistência normal.
(C) Obedecer à regra de "um tendão, uma função".
(D) Atravessar o mínimo de superfícies articulares.

40. Nas osteotomias realizadas na falange proximal para tratamento de hálux valgo, observam-se algumas contraindicações ao procedimento. Assinale a alternativa que NÃO corresponde a uma dessas contraindicações:

(A) Artrite reumatoide.
(B) Ângulo intermetatarsal > 13 graus.
(C) Presença de fise aberta na falange proximal.
(D) Osteoartrite leve na articulação metatarsofalangiana.

41. As fraturas periprotéticas que acometem a tíbia proximal são classificadas por Felix corretamente, EXCETO:

(A) Tipo I – fraturas envolvendo o platô tibial.
(B) Tipo II – fraturas completas envolvendo a prótese.
(C) Tipo III – fratura distal à prótese.
(D) Tipo IV – fratura-avulsão do tubérculo tibial.

42. As fibras de colágeno das bandas do ligamento cruzado anterior, durante extensão e flexão do joelho, se comportam, respectivamente, como:

(A) Paralelas e torcidas.
(B) Torcidas e paralelas.
(C) Perpendiculares e paralelas.
(D) Não se alteram.

43. Quais parâmetros devem respeitar as amputações no nível do pé?

(A) Na desarticulação do tornozelo, os maléolos devem ser preservados.
(B) Quando transmetatarsal, deve-se alongar o tendão calcâneo percutaneamente.
(C) Quando do mediopé, o *flap* deve ser preferencialmente dorsal.
(D) Os flexores longo e curto devem ser sempre ressecados nas amputações do hálux.

44. Na avaliação do paciente com dor lombar aguda, a radiografia não está indicada na avaliação inicial na presença de:

(A) Idade > 50 anos.
(B) Uso excessivo de álcool.
(C) Emagrecimento de causa desconhecida.
(D) Qualquer história de trauma.

45. Nos pacientes hemofílicos existem indicações cirúrgicas específicas. Assinale a alternativa que NÃO corresponde a uma delas:

(A) Sinovite aguda que não responde a tratamento farmacológico.
(B) Dor e limitação da ADM secundária à artrite hemofílica.

(C) Deformidades articulares.
(D) Pseudotumores causados por sangramentos repetidos nos tecidos moles.

46. A tendinite calcária é uma síndrome dolorosa do ombro. Sobre essa doença, assinale a alternativa CORRETA:

(A) Apresenta acometimento bilateral na maioria dos pacientes.
(B) Todos os pacientes apresentam sintomas dolorosos na fase de formação.
(C) O tratamento com infiltração com corticoides está relacionado com maior taxa de recorrência.
(D) Sarkar e Uhthoff descreveram cinco fases cronológicas: pré-calcificação, formação, repouso, reabsorção e pós-calcificação.

47. Sobre as amputações do membro inferior, assinale a alternativa CORRETA:

(A) A amputação transtibial é a segunda mais comum.
(B) A região ideal para amputação transfemoral deve ser inferior a 10cm do joelho.
(C) Na desarticulação do joelho, o tendão patelar deve ser sempre ressecado.
(D) A criação de uma ponte óssea com enxerto na amputação transtibial favorece a distribuição de carga de peso pelo coto.

48. As fraturas periprotéticas intraoperatórias com perfuração proximal da cortical femoral são classificadas por Vancouver como:

(A) A1.
(B) A2.
(C) B1.
(D) B2.

49. Sobre a articulação do tornozelo, assinale a alternativa INCORRETA:

(A) A sindesmose contém três porções.
(B) O ligamento colateral lateral contém três porções.
(C) O ligamento tibiofibular anterior inferior se insere no tubérculo de Wagstaffe.
(D) O ligamento deltoide corresponde a um estabilizador medial.

50. O músculo bíceps braquial é o principal supinador do antebraço. Sobre a ruptura da porção distal desse tendão, assinale a alternativa INCORRETA:

(A) Ocorre tipicamente em homens jovens.
(B) Quando parcial, pode causar compressão do nervo mediano no antebraço proximal.
(C) O tratamento cirúrgico através do acesso de Boyd e Anderson diminui o risco de ossificação heterotópica no cotovelo.
(D) Lesões parciais e completas são facilmente diagnosticadas no exame físico.

51. O *snapping hip* (ressalto do quadril) interno é testado com o membro inferior em:

(A) Flexão do quadril a 90 graus + adução + rotação interna.
(B) Flexão do quadril a 90 graus + ligeira abdução + rotação externa.
(C) Flexão do quadril a 90 graus + adução apenas.
(D) Flexão do quadril a 90 graus + ligeira abdução apenas.

52. Qual a complicação intraoperatória mais frequente na artroplastia total do tornozelo?

(A) Fratura do maléolo medial ou lateral.
(B) Mau alinhamento.
(C) Infecção.
(D) Fratura do calcâneo.

53. É característica da infecção da coluna vertebral por *M. tuberculosis*:

(A) Poupa o ligamento longitudinal anterior da coluna vertebral.
(B) Tem incidência igual entre os sexos.
(C) A incidência diminui com o aumento da idade.
(D) É mais comum na coluna lombar.

54. As fraturas periprotéticas do acetábulo são classificadas, segundo Della Valle, em:

(A) Fratura traumática com componente instável – tipo IIIB.
(B) Fratura intraoperatória secundária à inserção do componente acetabular – tipo II.
(C) Fratura intraoperatória secundária à remoção do componente acetabular – tipo I.
(D) Fratura espontânea – tipo V.

55. NÃO faz parte da gênese do hálux valgo:

(A) Pé plano supinado.
(B) Inserção anormal do tendão tibial posterior.
(C) Primeiro raio longo.
(D) Incongruência da articulação metatarsofalangiana do primeiro raio.

56. O teste desenvolvido para simular uma tendinite insercional do tendão tibial anterior é feito com o pé na seguinte posição:

(A) Flexão plantar do tornozelo, eversão do retropé, abdução do mediopé e pronação do pé.
(B) Flexão plantar do tornozelo, inversão do retropé, abdução do mediopé e pronação do pé.

(C) Flexão plantar do tornozelo, eversão do retropé, abdução do mediopé e supinação do pé.
(D) Flexão plantar do tornozelo, inversão do retropé, abdução do mediopé e supinação do pé.

57. NÃO é uma contraindicação à artroplastia total de tornozelo:

(A) Pacientes com menos de 50 anos.
(B) Instabilidade significativa do tornozelo.
(C) Deformidade angular > 20 graus.
(D) Infecção ativa ou prévia.

58. Sobre a artroscopia do tornozelo, assinale a alternativa INCORRETA:

(A) As indicações mais comuns incluem impacto e lesões osteocondrais do tálus.
(B) Pode ser diagnóstica e terapêutica com alta taxa de sucesso.
(C) É útil no tratamento de corpos livres.
(D) Pode ser usada para tratamento de instabilidade do tornozelo.

59. Sobre a biomecânica do ligamento colateral medial do joelho, assinale a alternativa CORRETA:

(A) A borda anterior está tensa em extensão e a posterior tensa em flexão de 90 graus do joelho.
(B) A borda anterior está tensa em flexão de 90 graus e a posterior tensa em extensão do joelho.
(C) As bordas anterior e posterior estão tensas em flexão de 90 graus do joelho.
(D) As bordas anterior e posterior estão tensas em extensão do joelho.

60. Na infecção da coluna vertebral por via hematogênica, a causa mais comum é:

(A) Infecção do trato respiratório.
(B) Infecção de pele.
(C) Infecção do trato geniturinário.
(D) Infecção pós-aborto.

Respostas Comentadas

1. B

COMENTÁRIO: o sistema de classificação de Mirels auxilia a indicação do tratamento, cirúrgico ou não, para lesões metastáticas que acometem ossos longos. Com base em quatro parâmetros – localização, tamanho, aparência radiográfica e dor – atinge o escore máximo de 12 pontos. Para um escore de 8 pontos, a decisão de uma fixação profilática deve ser individualizada.

1. Browner BD, Jupiter JB, Levine AM, Trafton PG. Skeletal trauma: basic science, management and reconstruction. 5. ed. Philadelphia: Saunders, 2015, Cap. 20, p. 537.

2. C

COMENTÁRIO: a doença do manguito rotador é um problema comum, e estudos anatômicos em cadáver demonstraram ruptura do manguito rotador em 30% a 50% das amostras. A classificação de Cofield é usada para lesões completas, de acordo com o tamanho da lesão. As lesões completas podem ser compatíveis com a função normal do ombro, sendo o principal objetivo do tratamento cirúrgico a melhora da dor.

2. Canale ST, Beaty JH. Campbell's operative orthopaedics. 12. ed. Philadelphia: Saunders, 2013, Cap. 46, p. 2226.

3. A

COMENTÁRIO: hálux valgo é uma deformidade complexa do primeiro raio, frequentemente acompanhada de deformidade e sintomas nos dedos menores. A cirurgia de Keller está indicada para pacientes com mais de 50 anos com quadro moderado a grave. A osteotomia de Scarf é uma osteotomia em "Z" realizada na diáfise do metatarso. Na cirurgia de Akin a subluxação lateral do sesamoide lateral > 50% é uma contraindicação ao procedimento.

3. Canale ST, Beaty JH. Campbell's operative orthopaedics. 12. ed. Philadelphia: Saunders, 2013, Cap. 81, p. 3854.

4. A

COMENTÁRIO: as complicações relacionadas com a artroscopia do quadril ocorrem em 0,5% a 5% dos casos. Muitas estão relacionadas com a distração da articulação e a criação dos portais. Atenção especial deve ser dada a um bom acolchoamento do poste, além de sua lateralização, e um limite de tração máximo de 2h. Não há relato na literatura de trombose venosa profunda e embolia pulmonar como consequências da artroscopia do quadril.

4. Bentley G. European Surgical Orthopaedics and Traumatology. The EFORT textbook. New Delhi: Springer-Verlag Berlin Heidelberg, 2014, p. 2169.

5. B

COMENTÁRIO: as amputações são consideradas atualmente uma forma viável e uma opção de tratamento razoável para as lesões extensas que acometem as extremidades. Nas amputações transradiais é recomendada a retirada de 6 a 8cm de osso. Nas transumerais distais recomenda-se um nível de amputação de 4 a 5cm proximais ao cotovelo. Nas transfemorais é recomendado um nível entre 10 e 15cm proximais à articulação do joelho. Nas transtibiais, o nível ótimo é considerado entre 10 e 16cm distais ao joelho.

5. Browner BD, Jupiter JB, Levine AM, Trafton PG. Skeletal trauma: basic science, management and reconstruction. 5. ed. Philadelphia: Saunders, 2015, Cap. 71, p. 2517.

6. A

COMENTÁRIO: pacientes que apresentam fratura por fragilidade têm alto risco de desenvolver fraturas secundárias. O ortopedista deve não somente tratar a fratura, mas o paciente como um todo, diagnosticando, orientando e tratando a osteoporose. A causa mais comum de osteoporose secundária é a deficiência ou insuficiência de vitamina D.

6. Browner BD, Jupiter JB, Levine AM, Trafton PG. Skeletal trauma: basic science, management and reconstruction. 5. ed. Philadelphia: Saunders, 2015, Cap. 21, p. 566.

7. B

COMENTÁRIO: as fraturas periprotéticas femorais são as mais comuns, existindo vários sistemas de classificação, porém o de Vancouver é o mais aceito: tipo A – fraturas da região trocantérica, sendo A_G do grande trocanter e A_L do pequeno trocanter; tipo B – fraturas diafisárias, sendo B1 implante estável, B2 implante instável e B3 implante instável com perda óssea; o tipo C corresponde às fraturas distais ao implante.

7. Browner BD, Jupiter JB, Levine AM, Trafton PG. Skeletal trauma: basic science, management and reconstruction. 5. ed. Philadelphia: Saunders, 2015, Cap. 69, p. 2419.

8. D

COMENTÁRIO: a estabilidade da articulação do cotovelo é mantida pela combinação de congruência articular, integridade capsuloligamentar e equilíbrio muscular. O ligamento colateral lateral ulnar se insere na crista do supinador na ulna, sendo o principal estabilizador do estresse em varo do cotovelo. O ângulo de carregamento do cotovelo varia de 11 graus de valgo em extensão completa até 6 graus de varo em flexão completa.

8. Canale ST, Beaty JH. Campbell's operative orthopaedics. 12. ed. Philadelphia: Saunders, 2013, Cap. 12, p. 559.

9. C

COMENTÁRIO: a dor no quadril pode ter origens variadas. Quando se apresenta como uma dor na virilha ou profunda, maldefinida, é fortemente indicativa de patologia intra-articular. Byrd descreveu o sinal do "C", em que o paciente coloca a mão sobre o quadril acometido (o polegar na virilha e os dedos na nádega).

9. Canale ST, Beaty JH. Campbell's operative orthopaedics. 12. ed. Philadelphia: Saunders, 2013, Cap. 6, p. 334.

10. A

COMENTÁRIO: a histiocitose de células de Langerhans consiste em um grupo de doenças com achados patológicos similares que pode acometer qualquer órgão e/ou sistema do corpo. O ortopedista deve se preocupar com o granuloma eosinofílico ósseo, que apresenta sintomas que simulam uma osteomielite, podendo acometer qualquer osso. O quadro clínico típico consiste em dor de caráter progressivo em pacientes de 5 a 20 anos, sendo o sítio mais comum o corpo vertebral, apresentando-se radiograficamente como uma vértebra plana.

10. Canale ST, Beaty JH. Campbell's operative orthopaedics. 12. ed. Philadelphia: Saunders, 2013, Cap. 26, p. 902.

11. C

COMENTÁRIO: a estenose da coluna vertebral pode ser classificada de acordo com a área anatômica, a região da vértebra e a entidade patológica. A estenose vertebral congênita é geralmente central, sendo caracterizada pela diminuição do diâmetro anteroposterior do canal medular. Já na estenose degenerativa os locais mais comuns são a faceta articular e o ligamento amarelo.

11. Canale ST, Beaty JH. Campbell's operative orthopaedics. 12. ed. Philadelphia: Saunders, 2013, Cap. 44, p. 1995.

12. A

COMENTÁRIO: na avaliação das lesões do mecanismo extensor do joelho, um bom método utilizado para avaliação da altura patelar é o de Insall. Na radiografia em perfil é medida a razão entre o maior comprimento da patela e o comprimento do tendão patelar. Muitos autores consideram um valor normal entre 0,8 e 1,2.

12. Browner BD, Jupiter JB, Levine AM, Trafton PG. Skeletal trauma: basic science, management and reconstruction. 5. ed. Philadelphia: Saunders, 2015, Cap. 60, p. 1896.

13. A

COMENTÁRIO: metástases ósseas podem ser caracterizadas tanto como lesões osteolíticas como osteoblásticas, as quais representam os dois extremos de uma alteração no *turnover* ósseo. Pacientes com metástases ósseas secundárias a um tumor de próstata geralmente não apresentam fraturas patológicas em razão da natureza osteoblástica dessa doença.

13. Browner BD, Jupiter JB, Levine AM, Trafton PG. Skeletal trauma: basic science, management and reconstruction. 5. ed. Philadelphia: Saunders, 2015, Cap. 20, p. 535.

14. B

COMENTÁRIO: a fasciite necrosante é uma doença inflamatória causada por diversos microrganismos que podem acometer qualquer parte do corpo, levando a resultados catastróficos. Todas as condições associadas à deficiência da imunidade do paciente são fatores de risco. De acordo com a etiologia, podem ser divididas em três tipos: tipo 1 – polimicrobiana, a mais prevalente (55% a 75%) e com alta mortalidade; tipo 2 – monomicrobiana, de baixa incidência (8% a 10%) e com mortalidade moderada; tipo 3, causado por vibriões marinhos, é o menos comum (2% a 5%), porém o mais letal.

14. Bentley G. European Surgical Orthopaedics and Traumatology. The EFORT textbook. New Delhi: Springer-Verlag Berlin Heidelberg, 2014, p. 268.

15. C

COMENTÁRIO: a classificação de Hepple baseia-se na ressonância magnética (RM) e utiliza alguns aspectos da classificação de Berndt e Harty. São cinco estágios: estágio I – radiografia normal com espessamento da cartilagem articular e alterações de sinais à RM; estágio II – fratura subcondral, sendo IIA com a presença de edema ósseo e IIB com a ausência de edema ósseo; estágio III – fragmento osteocondral destacado, porém permanecendo em seu leito; estágio IV – fragmento osteocondral deslocado; estágio V – cisto subcondral.

15. Bentley G. European Surgical Orthopaedics and Traumatology. The EFORT textbook. New Delhi: Springer-Verlag Berlin Heidelberg, 2014, p. 3727.

16. B

COMENTÁRIO: a osteotomia fibular associada à osteotomia tibial para correção da deformidade em varo tem como maior complicação a lesão do nervo fibular, já que este envolve o colo da fíbula antes de se dividir em ramos profundo e superficial. As regiões em que é alto o risco de lesão intraoperatória são até 40mm proximais e entre 68 e 153mm proximais. A zona de segurança para realização da osteotomia está entre 40 e 68mm proximais.

16. Canale ST, Beaty JH. Campbell's operative orthopaedics. 12. ed. Philadelphia: Saunders, 2013, Cap. 9, p. 478.

17. C

COMENTÁRIO: a doença de Kienbock é uma desordem dolorosa do punho de causa desconhecida, mais comum em pacientes entre 15 e 40 anos de idade do sexo masculino e no punho dominante. Trata-se de doença de caráter progressivo e imprevisível em seu curso natural. A imobilização gessada é uma forma de tratamento recomendada para essa doença em seus estágios iniciais, desde que não apresente sinais de esclerose, fragmentação ou colapso.

17. Canale ST, Beaty JH. Campbell's operative orthopaedics. 12. ed, Philadelphia: Saunders, 2013, Cap. 69, p. 3422.

18. B

COMENTÁRIO: as fraturas periprotéticas do componente femoral são as mais frequentes na artroplastia total do joelho, ocorrendo normalmente em idosos em razão de queda da própria altura. Segundo Rorabeck, o tipo I engloba as fraturas sem desvio com componente estável; o tipo II, as fraturas desviadas com componente estável; e o tipo III, as fraturas com componente instável.

18. Browner BD, Jupiter JB, Levine AM, Trafton PG. Skeletal trauma: basic science, management and reconstruction. 5. ed. Philadelphia: Saunders, Cap. 69, p. 2428.

19. D

COMENTÁRIO: na avaliação radiográfica do punho, as incidências de rotina devem incluir posteroanterior, perfil verdadeiro e oblíquo com 45 graus de pronação. Na radiografia em perfil é possível medir o ângulo escafossemilunar, que se encontra aumentado (> 60 graus) em DISI e diminuído (< 30 graus) em VISI.

19. Browner BD, Jupiter JB, Levine AM, Trafton PG. Skeletal trauma: basic science, management and reconstruction. 5. ed. Philadelphia: Saunders, 2015, Cap. 43, p. 1249.

20. B

COMENTÁRIO: bisfosfonatos são comumente usados como primeira linha de tratamento para a osteoporose, apresentando efeitos colaterais preocupantes quando usados por longos períodos. O uso por mais de 5 anos pode levar a uma fratura atípica do fêmur, entre o pequeno trocanter e a região supracondilar, iniciando-se na cortical lateral e progredindo medialmente.

20. Browner BD, Jupiter JB, Levine AM, Trafton PG. Skeletal trauma: basic science, management and reconstruction. 5. ed. Philadelphia: Saunders, 2015, Cap. 21, p. 567.

21. A

COMENTÁRIO: a avaliação radiológica da coluna cervical deve incluir as incidências anteroposterior, perfil, transoral e perfil em flexão e em extensão. Na incidência em perfil, o intervalo atlantodente, determinado pela medida da distância entre a borda posterior do anel anterior de C1 e o aspecto anterior do odontoide, possibilita a avaliação da integridade do ligamento transverso. No adulto, o valor normal deve ser < 3,5mm.

21. Canale ST, Beaty JH. Campbell's operative orthopaedics. 12. ed. Philadelphia: Saunders, 2013, Cap. 44, p. 2027.

22. B

COMENTÁRIO: o tratamento cirúrgico do pé plano deve ser criteriosamente indicado de acordo com as características clínicas do paciente. Uma opção de tratamento consiste na transferência tendínea, que deve ser considerada em pacientes com pé plano flexível. São contraindicações absolutas para esse tratamento: insuficiência circulatória, neuropatia, sepse e doenças articulares inflamatórias.

22. Bentley G. European Surgical Orthopaedics and Traumatology. The EFORT textbook. New Delhi: Springer-Verlag Berlin Heidelberg, 2014, p. 3586.

23. A

COMENTÁRIO: durante a fixação do componente acetabular não cimentado nas artroplastias de quadril, deve-se ter cuidado especial no momento da fixação com parafusos na taça acetabular. Wasielewski desenvolveu um sistema para determinar áreas de segurança para o posicionamento dos parafusos no acetábulo com base em quatro quadrantes. No quadrante anterossuperior estão em risco os vasos ilíacos externos. No anteroinferior estão em risco nervo e vasos obturatórios. Nos quadrantes posteriores estão em risco o nervo ciático e os vasos glúteos superiores.

23. Canale ST, Beaty JH. Campbell's operative orthopaedics. 12. ed. Philadelphia: Saunders, Cap. 3, p. 189.

24. D

COMENTÁRIO: as compressões dos nervos periféricos que acometem os membros superiores são frequentes. O nervo mais comumente afetado é o mediano no túnel do carpo. Outros sítios de compressão desse nervo são: o ligamento de Struthers, o músculo pronador, o *lacertus fibrosus*, músculos anômalos, como o palmar profundo e o flexor radial curto do carpo, e músculos acessórios, como o músculo de Gantzer (cabeça acessória do flexor longo do polegar). O ligamento de Osborne é sítio de compressão do nervo ulnar no cotovelo.

24. Canale ST, Beaty JH. Campbell's operative orthopaedics. 12. ed. Philadelphia: Saunders, 2013, Cap. 62, p. 3110.

25. A

COMENTÁRIO: a diáfise do fêmur do adulto tem uma curvatura anterior assimétrica com raio médio entre 109 e 120cm. A média do ângulo cervicodiafisário é de 129 graus nos homens e de 133 graus nas mulheres. O colo femoral apresenta uma anteversão de 13 graus em relação ao eixo central da diáfise.

25. Browner BD, Jupiter JB, Levine AM, Trafton PG. Skeletal trauma: basic science, management and reconstruction. 5. ed. Philadelphia: Saunders, 2015, Cap. 57, p. 1733.

26. C

COMENTÁRIO: a prevenção das fraturas osteoporóticas deve levar em conta duas vertentes. A primeira é a prevenção de quedas. A segunda é o tratamento da fragilidade óssea, que pode ser realizado mediante o restabelecimento dos níveis adequados de vitamina D e a terapia com bisfosfonatos e denosumabe, dentre outros. A calcitonina, apesar de ser um hormônio que estimula a formação óssea, não tem indicação para uso segundo recentes estudos.

26. Browner BD, Jupiter JB, Levine AM, Trafton PG. Skeletal trauma: basic science, management and reconstruction. 5. ed. Philadelphia: Saunders, 2015, Cap. 21, p. 567.

27. C

COMENTÁRIO: o fêmur distal em corte axial apresenta formato trapezoidal, sendo o côndilo lateral mais alto do que o medial. A face lateral apresenta inclinação de 10 graus e a face medial, de 25 graus.

27. Browner BD, Jupiter JB, Levine AM, Trafton PG. Skeletal trauma: basic science, management and reconstruction. 5. ed. Philadelphia: Saunders, 2015, Cap. 59, p. 1823.

28. A

COMENTÁRIO: a osteomielite é definida como um processo inflamatório do osso causado por um microrganismo infectante. A classificação de Gledhill modificada por Roberts é uma classificação radiológica para osteomielite hematogênica subaguda que se divide em seis tipos, dos quais o tipo IV faz diagnóstico diferencial com o sarcoma de Ewing. O abscesso de Brodie é uma forma localizada de osteomielite subaguda que ocorre frequentemente em ossos longos dos membros inferiores de adultos jovens.

28. Canale ST, Beaty JH. Campbell's operative orthopaedics. 12. ed. Philadelphia: Saunders, 2013, Cap. 21, p. 730.

29. C

COMENTÁRIO: a síndrome do túnel do carpo é a neuropatia compressiva mais frequente do membro superior. Apresenta incidência duas a três vezes maior em mulheres, sendo mais comum entre os 30 e os 60 anos de idade. Muitos fatores estão associados à causa e à piora do quadro, sendo controversa sua relação com o trabalho. São fatores de mau prognóstico para o tratamento conservador: idade > 50 anos, sintomas com mais de 10 meses de duração, parestesia frequente, tenossinovite dos flexores e Phalen positivo com menos de 30 segundos.

29. Canale ST, Beaty JH. Campbell's operative orthopaedics. 12. ed. Philadelphia: Saunders, 2013, Cap. 76, p. 3637.

30. D

COMENTÁRIO: a incidência de capsulite adesiva na população geral é de 2%, apresentando várias condições associadas ao aumento da incidência, como: sexo feminino, idade > 49 anos, *diabetes mellitus*, hérnia discal cervical, hipertireoidismo, acidente vascular cerebral ou infarto, doenças autoimunes, traumas e imobilização por tempo prolongado. Não existem critérios diagnósticos bem definidos, mas a maioria dos pacientes apresenta perda de 50% da rotação externa e menos de 90 graus de abdução.

30. Canale ST, Beaty JH. Campbell's operative orthopaedics. 12. ed. Philadelphia: Saunders, 2013, Cap. 46, p. 2235.

31. B

COMENTÁRIO: a patela apresenta um pequeno contato de sua região inferior com o fêmur distal quando o joelho está a 20 graus de flexão. Essa área aumenta e se move superiormente quando aumenta o grau de flexão. Na tróclea, a região de contato se move de superior para inferior com a flexão.

31. Browner BD, Jupiter JB, Levine AM, Trafton PG. Skeletal trauma: basic science, management and reconstruction. 5. ed. Philadelphia: Saunders, 2015, Cap. 61, p. 1907.

32. D

COMENTÁRIO: fraturas periprotéticas da patela podem ser de difícil diagnóstico caso o paciente não apresente história de trauma, queixa de dor e comprometimento do mecanismo extensor. A classificação mais usada para essas fraturas é a de Ortiguera e Berry: tipo I – fratura com implante estável e mecanismo extensor íntegro, podendo ser tratada com imobilização; tipo II – fratura com lesão do mecanismo extensor com ou sem instabilidade do componente patelar; tipo III – fratura com instabilidade do componente patelar, sendo A com bom estoque ósseo e B com perda óssea.

32. Browner BD, Jupiter JB, Levine AM, Trafton PG. Skeletal trauma: basic science, management and reconstruction. 5. ed. Philadelphia: Saunders, 2015, Cap. 69, p. 2438.

33. D

COMENTÁRIO: o *resurfacing* do quadril permanece como um tema muito discutido. Tentativas foram iniciadas nos anos 1970, e desde então essa prática tem sofrido algumas alterações e inovações. Atualmente são considerados como pacientes ideais homens com menos de 60 anos, ativos e que apresentam osteoartrite ou artrite pós-traumática.

33. Canale ST, Beaty JH. Campbell's operative orthopaedics. 12. ed. Philadelphia: Saunders, 2013, Cap. 4, p. 311.

34. D

COMENTÁRIO: o *snapping* do joelho é raro, sendo o ressalto verdadeiro do joelho de origem extra-articular. Pode ocorrer em pacientes com inserção anterior anormal do tendão bíceps femoral na cabeça da fíbula, pelo tendão poplíteo e pela inserção anormal do tendão semitendíneo.

34. Canale ST, Beaty JH. Campbell's operative orthopaedics. 12. ed. Philadelphia: Saunders, 2013, Cap. 9, p. 455.

35. B

COMENTÁRIO: o ligamento deltoide funciona como um restritor da rotação externa do tálus na mortalha. O ligamento fibulotalar anterior fica tenso durante a flexão plantar, oferecendo resistência à inversão do tálus nessa posição. O ligamento fibulocalcâneo, tenso em extensão, impede a inversão do tálus nessa posição. A sindesmose estabiliza a fíbula na tíbia, possibilitando pequena lateralização e rotação da fíbula durante a marcha.

35. Browner BD, Jupiter JB, Levine AM, Trafton PG. Skeletal trauma: basic science, management and reconstruction. 5. ed. Philadelphia: Saunders, 2015, Cap. 66, p. 2195.

36. A

COMENTÁRIO: com a amputação do hálux, a inserção do flexor longo do hálux é preservada, mantendo a metade proximal da falange proximal. O flexor curto do hálux deve ser preservado para manter a integridade da coluna medial do pé durante seu desprendimento no momento da marcha.

36. Browner BD, Jupiter JB, Levine AM, Trafton PG. Skeletal trauma: basic science, management and reconstruction. 5. ed. Philadelphia: Saunders, 2015, Cap. 72, p. 2524.

37. B

COMENTÁRIO: o retalho *cross finger* é usado para cobrir defeitos da superfície volar dos dedos quando há a exposição de tendões e estruturas neurovasculares. O retalho deve incluir a pele e o tecido subcutâneo da área doadora. Deve ser evitado em pacientes com mais de 50 anos, pacientes com artrite nas articulações dos dedos, pacientes com tendência a apresentar rigidez das articulações dos dedos e na presença de infecção local.

37. Canale ST, Beaty JH. Campbell's operative orthopaedics. 12. ed. Philadelphia: Saunders, 2013, Cap. 65, p. 3234.

38. D

COMENTÁRIO: a ossificação heterotópica do cotovelo é um desafio para o ortopedista, ainda não sendo conhecido seu mecanismo no nível histológico. São fatores de risco: trauma (luxação exposta do cotovelo, luxação do cotovelo que necessita de redução aberta e fixação interna [RAFI], tratamento de fraturas da cabeça do rádio com mais de 24 horas de evolução), cirugia (reparo da lesão do bíceps distal, procedimentos cirúrgicos locais repetidos dentro de 2 semanas, lesão do sistema nervoso central), queimaduras e condições genéticas (fibrodisplasia ossificante progressiva e história de formação de ossificação heterotópica).

38. Canale ST, Beaty JH. Campbell's operative orthopaedics. 12. ed. Philadelphia: Saunders, 2013, Cap. 46, p. 2247.

39. B

COMENTÁRIO: os principais cuidados que o ortopedista deve ter durante a transferência tendinosa nos membros superiores são: alcançar o equilíbrio na distribuição das forças e o reposicionamento dos tendões. Os princípios fundamentais são: sinergismos, tendão doador dispensável, tendão doador com no mínimo 85% da resistência normal, correção das contraturas, obedecer à regra "um tendão, uma função", excursão adequada do tendão e atravessar o mínimo de superfícies articulares, dentre outras.

39. Bentley G. European Surgical Orthopaedics and Traumatology. The EFORT textbook. New Delhi: Springer-Verlag Berlin Heidelberg, 2014, p. 1580.

40. D

COMENTÁRIO: a osteotomia de Akin corrige aproximadamente 8 graus de valgo para cada 2,5 a 3mm de cunha retirada. Apresenta como contraindicações: artrite reumatoide, osteoartrite na articulação metatarsofalangiana de moderada a grave, ângulo intermetatarsal > 13 graus, ângulo de valgismo do hálux > 30 graus, subluxação lateral do sesamoide tibial > 50% e fise aberta na falange proximal.

40. Canale ST, Beaty JH. Campbell's operative orthopaedics. 12. ed. Philadelphia: Saunders, 2013, Cap. 81, p. 3853.

41. B

COMENTÁRIO: as fraturas periprotéticas da tíbia são menos frequentes e normalmente ocorrem em pacientes com má qualidade óssea. A classificação de Felix, com base na localização anatômica e na relação com o componente tibial, é dividida em quatro tipos: tipo I – fratura envolvendo o platô tibial; tipo II – fratura adjacente à haste; tipo III – fratura distal ao implante; tipo IV – fratura do tubérculo tibial. Esses tipos são subdivididos em: A – implante estável; B – implante instável; e C – fratura no intraoperatório.

41. Browner BD, Jupiter JB, Levine AM, Trafton PG. Skeletal trauma: basic science, management and reconstruction. 5. ed. Philadelphia: Saunders, 2015, Cap. 69, p. 2431.

42. A

COMENTÁRIO: o ligamento cruzado anterior do joelho geralmente apresenta separação em duas bandas: uma anteromedial e a outra posterolateral. A orientação das fibras colágenas das duas bandas é paralela na extensão do joelho, tornando-se torcidas na flexão.

42. Browner BD, Jupiter JB, Levine AM, Trafton PG. Skeletal trauma: basic science, management and reconstruction. 5. ed. Philadelphia: Saunders, 2015, Cap. 61, p. 1908.

43. B

COMENTÁRIO: na desarticulação do tornozelo, os maléolos medial e lateral devem ser removidos com a superfície articular da tíbia distal. Nas amputações parciais no mediopé, deve ser preferido um *flap* de espessura de pele total longo e plantar. Nas amputações do hálux, o flexor curto do hálux deve ser preservado para manter o arco medial do pé.

43. Browner BD, Jupiter JB, Levine AM, Trafton PG. Skeletal trauma: basic science, management and reconstruction. 5. ed. Philadelphia: Saunders, 2015, Cap. 72, p. 2524.

44. D

COMENTÁRIO: a dor lombar aguda provavelmente acometerá o indivíduo em um momento de sua vida, sendo uma queixa comum na consulta ortopédica. Exames complementares, incluindo radiografia, nem sempre são úteis e devem ser coerentemente indicados. São indicações: idade > 50 anos, trauma significativo, déficit neuromuscular, emagrecimento de causa desconhecida, suspeita de espondilite anquilosante, uso excessivo de drogas e álcool, história de câncer, uso de corticoides, temperatura > 37,8ºC, busca por atendimento médico em razão da mesma queixa com menos de 30 dias e ganho secundário.

44. Canale ST, Beaty JH. Campbell's operative orthopaedics. 12. ed. Philadelphia: Saunders, 2013, Cap. 42, p. 1901.

45. A

COMENTÁRIO: hemofilia é uma doença de caráter hereditário em que ocorre a diminuição na capacidade de coagulação do sangue, afetando as articulações por meio de episódios repetidos de sangramento que levam à destruição da cartilagem articular. Normalmente, os pacientes hemofílicos apresentam as mesmas indicações para cirurgias ortopédicas que os não hemofílicos. Dentre as indicações cirúrgicas específicas nos pacientes com defeitos de coagulação estão sinovite crônica que não responde a tratamento farmacológico, dor e limitação da ADM secundárias a artrite hemofílica, deformidades articulares e pseudotumores causados por sangramentos repetidos nos tecidos moles.

45. Bentley G. European Surgical Orthopaedics and Traumatology. The EFORT textbook. New Delhi: Springer-Verlag Berlin Heidelberg, 2014, p. 321

46. C

COMENTÁRIO: a tendinite calcária é uma síndrome dolorosa do ombro de caráter autolimitado. Mais comum em pacientes com mais de 30 anos de idade e mulheres, é bilateral em apenas 10% dos casos. Sarkar e Uhthoff descreveram três fases cronológicas da doença: fase I (pré-calcificação), fase II (calcificação) e fase III (pós-calcificação). A fase II é subdividida em formação, repouso e reabsorção, sendo esta última dolorosa.

46. Canale ST, Beaty JH. Campbell's operative orthopaedics. 12. ed. Philadelphia: Saunders, 2013, Cap. 46, p. 2236.

47. D

COMENTÁRIO: grande parte das amputações nas extremidades inferiores não é causada por trauma, mas por doenças vasculares. A amputação transtibial é o tipo mais comum. O nível ideal para amputação transfemoral é entre 10 e 15cm proximais à articulação do joelho. Na desarticulação do joelho, quando possível, o tendão patelar residual deve ser suturado aos cotos dos ligamentos cruzados para estabilizar a musculatura do quadríceps.

47. Browner BD, Jupiter JB, Levine AM, Trafton PG. Skeletal trauma: basic science, management and reconstruction. 5. ed. Philadelphia: Saunders, 2015, Cap. 62, p. 2523.

48. A

COMENTÁRIO: a classificação de Vancouver para fraturas periprotéticas do fêmur foi inicialmente criada para descrever as que ocorriam no pós-operatório. Esse sistema foi modificado para classificação das fraturas intraoperatórias, levando em conta perfuração cortical, fissura longitudinal e desvio da fratura: tipo A – fratura metafisária proximal; tipo B – fratura diafisária; tipo C – fratura distal ao implante. Todos os tipos são subdivididos em: 1 – perfuração da cortical; 2 – fissura sem desvio; 3 – fratura desviada ou instável.

48. Browner BD, Jupiter JB, Levine AM, Trafton PG. Skeletal trauma: basic science, management and reconstruction. 5. ed. Philadelphia: Saunders, 2015, Cap. 69, p. 2418.

49. A

COMENTÁRIO: o complexo ligamentar mais importante do tornozelo é a sindesmose, formada por quatro porções: o ligamento tibiofibular anterior inferior, que vai do tubérculo de Chaput ao tubérculo de Wagstaffe, o ligamento tibiofibular posterior inferior, o ligamento tibiofibular transverso inferior e o ligamento interósseo.

49. Browner BD, Jupiter JB, Levine AM, Trafton PG. Skeletal trauma: basic science, management and reconstruction. 5. ed. Philadelphia: Saunders, 2015, Cap. 66, p. 2190.

50. B

COMENTÁRIO: a ruptura do tendão do bíceps braquial em sua porção distal ocorre tipicamente em homens de meia-idade. Diferentemente da ruptura completa, que costuma ser facilmente diagnosticada ao exame físico pelo teste do gancho (*hook test*), as rupturas parciais são de difícil diagnóstico, nem sempre se apresentando com dor e perda de força. No tratamento cirúrgico, o acesso de Boyd e Anderson apresenta risco de ossificação heterotópica e sinostose radioulnar.

50. Canale ST, Beaty JH. Campbell's operative orthopaedics. 12. ed. Philadelphia: Saunders, 2013, Cap. 48, p. 2349.

51. B

COMENTÁRIO: o ressalto do quadril (*snapping hip*) pode ser de origem interna ou externa. Quando interno, ou do iliopsoas, um estalido é audível e perceptível quando o tendão atravessa a eminência iliopectínea de lateral para medial durante a extensão do quadril. A posição inicial do membro inferior no teste do ressalto é: flexão do quadril a 90 graus + ligeira abdução + rotação externa.

51. Canale ST, Beaty JH. Campbell's operative orthopaedics. 12. ed. Philadelphia: Saunders, 2013, Cap. 6, p. 336.

52. A

COMENTÁRIO: a artroplastia total do tornozelo frequentemente apresenta complicações, as quais podem ser simples ou, às vezes, catastróficas. Estas foram classificadas por Glazebrook em três estágios: alto grau – infecção profunda, soltura asséptica e falha do implante; grau médio – erro de técnica, fraturas ocorridas no pós-operatório; baixo grau – fraturas intraoperatórias, deiscência de ferida. No intraoperatório, a complicação mais frequente é a fratura do maléolo medial ou lateral.

52. Canale ST, Beaty JH. Campbell's operative orthopaedics. 12. ed. Philadelphia: Saunders, 2013, Cap. 10, p. 499.

53. B

COMENTÁRIO: as tuberculoses óssea e articular são responsáveis por 2% a 3% das infeções por *M. tuberculosis*. Na coluna vertebral, essa doença apresenta algumas características específicas. Sua incidência é igual nos sexos masculino e feminino e aumenta com a idade. A região toracolombar é a mais acometida, e a infecção se dissemina através dos ligamentos longitudinais anterior e posterior, poupando o disco intervertebral.

53. Canale ST, Beaty JH. Campbell's operative orthopaedics. 12. ed. Philadelphia: Saunders, 2013, Cap. 43, p. 1975.

54. A

COMENTÁRIO: as fraturas periprotéticas acetabulares são incomuns e normalmente iatrogênicas, ocorrendo no momento da inserção do componente acetabular ou durante sua remoção. A classificação de Della Valle leva em conta a apresentação clínica e orienta o tratamento. Por se tratar do sistema de classificação mais abrangente, é importante que o candidato esteja familiarizado com essa classificação: tipo I – fratura no momento da inserção do componente acetabular; tipo II – fratura no momento da retirada; tipo III – fratura traumática (A – estável; B – instável); tipo IV – fratura espontânea; tipo V – descontinuidade pélvica.

54. Browner BD, Jupiter JB, Levine AM, Trafton PG. Skeletal trauma: basic science, management and reconstruction. 5. ed. Philadelphia: Saunders, 2015, Cap. 69, p. 2417.

55. A

COMENTÁRIO: algumas alterações anatômicas e estruturais têm importância na gênese do hálux valgo: pé plano pronado, inserção anormal do tendão tibial posterior, aumento da obliquidade da articulação metatarsocuneiforme medial, primeiro raio anormalmente longo, incongruência da superfície articular metatarsofalangiana do primeiro raio e inclinação excessiva em valgo da superfície articular da cabeça do primeiro metatarso com a falange proximal.

55. Canale ST, Beaty JH. Campbell's operative orthopaedics. 12. ed. Philadelphia: Saunders, 2013, Cap. 81, p. 3807.

56. A

COMENTÁRIO: o paciente com tendinite insercional do tendão tibial anterior apresenta dor em queimação noturna na parte medial do mediopé, ponto de sensibilidade na inserção do tendão tibial anterior e leve edema em seu trajeto. Um teste foi descrito para avaliação dessa tendinite, o qual é considerado positivo quando reproduz a dor do paciente com a flexão plantar do tornozelo, eversão do retropé, abdução do mediopé e pronação do pé.

56. Canale ST, Beaty JH. Campbell's operative orthopaedics. 12. ed. Philadelphia: Saunders, 2013, Cap. 82, p. 3933.

57. C

COMENTÁRIO: a artrite degenerativa, inflamatória ou pós-traumática do tornozelo é indicação para artroplastia total dessa articulação, havendo, no entanto, poucas evidências clínicas que determinem indicações e contraindicações para essa cirurgia. Contraindicações comumente citadas para artroplastia total de tornozelo incluem: idade < 50 anos, paciente que não adere ao tratamento, trabalhador braçal, tabagista pesado, diabético com neuropatia, instabilidade importante do tornozelo, deformidade angular > 10 a 15 graus, insuficiência vascular, perda óssea, osteonecrose e infecção prévia ou ativa.

57. Canale ST, Beaty JH. Campbell's operative orthopaedics. 12. ed. Philadelphia: Saunders, 2013, Cap. 10, p. 490.

58. B

COMENTÁRIO: pacientes com lesões de partes moles, impacto ósseo e lesões osteocondrais do tálus, que apresentam dor contínua no tornozelo, não responsiva ao tratamento conservador, são candidatos ao tratamento videoartroscópico do tornozelo. No entanto, o diagnóstico da lesão deve ser determinado antes desse procedimento, uma vez que a artroscopia puramente diagnóstica tem baixa taxa de sucesso.

58. Canale ST, Beaty JH. Campbell's operative orthopaedics. 12. ed. Philadelphia: Saunders, 2013, Cap. 50, p. 2379.

59. B

COMENTÁRIO: os ligamentos colaterais, em conjunto com a cápsula articular, são os principais estabilizadores estáticos extra-articulares do joelho. O ligamento colateral medial é o principal estabilizador do estresse em valgo e em rotação externa. Suas fibras se originam no epicôndilo medial do fêmur e se inserem 7 a 10cm distais à linha articular, de modo que sua porção anterior fica tensa com o joelho em flexão e a porção posterior com o joelho em extensão.

59. Canale ST, Beaty JH. Campbell's operative orthopaedics. 12. ed. Philadelphia: Saunders, 2013, Cap. 45, p. 2058.

60. C

COMENTÁRIO: a infecção na placa terminal da vértebra é o sítio mais comum entre as infecções da coluna vertebral. Outros locais que podem ser acometidos são: disco vertebral, abscesso epidural e abscesso paraespinhal. A maioria das infecções apresenta disseminação hematogênica, sendo mais comum a infecção do trato geniturinário.

60. Canale ST, Beaty JH. Campbell's operative orthopaedics. 12. ed. Philadelphia: Saunders, 2013, Cap. 43, p. 1968.

CAPÍTULO 6

Trauma Adulto

Paula Vilaça Ribeiro Cançado
Rodrigo Otávio Dias de Araújo
Luciano Ramos Romanelli

1. O mecanismo típico da fratura do escafoide ocorre quando:

(A) Existe uma força compressiva do rádio sobre o semilunar.
(B) Uma dorsiflexão extrema ultrapassa 95 graus.
(C) Uma dorsiflexão associada à pronação ultrapassa 85 graus.
(D) A força de cisalhamento do carpo sobre o rádio é capaz de produzir VISI (*Volar Intercalated Segmental Instability*).

2. As lesões de nervos periféricos associadas às fraturas são comuns, devendo ser sempre investigadas. Qual é a fratura mais associada a esse tipo de lesão?

(A) Fratura bilateral da pelve.
(B) Fratura proximal da fíbula.
(C) Fratura do rádio.
(D) Fratura do úmero.

3. Segundo Anderson e Montesano, as fraturas do côndilo occipital por avulsão do ligamento alar são classificadas como:

(A) Tipo I.
(B) Tipo II.
(C) Tipo III.
(D) Tipo IIb.

4. Quanto às fraturas e luxações do punho, assinale a alternativa INCORRETA:

(A) O escafoide funciona como um *link* entre as fileiras proximal e distal do punho através de fortes conexões ligamentares, deixando o colo do escafoide sujeito a fraturas.
(B) As fraturas do escafoide quase sempre ocorrem em mulheres com baixa demanda muscular e grande fragilidade óssea.

(C) As fraturas do escafoide correspondem aproximadamente a 60% a 80% das fraturas do carpo.
(D) Mesmo com tratamento adequado, cerca de 5% das fraturas do escafoide apresentam retardo de consolidação ou pseudoartrose.

5. As fraturas da diáfise do úmero correspondem a 3% de todas as fraturas. Sobre elas, assinale a alternativa INCORRETA:

(A) Cerca de 10% das fraturas diafisárias do úmero são fraturas expostas.
(B) Um pulso radial ausente é o melhor sinal clínico para diagnóstico de lesão da artéria braquial, principalmente nos terços proximal e distal.
(C) O músculo tríceps braquial é inervado por dois nervos: nervo musculocutâneo e nervo radial.
(D) As fraturas da diáfise do úmero são classificadas como AO 12.

6. A respeito da necrose avascular da cabeça femoral pós-luxação do quadril é CORRETO afirmar que:

(A) Está relacionada com o tempo em que a cabeça femoral permanece luxada.
(B) Apoio precoce pós-redução é uma de suas causas.
(C) A incidência é de 20% a 25%.
(D) É a consequência mais importante da luxação do quadril.

7. Em relação às contraindicações ao tratamento conservador das fraturas diafisárias do fêmur, assinale a alternativa INCORRETA:

(A) Síndrome compartimental.
(B) Lesão vascular.
(C) Fratura irredutível (por interposição de partes moles).
(D) Paciente idoso com comorbidades.

8. Segundo a classificação de Seinsheimer para fraturas do fêmur distal, o tipo que representa uma fratura da zona intercondilar com desvio de um ou dos dois côndilos é:

(A) I.
(B) II.
(C) III.
(D) IV.

9. Alguns tipos de fratura do anel pélvico podem ser tratados de maneira conservadora. Das alternativas listadas a seguir, qual NÃO apresenta uma condição favorável para esse tipo de tratamento?

(A) Lesões sacrais estáveis.

(B) Fraturas no osso osteoporótico por alta energia.
(C) Lesões estáveis do anel pélvico.
(D) Baixa qualidade óssea, tornando problemática a colocação do parafuso.

10. O tipo de subluxação atlantoaxial rotatória mais comum, segundo a classificação de Fielding, é:

(A) Tipo I.
(B) Tipo II.
(C) Tipo III.
(D) Tipo IV.

11. Assinale a alternativa que não representa um critério de instabilidade de Lafontaine:

(A) Cominuição da fratura.
(B) Traço articular.
(C) Idade do paciente > 65 anos.
(D) Inclinação dorsal > 20 graus.

12. A ossificação heterotópica pode ocorrer após fratura do acetábulo. Qual das alternativas NÃO está relacionada com um fator desencadeante?

(A) Associado a traumatismo cranioencefálico.
(B) Comum no acesso ilioinguinal.
(C) Ocorre em acessos extensos.
(D) Comum no acesso de Smith-Petersen.

13. Sobre o calcâneo, assinale a alternativa INCORRETA:

(A) O ângulo crítico de Gissane é normalmente de 120 a 145 graus.
(B) O calcâneo é o osso do tarso mais frequentemente fraturado, representando cerca de 38% das fraturas.
(C) O valor normal do ângulo de Böhler é de 25 a 40 graus.
(D) É uma fratura incomum, representando cerca de 2% de todas as fraturas do corpo.

14. Sobre a classificação de Edwards e Jupiter para a fratura da cabeça do rádio na lesão de Essex-Lopresti, pode-se afirmar que:

(A) Divide-se em quatro tipos.
(B) O tipo IV se refere a uma lesão crônica e irredutível.
(C) Tipo III: fratura cominutiva com indicação de prótese da cabeça do rádio.
(D) Tipo I: fraturas minimamente cominutivas.

15. As fraturas distais do rádio apresentam vários tipos e classificações. Sobre essas fraturas, assinale a alternativa CORRETA:

(A) As fraturas de Chauffeurs e Die Punch são consideradas fraturas intra-articulares.
(B) A classificação das fraturas "em partes" utiliza os princípios da classificação de Frykman.
(C) As fraturas em cinco partes ou mais são classificadas como fraturas de baixa energia e merecem sempre tratamento com fixador externo.
(D) Todas estão corretas.

16. Sobre a pelve e seus ligamentos, assinale a alternativa INCORRETA:

(A) O ligamento sacroespinhal confere resistência rotacional à pelve.
(B) O ligamento sacrotuberal confere resistência vertical à pelve.
(C) O ligamento iliolombar se origina no processo espinhoso de L4 e L5.
(D) O ligamento mais importante para a estabilidade pélvica é o sacroilíaco interósseo posterior.

17. São considerados parâmetros aceitos atualmente para redução da fratura do rádio distal, EXCETO:

(A) Encurtamento radial na articulação radioulnar distal (ARUD) de até 5mm comparado ao punho contralateral.
(B) Inclinação sagital no perfil entre 15 graus de desvio dorsal e 20 graus de desvio volar.
(C) Falha óssea articular < 2mm.
(D) Incongruência articular ≤ 2mm.

18. A pseudoartrose do úmero proximal é uma condição incomum que costuma acometer quais regiões anatômicas do osso?

(A) Grande tuberosidade e colo cirúrgico.
(B) Grande tuberosidade e colo anatômico.
(C) Colo anatômico somente.
(D) Pequena tuberosidade e colo cirúrgico.

19. Na artrodese talonavicular para o tratamento de artrose secundária ao trauma é importante:

(A) Manter o alinhamento do tálus, do navicular, do primeiro cuneiforme e do segundo metatarso em anteroposterior e perfil.
(B) Não encurtar a coluna medial.
(C) Permitir mobilidade do mediopé.
(D) Realizar artrodese com dorsiflexão de 15 graus do mediopé.

20. De acordo com a classificação de Garnavos (2012) para ossos longos, o tipo que corresponde a uma fratura diafisária simples com traço transverso do terço médio é:

(A) P C.
(B) M St.
(C) M Ss.
(D) M I.

21. No que se refere à avulsão traumática do tríceps distal, assinale a alternativa INCORRETA:

(A) Pode ser decorrente de uma carga excêntrica no cotovelo semifletido.
(B) Trata-se de uma lesão rara.
(C) A opção inicial é o tratamento conservador.
(D) As rupturas parciais são de difícil diagnóstico.

22. A respeito das fraturas do escafoide e suas classificações, assinale a alternativa CORRETA:

(A) A classificação de Russe divide as fraturas em quatro tipos: vertical oblíqua, horizontal oblíqua, transversa e espiral.
(B) As fraturas verticais oblíquas são mais estáveis, segundo Russe.
(C) A vascularização penetra no osso pela região dorsal e distal, o que favorece a necrose do polo proximal.
(D) A classificação de Hebert divide as fraturas do escafoide em A, B, C, D e E, sendo estas últimas estáveis.

23. Sobre as órteses utilizadas para tratamento de traumas na coluna, assinale a alternativa INCORRETA:

(A) A órtese do tipo Philadelphia apresenta maior controle do movimento sagital do que o axial e o lateral.
(B) Em geral, fraturas entre T6 e L3 são tratadas com TLSO (*Thoracolumbosacral Orthosis*) e fraturas lombares baixas são tratadas com LSO (*Lumbosacral Orthosis*).
(C) O colete de Jewett é eficaz em limitar a instabilidade em flexão, mas não em rotação ou inclinação lateral.
(D) No *halo-vest*, quando da fixação dos pinos, haverá maior risco de lesão do nervo supratroclear quando não for respeitada a zona de segurança.

24. Das estruturas listadas a seguir, qual passa através do forame isquiático maior?

(A) Músculo ilíaco.
(B) Artéria glútea superior.
(C) Músculo obturador externo.
(D) Artéria pudenda externa.

25. Sobre as fraturas diafisárias da tíbia, assinale a alternativa INCORRETA:

(A) Apresentam encurtamento < 1cm em sua esmagadora maioria.
(B) Angulações < 10 graus normalmente não cursam com artrite degenerativa.
(C) O encurtamento está diretamente relacionado com as lesões do invólucro de partes moles.
(D) Angulações de até 15 graus são cosmeticamente aceitas.

26. A incidência de Grashey é uma incidência radiológica muito adotada na rotina pelos ortopedistas. Corresponde a:

(A) Perfil do cotovelo.
(B) Oblíquo da mão.
(C) Anteroposterior verdadeiro do ombro.
(D) Oblíquo do tornozelo.

27. De acordo com a classificação de O'Driscoll para as fraturas do processo coronoide, assinale a alternativa INCORRETA:

(A) É dividida em três tipos.
(B) O tipo 1 corresponde à fratura do topo.
(C) O tipo 2 corresponde à fratura da faceta anterolateral.
(D) O tipo 3 corresponde à fratura da base do processo coronoide.

28. Sobre as lesões ligamentares do carpo e sua instabilidade, assinale a alternativa INCORRETA:

(A) Watson classificou a instabilidade escafossemilunar em: pré-dinâmica, dinâmica, estática e colapso avançado escafossemilunar.
(B) Sintomas da instabilidade escafossemilunar são: redução da força de preensão, dor dorsal no punho, limitação do movimento e uma sensação de estalido ou ressalto com o uso.
(C) O sinal de Terry-Thomas é suspeitado quando o *gap* é de 3mm e diagnóstico caso > 5mm.
(D) A altura carpal está aumentada na instabilidade em virtude do edema.

29. Em relação ao atraso no tratamento das lesões nervosas, assinale a alternativa INCORRETA:

(A) O reparo precoce evita a degeneração walleriana.
(B) De 2 a 4 anos após a lesão, as alterações se tornam irreversíveis.
(C) A fibrose endoneural prejudica a regeneração axonal.
(D) Quando o reparo ocorre 3 meses após a lesão, é esperado algum grau de deterioração.

30. Nas lesões em flexão-distração da coluna toracolombar, a fratura de Chance corresponde a:

(A) Fratura envolvendo as três colunas, acometendo somente as estruturas ósseas.
(B) Fratura acometendo duas das três colunas.
(C) Fratura das três colunas, em que a porção ligamentar da coluna média se encontra comprometida.
(D) Lesão exclusivamente ligamentar e discal envolvendo as três colunas.

31. As fraturas do tornozelo são relativamente frequentes, podendo ser uni, bi ou trimaleolares. Assinale a associação CORRETA sobre a epidemiologia dessas fraturas:

A. Unimaleolar	**1 – 15% a 20%**
B. Bimaleolar	**2 – 7% a 12%**
C. Trimaleolar	**3 – mais frequente**
D. Incidência do sexo masculino	**4 – 50%**

(A) A – 4; B – 1; C – 2; D – 3.
(B) A – 3; B – 1; C – 2; D – 4.
(C) A – 3; B – 2; C – 1; D – 4.
(D) A – 4; B – 3; C – 2; D – 1.

32. Sobre as fraturas do úmero proximal, assinale a alternativa CORRETA:

(A) O tipo mais comum é representado pelas fraturas impactadas em valgo.
(B) As fraturas em três partes não desviadas ou desviadas minimamente são as mais comuns.
(C) 70% dos pacientes acometidos têm mais de 50 anos de idade.
(D) O tratamento cirúrgico é o mais indicado.

33. Assinale a alternativa que apresenta a lesão mais frequentemente associada à artrose pós-traumática:

(A) Fratura bicondilar do platô tibial.
(B) Fratura de Lisfranc.
(C) Luxação posterior do quadril ≥ 6 horas.
(D) Fratura de patela.

34. Na dissociação craniocervical, a fratura unilateral do côndilo occipital do tipo III, segundo Anderson e Montesano, é classificada por Harborview como:

(A) Estágio 1.
(B) Estágio 2.
(C) Estágio 3.
(D) Estágio 4.

35. Nas fraturas do rádio distal, nas luxações do punho e nas lesões do carpo, NÃO é uma alteração neurológica observada:

(A) Compressão do nervo ulnar.
(B) Lesão direta do nervo mediano.
(C) Lesão do nervo radial superficial.
(D) Síndrome do túnel do carpo.

36. Ao se compararem as classificações de Young e Burgess e AO modificada por Tile, a melhor associação está presente em:

(A) Mecanismo combinado; B2.
(B) CAP II; B2.
(C) CAP III; B1.
(D) CL; C1.

37. Na fratura de Bennett, a estrutura que está inserida no fragmento medial e o mantém alinhado com o trapézio é:

(A) Abdutor longo do polegar.
(B) Ligamento palmar oblíquo.
(C) Abdutor curto do polegar.
(D) Adutor do polegar.

38. Em relação às fraturas do úmero distal no adulto, assinale a alternativa INCORRETA:

(A) Fraturas do úmero distal são frequentemente complicadas por lesão do nervo ulnar durante trauma inicial ou acesso cirúrgico.
(B) A abordagem do nervo ulnar durante o tratamento cirúrgico é controversa. Alguns autores recomendam a transposição e outros a descompressão *in situ*.
(C) Nos casos em que está indicada artroplastia total do cotovelo, se necessário, deve-se utilizar a osteotomia do olécrano.
(D) As taxas de infecção da artroplastia total do cotovelo são consideravelmente mais altas quanto comparadas com as da artroplastia em outros sítios.

39. Sobre as manobras de redução na luxação do quadril, assinale a alternativa CORRETA:

(A) A redução pode ser realizada sem sedação, desde que o paciente a tolere.
(B) A manobra de Stimson é a escolhida em casos de lesões múltiplas.
(C) Na manobra de Allis, o paciente é posicionado em decúbito ventral.
(D) A manobra de Bigelow apresenta risco de fratura do colo do fêmur.

40. Sobre as causas de falha do implante (haste intramedular) no tratamento de fraturas subtrocanterianas, assinale a alternativa INCORRETA:

(A) Má redução.
(B) Cominuição no ponto de entrada da haste.
(C) Alargamento excêntrico no ponto de entrada da haste em razão da fresagem excessiva.
(D) Traço de fratura transversal.

41. Com a fixação de C1-C2 com parafuso transarticular, quais são as estruturas neurovasculares sob maior risco?

(A) Nervo glossofaríngeo e artéria basilar.
(B) Nervo hipoglosso e artéria basilar.
(C) Nervo acessório e artéria vertebral.
(D) Nervo hipoglosso e artéria vertebral.

42. Sobre as luxações glenoumerais, assinale a alternativa CORRETA:

(A) A maioria das luxações glenoumerais é traumática posterior.
(B) A maioria das luxações glenoumerais é subglenoidal, sendo raras as intratorácicas.
(C) A maioria das luxações glenoumerais é subcoracoide, sendo raras as subclaviculares.
(D) As luxações subcoracoides são eminentemente posteriores.

43. O suprimento sanguíneo para a cabeça umeral, de acordo com a literatura mais recente, se deve principalmente a:

(A) Artéria circunflexa umeral anterior.
(B) Artéria circunflexa umeral posterior.
(C) Artérias circunflexas umeral anterior e posterior.
(D) Todas as afirmativas estão incorretas.

44. Na estabilização da pelve com fixador externo supra-acetabular, o posicionamento correto do fluoroscópio para inserção precisa dos pinos de cada lado da pelve é proporcionado por:

(A) Obturador *inlet*.
(B) Obturador *outlet*.
(C) Alar *inlet*.
(D) Alar *outlet*.

45. Sobre a fratura-luxação de Galeazzi, assinale a alternativa que NÃO representa achado radiológico indicativo dessa lesão:

(A) Encurtamento do rádio > 11mm.
(B) Alargamento da articulação radioulnar distal.

(C) Fratura da base do estiloide ulnar.
(D) Subluxação da articulação radioulnar distal vista de perfil.

46. As fraturas por compressão da coluna torácica estáveis apresentam:

(A) Perda de altura < 20% sem desvio.
(B) Perda de altura < 10% e cifose < 25 graus.
(C) Perda de altura < 15% e cifose < 20 graus.
(D) Integridade da coluna anterior.

47. Segundo Grauer, para definição da localização do traço de fratura do odontoide como tipo II ou III de Anderson e D'Alonso, deve-se usar como referência:

(A) O desvio da fratura.
(B) O envolvimento das facetas articulares de C2.
(C) O sentido do traço de fratura de anterior a posterior e craniocaudal.
(D) O envolvimento do corpo vertebral de C2.

48. A respeito do tratamento das fraturas dos arcos costais, assinale a alternativa CORRETA:

(A) Os objetivos do tratamento cirúrgico são: restaurar o contorno da parede torácica, adicionar estabilidade e aliviar a dor.
(B) Os pacientes que têm melhores resultados com consolidação em semanas são aqueles com grande deformidade do arcabouço costal, mas ausência de contusão pulmonar.
(C) A deformação das costelas superiores resulta em maior perda da capacidade pulmonar.
(D) Para o tórax flutuante com fraturas em oito costelas é primordial fixar todas as costelas. A fixação de três ou quatro costelas não melhora a função auxiliar na respiração.

49. O uso da haste retrógrada no tratamento das fraturas da diáfise femoral pode ocasionar algumas complicações. De acordo com a literatura atual, é uma complicação comprovada:

(A) Artrite séptica do joelho.
(B) Restrição da ADM do joelho.
(C) Dor residual no joelho.
(D) Artrite retropatelar.

50. Sobre as fraturas diafisárias da tíbia, assinale a alternativa CORRETA:

(A) A classificação de Gustilo-Anderson tem alta predição para o risco de infecção.

(B) São fraturas raramente associadas à exposição óssea.
(C) São a segunda fratura mais associada à síndrome de compartimento.
(D) As fraturas fechadas são sempre tratadas por meio de cirurgia.

51. Sobre as lesões do tendão do calcâneo, assinale a alternativa INCORRETA:

(A) O teste de Thompson avalia a flexão plantar mediante a compressão do tríceps sural pelo examinador.
(B) Quando o tratamento cirúrgico é o indicado, a incisão de escolha é a posterior e sobre o tendão.
(C) O tratamento conservador deve ser realizado por 8 a 12 semanas.
(D) Normalmente são precedidas por tendinite/tenossinovite.

52. Sobre as diferenças no uso de hastes intramedulares no úmero em relação ao fêmur e à tíbia, assinale a alternativa INCORRETA:

(A) O úmero é um osso sem descarga de peso.
(B) O encurtamento de poucos centímetros no úmero pode ser imperceptível.
(C) O bloqueio à mão livre no úmero é mais difícil e arriscado.
(D) Assim como no fêmur e na tíbia, o úmero não suporta desvios rotacionais.

53. Sobre as lesões atlantoaxiais, o intervalo atlantodental (ADI) apresentando desvios entre 3 e 5mm é indicativo de:

(A) Ruptura do ligamento transverso.
(B) Ruptura dos ligamentos transverso e alar.
(C) Ruptura do ligamento alar.
(D) Ausência de rupturas ligamentares.

54. Sobre as fraturas do escafoide, um osso de vascularização e anatomia diferenciada, assinale a alternativa INCORRETA:

(A) A RM é melhor para excluir a fratura do escafoide do que para confirmá-la.
(B) A TC e a RM são bons exames para diagnóstico da fratura do escafoide.
(C) Fraturas agudas são aquelas com menos de 3 semanas.
(D) As fraturas mais comuns são as do polo inferior, correspondendo a 80%.

55. No que diz respeito à lesão nervosa na luxação do quadril, assinale a alternativa CORRETA:

(A) É comum a ruptura completa do nervo ciático.
(B) A porção tibial do nervo ciático é frequentemente acometida.
(C) A porção fibular do nervo ciático é mais acometida do que a tibial.
(D) A lesão do nervo ciático ocorre em menos de 5% das luxações do quadril.

56. Sobre as causas de alterações degenerativas que levam à ruptura do tendão do quadríceps e do tendão patelar, assinale a alternativa INCORRETA:

(A) Uso de esteroides.
(B) Diminuição do suprimento sanguíneo.
(C) Microtraumas de repetição.
(D) Artrose do joelho.

57. A classificação de pseudoartrose de Paley baseia-se:

(A) Na mobilidade do foco da fratura.
(B) No tamanho do calo ósseo.
(C) No tempo pós-trauma.
(D) Na dor do paciente.

58. Sobre as complicações relacionadas com fratura do anel pélvico, assinale a alternativa INCORRETA:

(A) Osteomielite pélvica é uma complicação rara, sendo o desbridamento o único método de tratamento.
(B) Lesão neurológica é comum, sendo mais provável em fraturas do tipo B.
(C) Tromboembolismo ocorre geralmente em fraturas graves associadas a fraturas dos membros inferiores.
(D) A incidência de lesão geniturinária é alta, variando de 6,5% a 30%.

59. A fratura do enforcado atípica apresenta como característica principal:

(A) Fratura unilateral da *pars*.
(B) Fratura associada do processo espinhoso.
(C) Luxação facetária associada.
(D) Envolvimento do corpo vertebral, comprometendo o canal espinhal.

60. De acordo com a classificação de Winquist-Hansen, o tipo que apresenta fragmento em cunha com menos de 50% de contato entre as corticais da diáfise é o:

(A) I.
(B) II.
(C) III.
(D) IV.

61. Nas fraturas de pilão tibial, a posição do pé no momento do trauma tem relação com o tipo de fratura. Assinale a relação INCORRETA:

(A) Dorsiflexão do tornozelo – fratura anterior do pilão tibial.

(B) Tornozelo neutro – fratura posterior cominuída do pilão tibial.
(C) Tornozelo neutro – fratura do pilão tibial em Y.
(D) Flexão plantar do tornozelo – fratura posterior do pilão tibial.

62. A associação INCORRETA entre a classificação de Evans-Jensen e AO para fraturas transtrocantéricas é:

(A) Tipo IA – AO 31A1.
(B) Tipo IIB – AO 31A2.
(C) Tipo IIA – AO 31A2.
(D) Tipo III – AO 31A3.

63. Sobre as fraturas do osso pisiforme, assinale a alternativa CORRETA:

(A) São fraturas raras, associadas às fraturas do rádio distal em 90% dos casos.
(B) O diagnóstico é sugerido pela dor à palpação e pelo trauma direto na região ulnar da mão.
(C) A lesão do nervo ulnar nunca está presente porque o espaço no canal de Guyon possibilita um coxim de sustentação.
(D) As radiografias para escafoide em posteroanterior com 45 graus de desvio radial podem ser utilizadas para diagnóstico.

64. Segundo a classificação de Letournel-Judet, o padrão de fratura do acetábulo mais comum e o menos comum são, respectivamente:

(A) Parede posterior – parede anterior.
(B) Coluna posterior – coluna posterior com parede posterior.
(C) Transversa com parede posterior – coluna anterior.
(D) Coluna anterior – em "T".

65. Em relação à anatomia da coluna cervical, assinale a alternativa CORRETA:

(A) O ligamento longitudinal anterior integra a coluna posterior.
(B) O ligamento longitudinal posterior integra a coluna anterior.
(C) A lâmina faz parte da coluna lateral.
(D) O ligamento *flavum* é estrutura exclusiva da coluna anterior.

66. Sobre as fraturas do tálus, assinale a alternativa CORRETA:

(A) As fraturas do colo do tálus – Hawkins tipo I sem desvio – recebem tratamento conservador quando confirmadas por TC.
(B) São sempre cirúrgicas.
(C) Artrose subtalar é incomum quando a fratura acomete o colo do tálus.
(D) A pseudoartrose do colo do tálus está relacionada com tratamento cirúrgico.

67. De acordo com os estudos mais recentes, o ângulo de Matta para cobertura acetabular sofreu modificações em seu valor. Os valores aceitos atualmente para cobertura acetabular medial, anterior e posterior são, respectivamente:

(A) 90,9, 67,3 e 101,4 graus.
(B) 45, 25 e 70 graus.
(C) 45, 45 e 45 graus.
(D) 60, 45 e 75 graus.

68. A principal causa do primeiro episódio de luxação da patela é:

(A) Trauma esportivo.
(B) Acidente automobilístico.
(C) Queda de altura.
(D) Alteração degenerativa.

69. Sobre as fraturas do platô tibial, dentre as opções apresentadas a seguir, assinale a INCORRETA:

(A) Segundo Moore, as fraturas por compressão são as do tipo III.
(B) Chertsey classifica as fraturas conforme o mecanismo do trauma.
(C) Uma fratura do platô tibial por estresse em valgo é do tipo 1 segundo Chertsey.
(D) Schatzker classifica as fraturas bicondilares sem acometimento da eminência intercodilar como tipo V.

70. A paralisia do nervo radial é uma complicação encontrada nas fraturas da diáfise do úmero. Assinale a alternativa INCORRETA:

(A) A lesão do nervo radial após fratura diafisária do úmero é de 11,8%.
(B) O diagnóstico inicial entre uma lesão grave e um nervo intacto é difícil nos primeiros dias pós-fratura.
(C) Costumam ser necessárias 3 a 5 semanas para que se desenvolvam potenciais patológicos de denervação muscular.
(D) O músculo braquiorradial é o primeiro a se recuperar, e o extensor do indicador, o segundo.

71. Sobre as fraturas do escafoide, assinale a alternativa CORRETA:

(A) São fraturas que ocorrem principalmente em mulheres osteoporóticas com mais de 50 anos.
(B) Respondem por 50% das fraturas envolvendo a mão e o punho. Perdem em incidência para as fraturas distais do rádio e do colo do quinto metacarpo.

(C) O retorno ao trabalho após fratura do escafoide só ocorre depois de cerca de 6 meses.
(D) O mecanismo mais comum de fratura é a hiperflexão do punho com desvio ulnar.

72. Sobre as fraturas do acetábulo, assinale a alternativa INCORRETA:

(A) Apresenta uma curva de distribuição etária bimodal.
(B) O padrão de fratura depende da posição do quadril no momento do impacto, da carga aplicada e da qualidade óssea.
(C) As fraturas do acetábulo são lesões comuns e complexas que resultam de traumas de alta energia.
(D) Ocorrem em pacientes pediátricos.

73. Segundo a classificação de fratura do odontoide por Anderson e D'Alonso modificada por Eysel e Roosen, o tipo mais instável de fratura é:

(A) Fratura-avulsão do processo odontoide.
(B) Fratura da junção da base do odontoide com o corpo vertebral em que o traço de fratura é de posterossuperior para anteroinferior.
(C) Fratura da junção da base do odontoide com o corpo vertebral em que o traço de fratura é de anterossuperior para posteroinferior.
(D) Fratura com traço transverso.

74. Sobre as fraturas da patela, assinale a alternativa INCORRETA:

(A) Representam 1% de todas as fraturas.
(B) Degrau articular < 2mm pode ser tratado conservadoramente.
(C) Acometimento do polo superior pode ser tratado conservadoramente.
(D) Quando verticais, podem ser tratadas conservadoramente.

75. A respeito das fraturas da cabeça dos metacarpos, assinale a alternativa INCORRETA:

(A) Envolvimento articular é mais bem observado na incidência de Brewerton.
(B) Em caso de cominuição articular, são indicadas distração e fixação externa.
(C) Complicações comuns: rigidez, osteonecrose, condrólise e pseudoartrose.
(D) Em casos bem selecionados, a artrodese deve ser considerada.

76. Das alternativas listadas a seguir, qual NÃO apresenta fratura típica associada à fratura pélvica?

(A) Calcâneo.
(B) Diáfise de fêmur.

(C) Diáfise de tíbia.
(D) Fêmur distal.

77. No tratamento inicial da fratura do colo do fêmur, a posição do membro afetado que possibilita diminuição da pressão intracapsular secundária a aumento de volume capsular é:

(A) Rotação externa e leve adução.
(B) Rotação externa e leve flexão.
(C) Rotação externa e leve abdução.
(D) Rotação externa em extensão.

78. Sobre as fraturas de escápula, assinale a alternativa INCORRETA:

(A) A anatomia da escápula é desafiadora para a criação de uma classificação que seja prognóstica e compreensível.
(B) Nas fraturas da glenoide, a classificação da AO-OTA baseia-se em sua divisão em quatro quadrantes e no número de linha de fratura e sua localização.
(C) A classificação da AO-OTA para as fraturas da escápula é dividida em quatro segmentos: fossa, corpo, processos e glenoide.
(D) O coracoide e o acrômio são os marcos das classificações de Ogawa e colaboradores.

79. Em relação às complicações resultantes do tratamento cirúrgico na luxação do quadril, assinale a alternativa INCORRETA:

(A) Infecção.
(B) Artrose pós-traumática.
(C) Lesão do nervo ciático.
(D) Paralisia tardia do nervo ciático.

80. Em relação à classificação de Jupiter e Fernandez para o mecanismo de lesão das fraturas do rádio distal, assinale a alternativa CORRETA:

(A) Compressão: fratura da superfície articular com impacção (estiloide radial e ulnar).
(B) Avulsão: fratura nas inserções ligamentares (Colles, Smith).
(C) Cisalhamento: fratura da superfície articular (Barton).
(D) Angulação: falha da metáfise sob forças de tensão (*die punch*).

81. Sobre o uso do parafuso pedicular na segunda vértebra cervical, é correto afirmar que:

(A) Seu ponto de entrada é no quadrante superoexterno da massa de C2 com cerca de 30 graus de desvio medial e 20 graus de desvio cefálico.

(B) Deve ser preferencialmente monoaxial.
(C) Seu ponto de entrada é no quadrante superoexterno da massa de C2 com cerca de 20 graus de desvio medial e 30 graus de desvio cefálico.
(D) Pode ser transarticular.

82. Sobre as características típicas da fratura subtrocanteriana secundária ao uso de alendronato, assinale a alternativa INCORRETA:

(A) Apresenta um espessamento da cortical lateral.
(B) O traço de fratura é transverso (ou oblíquo curto).
(C) Apresenta um "bico" na cortical medial.
(D) A bilateralidade é ocasional.

83. Assinale a alternativa que apresenta a relação INCORRETA entre o teste e o compartimento da perna pesquisado em caso de traumatismo dos membros inferiores:

(A) Dorsiflexão do hálux – compartimento anterior.
(B) Flexão plantar do hálux – compartimento posterior profundo.
(C) Contração do tríceps sural – compartimento posterior superficial.
(D) Inversão do tornozelo – compartimento lateral.

84. Em relação às complicações das fraturas do tálus, assinale a alternativa INCORRETA:

(A) A pseudoartrose é uma complicação rara.
(B) A osteonecrose é uma complicação comum.
(C) As incidências em AP e mortalha costumam ser suficientes para confirmar uma osteonecrose.
(D) Artrose não é uma complicação esperada.

85. No salvamento de membros em um trauma de alta energia grave, a sequência correta dos problemas que devem ser priorizados é:

(A) 1 – Desvitalização de partes moles; 2 – *status* vascular; 3 – contaminação na fratura exposta; 4 – instabilidade óssea.
(B) 1 – Contaminação na fratura exposta; 2 – *status* vascular; 3 – instabilidade óssea; 4 – desvitalização de partes moles.
(C) 1 – *status* vascular; 2 – contaminação na fratura exposta; 3 – desvitalização de partes moles; 4 – instabilidade óssea.
(D) 1 – *status* vascular; 2 – desvitalização de partes moles; 3 – contaminação na fratura exposta; 4 – instabilidade óssea.

86. Sobre as fraturas do úmero proximal, assinale a alternativa INCORRETA:

(A) Codman notou que as fraturas do úmero proximal ocorriam nas linhas das epífises proximais do úmero e descreveu quatro possíveis fragmentos: grande tuberosidade, pequena tuberosidade, cabeça anatômica e diáfise.
(B) Com base nos fragmentos descritos por Codman, Neer propôs sua classificação em partes.
(C) A classificação AO deriva da classificação de Neer e leva em conta a luxação e a impacção em varo.
(D) Com base nos desenhos de Codman, Hertel desenvolveu uma classificação inspirada em peças de LEGO.

87. No que diz respeito à artroplastia total reversa de ombro, assinale a alternativa INCORRETA:

(A) Necessita de uma musculatura deltóidea funcionante.
(B) O componente umeral é implantado com 20 graus de anteversão.
(C) A estabilidade depende da tensão e da versão dos componentes.
(D) Complicações mais relatadas: hematoma, infecção e instabilidade.

88. Sobre a vascularização do odontoide, assinale a alternativa INCORRETA:

(A) Ocorre no sentido cefalocaudal exclusivamente.
(B) É nutrida por ramos das artérias vertebrais.
(C) Seus ramos terminais formam a arcada apical.
(D) As artérias vertebrais ascendem pelos forames transversos somente até C2.

89. Em relação às radiografias oblíquas de Judet e seus achados, assinale a alternativa CORRETA:

(A) Obturatória: parede posterior e coluna posterior.
(B) Obturatória: coluna posterior e coluna anterior.
(C) Alar: coluna anterior e coluna posterior.
(D) Alar: coluna posterior e parede anterior.

90. Sobre as relações anatômicas e a anatomia funcional das fraturas distais do rádio, assinale a alternativa INCORRETA:

(A) A superfície articular do rádio se inclina radialmente entre 22 e 23 graus no plano frontal.
(B) A superfície articular do rádio tem inclinação palmar entre 10 e 12 graus.
(C) O comprimento radial se refere à distância entre a ponta do estiloide radial e a superfície articular da ulna e mede de 11 a 12mm.
(D) A variância ulnar é a medida do comprimento entre a cabeça da ulna e o estiloide ulnar.

91. Sobre as fraturas de cotovelo no adulto, assinale a alternativa CORRETA:

(A) A classificação de Regan-Morey é estabelecida a partir da incidência em anteroposterior do cotovelo.
(B) As fraturas do coronoide quase sempre ocorrem de maneira isolada.
(C) A classificação de Regan-Morey apresenta uma modificação com base na tomografia computadorizada.
(D) A classificação de O'Driscoll chama a atenção para a região anteromedial e sua relação com a instabilidade em valgo.

92. No tratamento da fratura da patela por traço simples transverso, o método de tratamento mais estável é:

(A) Banda de tensão.
(B) Banda de tensão + cerclagem.
(C) Parafusos canulados.
(D) Parafusos canulados + banda de tensão.

93. Em relação às classificações das fraturas do tornozelo, assinale a alternativa CORRETA:

(A) A maioria das fraturas maleolares ocorre em supinação e rotação externa (40% a 75%).
(B) A classificação AO é uma simplificação da classificação de Danis-Weber.
(C) Danis-Weber tipo A corresponde a supinação e rotação externa.
(D) Danis-Weber tipo C corresponde a pronação e abdução.

94. Quantos são os marcos radiográficos (radiografia anteroposterior da pelve) que auxiliam a compreensão das fraturas do acetábulo?

(A) 4.
(B) 5.
(C) 6.
(D) 7.

95. Em todos os pacientes com fratura distais do rádio deve ser considerada a realização de propedêutica para densidade óssea. Assinale a alternativa que NÃO representa um fator de risco para osteoporose:

(A) Idade > 65 anos.
(B) Pacientes com doença crônica.
(C) Pacientes imobilizados por alguma razão.
(D) Pacientes em uso de anti-hipertensivos.

96. Sobre a anatomia do úmero distal, assinale a alternativa CORRETA:

(A) Cerca de 6% das pessoas apresentam um defeito ósseo na fossa do coronoide, chamado abertura septal.
(B) Após trauma no cotovelo ou acesso cirúrgico, o coxim gorduroso posterior se torna aderente e fibrótico, limitando a flexão do cotovelo.
(C) A coluna medial do úmero distal diverge da diáfise em um ângulo de 70 graus.
(D) O ligamento colateral lateral se fixa ao rádio através da crista do supinador.

97. Sobre o tratamento das fraturas diafisárias do fêmur, a placa não é preferida no lugar da haste intramedular quando:

(A) O canal medular do osso é estreito.
(B) Apresenta diminuição da curvatura do fêmur.
(C) Há a presença de contaminação no ponto de entrada da haste.
(D) A fratura é exposta com lesão vascular.

98. Sobre as fraturas do platô tibial, é CORRETO afirmar que não se trata de uma indicação absoluta de tratamento cirúrgico:

(A) Fratura do platô associada a lesão vascular.
(B) Fratura do platô associada à síndrome do compartimento.
(C) Fratura exposta.
(D) Fratura bicondilar desviada.

99. No que diz respeito às fraturas do sacro e suas classificações, assinale a alternativa INCORRETA:

(A) Denis descreveu uma classificação anatômica que correlaciona a localização da fratura à presença de lesão neurológica.
(B) O tipo II de Denis é dividido em cinco subtipos (H, Y, U, W e lambda).
(C) A classificação de Roy-Camille modificada por Strange-Vongsen e Lebech subdivide o tipo III de Denis em quatro subtipos.
(D) A classificação AO se baseia na extensão e no padrão da instabilidade (da menos para a mais instável).

100. Sobre as lesões de Essex-Lopresti, assinale a alternativa CORRETA:

(A) Ocorre a disjunção total do rádio da ulna.
(B) Um deslocamento ou fratura da cabeça radial raramente é visto.
(C) O primeiro passo cirúrgico consiste em restaurar a cabeça do rádio.
(D) A ressecção da cabeça radial é a regra quando não é conseguida a restauração da cabeça.

101. As alternativas a seguir apresentam fatores que estão relacionados com aumento no risco da fratura do colo do fêmur em idosos, EXCETO:

(A) Altas doses de vitamina A.
(B) Suplementação tireotrófica.
(C) Agentes hipnóticos.
(D) Consumo excessivo de álcool.

102. Dentre as alternativas a seguir sobre as indicações absolutas de tratamento cirúrgico de uma fratura diafisária da tíbia, assinale a INCORRETA:

(A) Fratura ipsilateral do fêmur.
(B) Síndrome de compartimento.
(C) Presença de extensão articular.
(D) Fratura do tipo ll de Gustilo-Anderson.

103. Sobre as fraturas do tálus, assinale a alternativa INCORRETA:

(A) Representam 5% de todas as fraturas.
(B) Quinze a 20% das fraturas são expostas.
(C) Estão associadas a traumas de alta energia.
(D) Exibem vascularização vulnerável.

104. As fraturas do úmero proximal são importantes na prática clínica, e as complicações de seu tratamento devem ser evitadas. Assinale a alternativa CORRETA:

(A) Geralmente a hemiartroplastia como tratamento das fraturas do úmero proximal resulta em bom alívio da dor e excelente função.
(B) A taxa de revisão decorrente de luxação e infecção na hemiartroplastia primária é de 5% a 8%.
(C) A migração proximal de prótese com redução do espaço umeroacromial é relativamente comum, com incidência de até 30%.
(D) A principal razão de um mau resultado funcional é a fratura não percebida da glenoide associada.

105. De acordo com a classificação de Brumback para luxação do quadril, a luxação anterior associada à fratura da cabeça femoral corresponde ao tipo:

(A) 2.
(B) 3.
(C) 4.
(D) 5.

106. Sobre a fixação externa na fratura pélvica, assinale a alternativa INCORRETA:

(A) Normalmente contém a hemorragia por compressão direta dos vasos sangrantes.
(B) Fixadores não devem ser usados nas cristas ilíacas em fraturas com lesão da sacroilíaca posterior.
(C) Fixadores supra-acetabulares são uma escolha quando há fratura associada das cristas ilíacas.
(D) O uso de fixadores em clampe de Ganz não apresenta contraindicações.

107. Sobre os fatores que influenciam negativamente o resultado do tratamento nas fraturas da falange, assinale a alternativa INCORRETA:

(A) Presença de comorbidades (como diabetes e osteoporose).
(B) Fratura articular.
(C) Lesão prévia que afete a ADM.
(D) Paciente com menos de 20 anos de idade.

108. Nas fraturas do úmero distal e seu tratamento, é importante prevenir complicações. Assinale a alternativa a INCORRETA:

(A) A ossificação heterotópica pode ocasionar importante perda da amplitude normal de movimento.
(B) A radioterapia pré-operatória com 700cGy é indicada em pacientes com risco aumentado de ossificação heterotópica.
(C) O uso profilático de AINE contra ossificação heterotópica deve ser pensado em virtude da chance de aumentar o risco de não consolidação da fratura.
(D) São fatores de risco para ossificação heterotópica nas fraturas do úmero distal: atraso na cirurgia, cirurgia prévia antes da osteossíntese definitiva e lesões no sistema nervoso central.

109. Na fratura do fêmur distal associada a lesão da artéria poplítea, o tempo máximo para o restabelecimento do fluxo sanguíneo, sem qualquer risco para o membro, é de:

(A) 3 horas.
(B) 6 horas.
(C) 8 horas.
(D) 12 horas.

110. Em relação ao tratamento das fraturas do platô tibial, assinale a alternativa CORRETA:

(A) A manutenção ou o reparo do menisco não interferem no prognóstico relacionado com a degeneração articular, quando comparados com sua ressecção.

(B) Duas a 3 semanas de imobilização do joelho com gesso inguinopodálico são suficientes para produzir limitações de ADM não reversíveis por fisioterapia.
(C) O tratamento deve ser exclusivamente cirúrgico.
(D) Os acessos anterolateral e anteromedial são suficientes para o tratamento de todas as fraturas.

111. Em relação às radiografias em caso de traumatismo pélvico, assinale a alternativa INCORRETA:

(A) A radiografia *outlet* possibilita a avaliação da cavidade pélvica.
(B) Na radiografia em anteroposterior (AP), o paciente deve manter rotação interna dos quadris e a ampola perpendicular apontada a 3cm da sínfise púbica.
(C) A radiografia *outlet* possibilita a avaliação do deslocamento vertical da hemipelve.
(D) Na radiografia *outlet* é possível avaliar os corpos vertebrais de S1 e S2.

112. Sobre a anatomia do úmero distal, alguns conceitos são importantes para o melhor resultado cirúrgico. Assinale a alternativa CORRETA:

(A) A tróclea fica entre as duas colunas do úmero distal, enquanto o capítelo é parte da coluna lateral.
(B) A metade distal da coluna lateral é de osso principalmente cortical.
(C) O músculo ancôneo cobre totalmente a coluna medial do cotovelo.
(D) O epicôndilo medial é ponto de origem da musculatura extensora dos dedos e dos extensores radiais do carpo.

113. Em relação ao tratamento das lesões da sindesmose, assinale a alternativa INCORRETA:

(A) Está indicada a transfixação da sindesmose com um ou dois parafusos.
(B) Quando usado o parafuso de posição, é preconizada a fixação de quatro corticais.
(C) Os parafusos absorvíveis podem ser usados.
(D) É insuficiente a manutenção da fixação por 6 semanas.

114. Em relação a uma segunda fratura no quadril após fratura do colo do fêmur, assinale a alternativa INCORRETA:

(A) Em aproximadamente 70% dos casos são similares à primeira.
(B) O intervalo médio entre as fraturas é de 3 anos.
(C) O risco é maior nas mulheres.
(D) As mulheres apresentam a fratura mais precocemente do que os homens.

115. Sobre o tratamento das fraturas distais do rádio estáveis, assinale a alternativa INCORRETA:

(A) A perda de redução das fraturas tratadas com gesso é incomum.
(B) A redução e a imobilização gessada permanecem como tratamento aceitável nas fraturas estáveis em 75% a 80% dos casos.
(C) No tratamento com imobilização gessada, o molde deve terminar antes da prega flexora palmar distal.
(D) Radiografias são necessárias para monitorar a perda de redução.

116. Na fratura da parede posterior do acetábulo, todas as lesões citadas são frequentes em virtude do mecanismo de trauma, EXCETO:

(A) Fratura da patela.
(B) Lesão do ligamento cruzado posterior.
(C) Artrotomia traumática do joelho.
(D) Fratura do côndilo femoral.

117. Sobre a luxação glenoumeral, assinale a alternativa INCORRETA:

(A) O maior número de luxações primárias do ombro ocorre entre 10 e 20 anos de idade.
(B) Deslocamentos ocorrem raramente em crianças e somente 5% ocorrem em pacientes com epífise proximal aberta.
(C) A idade é o principal fator relacionado com complicações e prognóstico envolvidos no tratamento das luxações glenoumerais.
(D) Fraturas de grande tuberosidade, lesões do manguito rotador e lesões neurovasculares são mais comuns em pacientes mais jovens com luxação glenoumeral.

118. No que diz respeito às causas de limitação da ADM do joelho após intervenção cirúrgica para tratamento de fratura do fêmur distal, assinale a alternativa INCORRETA:

(A) Má redução da superfície articular.
(B) Má escolha do material de osteossíntese.
(C) Contratura capsular.
(D) Artrite pós-traumática.

119. Sobre a fratura do colo dos metacarpos, assinale a alternativa INCORRETA:

(A) O quarto e quinto dedos podem aceitar angulação volar de até 70 graus.
(B) Estudos biomecânicos sugerem que angulação com ápice dorsal > 30 graus diminui a capacidade funcional das metacarpofalangianas.

(C) A radiografia em oblíquo subestima a angulação volar da fratura.
(D) O segundo e terceiro dedos não aceitam angulações > 10 a 15 graus de desvio no plano sagital.

120. Em relação às fraturas expostas da pelve, assinale a alternativa INCORRETA:

(A) Dois a 5% de todas as fraturas pélvicas são expostas.
(B) A taxa de mortalidade é de aproximadamente 60%.
(C) Mortalidade precoce se deve quase exclusivamente à hemorragia.
(D) A contaminação é decorrente do contato com o ambiente externo ou com os tratos gastrointestinal e genital.

121. As fraturas da diáfise do úmero são historicamente tratadas de maneira conservadora. Assinale a alternativa INCORRETA:

(A) A utilização de *braces* e a imobilização por tutor podem ser difíceis em pacientes de baixa estatura e obesos.
(B) O gesso pendente é utilizado inicialmente por 1 semana para redução e então substituído por um *braces* funcional.
(C) A necessidade de cirurgias após tentativa de tratamento inicial pode chegar a 15%.
(D) Para pacientes com metástase em fraturas patológicas, o tratamento conservador ainda é a escolha.

122. De acordo com a classificação de Jagodzinski/Krettek, o tipo que apresenta maior chance de lesão vascular associada é o:

(A) D1.
(B) I2.
(C) I3 ou I4.
(D) D3.

123. Sobre as indicações de fixação externa no tratamento das fraturas diafisárias da tíbia, assinale a alternativa INCORRETA:

(A) Fratura exposta com contaminação medular.
(B) Fixação definitiva da fratura.
(C) Tratamento de infecção prévia após tratamento cirúrgico.
(D) Joelho flutuante.

124. Sobre o acesso de Smith-Petersen para tratamento de fratura da cabeça femoral, assinale a alternativa INCORRETA:

(A) É usado no tratamento das fraturas dos tipos I e II de Pipkin.

(B) Promove a fixação de fragmentos anteriores e mediais da cabeça femoral.
(C) Aumenta a incidência de ossificação heterotópica.
(D) Aumenta a incidência de necrose avascular da cabeça femoral.

125. Sobre as fraturas do úmero proximal e seu tratamento, assinale a alternativa INCORRETA:

(A) A hemiartroplastia tem como objetivo a restauração das relações anatômicas entre as tuberosidades e a cabeça da prótese.
(B) As fraturas gravemente desviadas tipo 11-C2 e as fraturas Neer do grupo VI são indicações de hemiartroplastia.
(C) Para indicação de hemiartroplastia como tratamento das fraturas do úmero proximal uma DMO (densidade mineral óssea) normal é mandatória, pois melhora a consolidação das tuberosidades na prótese.
(D) A cominuição do calcar medial também representa uma indicação relativa de hemiartroplastia.

126. As fraturas do rádio distal respondem por um sexto de todas as fraturas atendidas nas emergências. Sobre essas fraturas, assinale a alternativa INCORRETA:

(A) Ocorrem em duas faixas etárias principais, entre 6 e 10 anos e entre 60 e 69 anos.
(B) São mais comuns em mulheres do que em homens.
(C) A incidência dessas fraturas deve aumentar nos próximos 20 anos com o envelhecimento da população.
(D) Essas fraturas resultam mais comumente de traumas de alta energia do que de baixa energia.

127. As fraturas do úmero distal representam uma lesão complexa, de difícil exposição cirúrgica. Sobre essas fraturas, assinale a alternativa CORRETA:

(A) São fraturas que, embora raras, têm incidência aumentada entre as crianças e reduzida entre os adultos.
(B) O úmero distal pode ser entendido como um retângulo, e qualquer parte do retângulo que falha pode gerar mais fraqueza do que o esperado em termos estruturais.
(C) Mecanicamente, a articulação radiocapitelar pode ser entendida como uma articulação à parte e independente da flexoextensão do cotovelo.
(D) O eixo troclear é valgo com inclinação de cerca de 75 graus para os homens e 80 graus para as mulheres.

128. A principal complicação após intervenção cirúrgica em fraturas do fêmur distal é:

(A) Infecção.
(B) Pseudoartrose.
(C) Mau alinhamento.
(D) Perda da fixação.

129. Nas luxações do joelho associadas a fraturas do platô tibial, os tipos de fraturas mais comumente encontrados, segundo a classificação AO, são:

(A) 41A1 e 41B1.
(B) 41A1 e 41B2.
(C) 41C3 e 41B1.
(D) 41C3 e 41B2.

130. A respeito dos fatores isolados relacionados com a pseudoartrose das fraturas desviadas da diáfise tibial, assinale a alternativa INCORRETA:

(A) Diástase no foco da fratura.
(B) Infecção óssea.
(C) Artéria nutrícia única, ramo da artéria tibial posterior.
(D) Emprego incorreto de técnica cirúrgica.

Respostas Comentadas

1. B

COMENTÁRIO: as fraturas do escafoide são as mais comuns dos ossos do carpo e acometem mais frequentemente homens jovens com idades entre 18 e 35 anos. O mecanismo típico da lesão consiste em queda com a mão em dorsiflexão (segundo estudos biomecânicos, ocorre uma dorsiflexão extrema, > 95 graus)

1. Browner BD, Jupiter JB, Levine AM, Trafton PG. Skeletal trauma: basic science, management and reconstruction. 5. ed. Philadelphia: Saunders, 2015, Cap. 6, p. 130.

2. D

COMENTÁRIO: é alta a incidência de lesões de nervo periférico associadas a determinados tipos de fratura. Esse tipo de associação, segundo alguns autores, chega a 95% nas fraturas dos membros superiores. As fraturas do úmero estão entre as mais propensas a apresentar lesão de nervo periférico associada.

2. Browner BD, Jupiter JB, Levine AM, Trafton PG. Skeletal trauma: basic science, management and reconstruction. 5. ed. Philadelphia: Saunders, 2015, Cap. 23, p. 597.

3. C

COMENTÁRIO: a classificação de Anderson e Montesano para as fraturas do côndilo occipital, a mais utilizada, se divide em três tipos: tipo I – fraturas cominutivas causadas por impacção ou carga axial; tipo II – fraturas da base do crânio que se estendem até o côndilo occipital; tipo III – avulsão do ligamento alar com pequeno fragmento ósseo, normalmente por distração.

3. Browner BD, Jupiter JB, Levine AM, Trafton PG. Skeletal trauma: basic science, management and reconstruction. 5. ed. Philadelphia: Saunders, 2015, Cap. 33, p. 818.

4. B

COMENTÁRIO: mais comum em homens jovens ativos, a fratura do escafoide representa 60% a 80% das fraturas dos ossos do carpo e é o segundo tipo de fratura do punho mais comum. O diagnóstico dessa fratura é desafiador, e seu tratamento tem algum impacto econômico, já que o retorno pleno às atividades leva cerca de 6 meses.

4. Browner BD, Jupiter JB, Levine AM, Trafton PG. Skeletal trauma: basic science, management and reconstruction. 5. ed. Philadelphia: Saunders, 2015, Cap. 43, p. 1217.

5. C

COMENTÁRIO: o úmero é o maior osso do membro superior, e as fraturas que acometem sua diáfise apresentam distribuição bimodal. É importante o conhecimento anatômico local, principalmente em se tratando do envoltório de partes moles. Os músculos braquial, tríceps e braquiorradial se originam na diáfise umeral e os músculos peitoral maior, deltoide e coracobraquial se inserem nesse local. Cada músculo tem uma única inervação, à exceção do músculo braquial, que é inervado pelos nervos musculocutâneo, em sua parte medial, e radial, em sua parte lateral.

5. Browner BD, Jupiter JB, Levine AM, Trafton PG. Skeletal trauma: basic science, management and reconstruction. 5. ed. Philadelphia: Saunders, 2015, Cap. 47, p. 1390.

6. A

COMENTÁRIO: a necrose avascular da cabeça femoral é a segunda complicação mais comumente associada à luxação do quadril, com incidência variando de 1% a 17%. Sua principal causa está diretamente relacionada com o tempo durante o qual a cabeça femoral permanece luxada. Vários autores mostram tempo médio de 12 horas de luxação como limite para evitar essa lesão. O apoio precoce do membro luxado, a princípio considerado por alguns autores a causa da osteonecrose, já foi descartado.

6. Browner BD, Jupiter JB, Levine AM, Trafton PG. Skeletal trauma: basic science, management and reconstruction. 5. ed. Philadelphia: Saunders, 2015, Cap. 52, p. 1591.

7. D

COMENTÁRIO: de acordo com a bibliografia sobre o tratamento cirúrgico das fraturas diafisárias do fêmur em adultos, o tratamento atual é cirúrgico, e apenas em países subdesenvolvidos há espaço para o tratamento conservador. As contraindicações para o tratamento conservador são: presença de síndrome compartimental, lesões vasculares, lesão nervosa nos membros inferiores devido à tração, fratura irredutível por interposição de partes moles e pseudoartrose (complicação tardia).

7. Browner BD, Jupiter JB, Levine AM, Trafton PG. Skeletal trauma: basic science, management and reconstruction. 5. ed. Philadelphia: Saunders, 2015, Cap. 58, p. 1797.

8. C

COMENTÁRIO: a classificação de Seinsheimer para fraturas do fêmur distal é dividida em quatro tipos: tipo I – sem desvio; tipo II – metafisária sem acometimento articular; tipo III – acometimento do intercôndilo com desvio de um ou dos dois côndilos; tipo IV – acomete a superfície articular de um ou dos dois côndilos. Os tipos I e II estão associados a osteoporose prévia, e o tipo IV ocorre em pacientes mais jovens em razão de trauma de alta energia.

8. Browner BD, Jupiter JB, Levine AM, Trafton PG. Skeletal trauma: basic science, management and reconstruction. 5. ed. Philadelphia: Saunders, 2015, Cap. 59, p. 1826.

9. B

COMENTÁRIO: na fratura do anel pélvico, avaliação clínica criteriosa, planejamento pré-operatório radiográfico e tomografia computadorizada são essenciais para indicar um tratamento conservador. Entre as indicações para o tratamento não cirúrgico se encontram: lesão do anel pélvico estável; lesões sacrais estáveis; comorbidades que contraindiquem tratamento cirúrgico; má qualidade óssea, em que a inserção de um parafuso pode causar complicações; fratura do anel pélvico secundária a trauma de baixa energia em paciente osteoporótico.

9. Bucholz RW, Heckman JD, Court-Brown CM, Torneta III P. Rockwood and Green's fractures in adults. 8. ed. Philadelphia: Lippincott, 2015, Cap. 46, p. 1828.

10. A

COMENTÁRIO: a subluxação rotatória atlantoaxial foi classificada por Fielding levando em conta a integridade do ligamento transverso e a posição das facetas articulares. O tipo I, subluxação rotatória sem desvio, é o mais comum, com o ligamento transverso intacto (corresponde a 47% dos casos). O tipo II apresenta desvio anterior entre 3 e 5mm, sendo o segundo tipo mais comum (30% dos casos). O tipo III apresenta desvio anterior > 5mm em razão de insuficiência do ligamento transverso e dos estabilizadores secundários. O tipo IV, o menos comum, apresenta desvio posterior do atlas sobre o áxis.

10. Browner BD, Jupiter JB, Levine AM, Trafton PG. Skeletal trauma: basic science, management and reconstruction. 5. ed. Philadelphia: Saunders, 2015, Cap. 33, p. 835.

11. C

COMENTÁRIO: Lafontaine identificou e enumerou fatores de risco associados a desvios após redução adequada de fraturas do rádio distal. Segundo seus estudos, são critérios de instabilidade: presença de inclinação dorsal > 20 graus, cominuição, traço intra-articular, fratura associada da ulna e idade > 60 anos.

11. Browner BD, Jupiter JB, Levine AM, Trafton PG. Skeletal trauma: basic science, management and reconstruction. 5. ed. Philadelphia: Saunders, 2015, Cap. 6, p. 135.

12. B

COMENTÁRIO: a ossificação heterotópica que pode ocorrer após o tratamento cirúrgico da fratura do acetábulo varia em gravidade e localização. São fatores de risco: traumatismo cranioencefálico, grandes acessos cirúrgicos, acessos cirúrgicos combinados em um único tempo, acesso de Smith-Petersen e fraturas desviadas.

12. Browner BD, Jupiter JB, Levine AM, Trafton PG. Skeletal trauma: basic science, management and reconstruction. 5. ed. Philadelphia: Saunders, 2015, Cap. 41, p. 1157.

13. B

COMENTÁRIO: a fratura do calcâneo, embora rara (abarca cerca de 2% de todas as fraturas), é a mais comum entre os ossos do tarso, representando 60% dos casos. Dentre as fraturas de calcâneo, 75% apresentam acometimento da superfície articular, o que as torna tão graves e de difícil tratamento. Para avaliação da superfície articular, dois parâmetros radiográficos importantes devem ser avaliados no perfil: o ângulo de Böhler, entre 25 e 40 graus, e o ângulo de Gissane, entre 120 e 145 graus.

13. Browner BD, Jupiter JB, Levine AM, Trafton PG. Skeletal trauma: basic science, management and reconstruction. 5. ed. Philadelphia: Saunders, 2015, Cap. 67, p. 2284.

14. D

COMENTÁRIO: a lesão de Essex-Lopresti corresponde a uma fratura cominutiva da cabeça do rádio associada a lesão do ligamento interósseo e da articulação radioulnar distal. A melhor descrição para essa lesão a caracteriza como uma dissociação longitudinal radioulnar. A classificação de Edwards e Jupiter para as fraturas da cabeça do rádio na lesão de Essex-Lopresti é dividida em três tipos: tipo I – fraturas minimamente cominutivas com indicação de redução aberta e fixação interna; tipo II – fraturas cominutivas que necessitam ressecção da cabeça do rádio e artroplastia; tipo III – migração crônica, irredutível, proximal do rádio.

14. Bentley G. European Surgical Orthopaedics and Traumatology. The EFORT textbook. New Delhi: Springer-Verlag Berlin Heidelberg, 2014, p. 1541.

15. A

COMENTÁRIO: os sistemas de classificação para as fraturas distais do rádio funcionam como uma base para o tratamento e fornecem um meio para avaliar o resultado de diferentes modalidades. A classificação de Frykman identifica o envolvimento das articulações radiocarpal e radioulnar distal, bem como o acometimento do processo estiloide da ulna. A classificação das fraturas "em partes" baseia-se nos princípios de fragmentos de Melone, expandindo-o para incluir padrões de fraturas extra e intra-articulares.

15. Browner BD, Jupiter JB, Levine AM, Trafton PG. Skeletal trauma: basic science, management and reconstruction. 5. ed. Philadelphia: Saunders, 2015, Cap. 44, p. 1267.

16. C

COMENTÁRIO: a pelve conecta o esqueleto axial às extremidades inferiores. É formada por dois ossos inominados e o sacro e um complexo ligamentar fundamental capaz de prover rigidez necessária durante a marcha e mobilidade requerida durante o parto. O ligamento iliolombar, originado no processo transverso de L4 e L5, se insere na crista ilíaca posterior e é um dos responsáveis pela estabilidade espinopélvica.

16. Browner BD, Jupiter JB, Levine AM, Trafton PG. Skeletal trauma: basic science, management and reconstruction. 5. ed. Philadelphia: Saunders, 2015, Cap. 40, p. 1023.

17. D

COMENTÁRIO: recentemente, a American Academy of Orthopaedic Surgeons (AAOS) publicou diretrizes que estabelecem os parâmetros satisfatórios pós-redução da fratura do rádio distal. São eles: encurtamento da articulação radioulnar distal < 5mm quando comparada ao lado contralateral, inclinação radial > 15 graus na radiografia em anteroposterior, inclinação entre 15 graus de desvio dorsal e 20 graus de desvio volar na radiografia em perfil, falha óssea articular < 2mm e incongruência articular < 2mm.

17. Browner BD, Jupiter JB, Levine AM, Trafton PG. Skeletal trauma: basic science, management and reconstruction. 5. ed. Philadelphia: Saunders, 2015, Cap. 6, p. 135.

18. A

COMENTÁRIO: a pseudoartrose do úmero proximal pode levar a rigidez, limitação da ADM do ombro, artrite traumática e encurtamento do úmero. Os locais mais comumente acometidos são a grande tuberosidade e o colo cirúrgico, sendo o tipo mais importante a pseudoartrose em varo, a qual promove impacto entre o acrômio e a grande tuberosidade.

18 Browner BD, Jupiter JB, Levine AM, Trafton PG. Skeletal trauma: basic science, management and reconstruction. 5. ed. Philadelphia: Saunders, 2015, Cap. 48, p. 1485.

19. B

COMENTÁRIO: no tratamento da artrose talonavicular por meio de artrodese dessa articulação, a principal dificuldade é conseguir o alinhamento correto entre o tálus, o navicular, o primeiro metatarso e o cuneiforme, que devem estar em linha reta tanto em anteroposterior como em perfil. Outra preocupação importante nessa cirurgia é não encurtar a coluna medial, preservando o osso condral dessa articulação.

19. Browner BD, Jupiter JB, Levine AM, Trafton PG. Skeletal trauma: basic science, management and reconstruction. 5. ed. Philadelphia: Saunders, 2015, Cap. 68, p. 2396.

20. B

COMENTÁRIO: Garnavos desenvolveu um novo sistema de classificação para fraturas da diáfise de ossos longos com base na localização e no traço de fratura. O sistema divide a diáfise de cada osso longo (fêmur, tíbia, úmero, ulna) em três zonas de igual comprimento. A letra maiúscula P é atribuida à zona proximal, a letra M à zona média e a letra D à zona distal. As fraturas são morfologicamente descritas como traço simples (S) – subdivididas em transversa ou oblíqua curta (t) e espiral (s) – intermediário (I) e complexo (C), com as letras minúsculas após a letra maiúscula que define a localização.

20. Bucholz RW, Heckman JD, Court-Brown CM, Torneta III P. Rockwood and Green's fractures in adults. 8. ed. Philadelphia: Lippincott, 2015, Cap. 36, p. 1293.

21. C

COMENTÁRIO: a avulsão traumática do tríceps distal é um quadro raro, podendo ser total ou parcial. Pode ser difícil o diagnóstico diferencial entre esta última e as distensões musculares do tríceps. Essa lesão é resultado de uma contração excêntrica do tríceps ou de um trauma direto na região posterior do cotovelo. Nas lesões completas, o tratamento é cirúrgico, desde que o paciente não apresente contraindicações cirúrgicas.

21. Bentley G. European Surgical Orthopaedics and Traumatology. The EFORT textbook. New Delhi: Springer-Verlag Berlin Heidelberg, 2014, p. 1361.

22. C

COMENTÁRIO: diversas classificações foram propostas para as fraturas de escafoide, de acordo com a localização anatômica, a orientação do traço de fratura e a presença ou não de desvio. A classificação de Russe divide as fraturas de escafoide em três tipos: horizontal oblíqua, transversa e vertical oblíqua, que é a mais instável. Já a classificação de Hebert divide as fraturas de escafoide em: tipo A – agudas estáveis; tipo B – agudas instáveis; tipo C – retardo de consolidação; tipo D – pseudoartrose.

22. Browner BD, Jupiter JB, Levine AM, Trafton PG. Skeletal trauma: basic science, management and reconstruction. 5. ed. Philadelphia: Saunders, 2015, Cap. 43, p. 1220.

23. D

COMENTÁRIO: este é um tema pouco abordado em questões para concurso, porém seu entendimento é de fundamental importância para o ortopedista. O uso de órteses no tratamento do trauma da coluna lombar é uma opção fundamental, desde que obedecidos certos conceitos, como estabilidade, indicação de tratamento cirúrgico e técnicas cirúrgicas utilizadas. No *halo-vest*, quando da fixação dos pinos, haverá maior risco de lesão do nervo supraorbitário quando não for respeitada a zona de segurança.

23. Browner BD, Jupiter JB, Levine AM, Trafton PG. Skeletal trauma: basic science, management and reconstruction. 5. ed. Philadelphia: Saunders, 2015, Cap. 39, pp. 1012, 1014, 1017.

24. B

COMENTÁRIO: o forame isquiático menor compreende os músculos obturadores externo e interno. O conteúdo do forame isquiático maior é constituído de: nervo glúteo superior, artéria glútea superior, músculo piriforme, nervo pudendo, artéria pudenda interna, nervo para o músculo obturador interno, nervo cutâneo femoral posterior, nervo ciático, nervo glúteo inferior, artéria glútea inferior e nervo para o músculo quadrado femoral.

24. Browner BD, Jupiter JB, Levine AM, Trafton PG. Skeletal trauma: basic science, management and reconstruction. 5. ed. Philadelphia: Saunders, 2015, Cap. 40, p. 1024.

25. D

COMENTÁRIO: as fraturas da tíbia apresentam algumas peculiaridades, como pouca cobertura de partes moles e uma única artéria nutrícia, entre outras. Mesmo com a evolução do tratamento cirúrgico ao longo dos anos, o tratamento conservador é uma excelente opção. Deformidades angulares < 8 graus são cosmeticamente aceitas.

25. Browner BD, Jupiter JB, Levine AM, Trafton PG. Skeletal trauma: basic science, management and reconstruction. 5. ed. Philadelphia: Saunders, 2015, Cap. 6, p. 152

26. C

COMENTÁRIO: a série trauma, considerada padrão-ouro na avaliação da fratura do úmero proximal, consiste em três incidências radiológicas: anteroposterior verdadeiro, também conhecido como incidência de Grashey; perfil escapular ou incidência de Neer; e incidência axilar. A incidência de Grashey é realizada com o braço em posição neutra, o tronco rodado 30 a 45 graus anteriormente e o feixe perpendicular ao plano da escápula, evitando-se assim a sobreposição entre a glenoide e a cabeça do úmero.

26. Bucholz RW, Heckman JD, Court-Brown CM, Tornela III P. Rockwood and Green's fractures in adults. 8. ed. Philadelphia: Lippincott, 2015, Cap. 37, p. 1346.

27. C

COMENTÁRIO: recentemente foi proposta uma nova classificação para as fraturas do processo coronoide, descrita por O'Driscoll. Divide-se em três tipos: tipo I – fraturas do topo do processo coronoide; tipo II – fraturas da borda anteromedial; tipo III – fraturas da base do processo coronoide.

27. Bentley G. European Surgical Orthopaedics and Traumatology. The EFORT textbook. New Delhi: Springer-Verlag Berlin Heidelberg, 2014, p. 1472.

28. D

COMENTÁRIO: a dissociação escafossemilunar pode ser caracterizada pela perda da sincronia entre o movimento do escafoide e o do semilunar. Os pacientes podem apresentar grande variedade de sintomas de acordo com a idade, a gravidade da lesão e a presença de lesões associadas. Na avaliação radiológica podem ser observados o aumento do espaço escafossemilunar, o sinal do anel no escafoide em virtude de flexão, a diminuição da altura carpal e a aparência alargada do trapézio.

28. Browner BD, Jupiter JB, Levine AM, Trafton PG. Skeletal trauma: basic science, management and reconstruction. 5. ed. Philadelphia: Saunders, 2015, Cap. 43, p. 1255.

29. B

COMENTÁRIO: o reparo precoce das lesões dos nervos periféricos é um importante fator prognóstico no tratamento dessas lesões. Deve ser feito de maneira precoce no caso de lesões simples, por meio de sutura direta, ou dentro de 1 a 2 semanas, em lesões complexas, dependendo das condições apresentadas pelo paciente. Após um período de 1 a 2 anos, as lesões se tornam irreversíveis e não ocorrerá recuperação mesmo que a regeneração axonal alcance o músculo.

29. Bentley G. European Surgical Orthopaedics and Traumatology. The EFORT textbook. New Delhi: Springer-Verlag Berlin Heidelberg, 2014, p. 1569.

30. A

COMENTÁRIO: a fratura de Chance é um tipo de fratura da coluna toracolombar resultante do mecanismo de flexão-distração em que todas as três colunas apresentam apenas acometimento de suas estruturas ósseas, estando as estruturas ligamentares preservadas.

30. Browner BD, Jupiter JB, Levine AM, Trafton PG. Skeletal trauma: basic science, management and reconstruction. 5. ed. Philadelphia: Saunders, 2015, Cap. 35, p. 916.

31. B

COMENTÁRIO: as fraturas do tornozelo são relativamente comuns e correspondem a 10% de todas as fraturas. Sua incidência tem amentado ou por envelhecimento da população ou por aumento das atividades atléticas. Em relação ao tipo de fratura, as mais comuns são as unimaleolares, que respondem por cerca de 60% a 70% dos casos. As bimaleolares correspondem a 15% a 20% dos registros. As trimaleolares respondem por 7% a 12%. A incidência é maior em homens jovens, enquanto nas mulheres ocorrem em torno dos 50 aos 70 anos. Em geral, homens e mulheres apresentam a mesma incidência.

31. Browner BD, Jupiter JB, Levine AM, Trafton PG. Skeletal trauma: basic science, management and reconstruction. 5. ed. Philadelphia: Saunders, 2015, Cap. 6, p. 147.

32. A

COMENTÁRIO: as fraturas do úmero proximal respondem por 5% de todas as fraturas tratadas. Setenta por cento dessas fraturas ocorrem em pacientes com mais de 60 anos e 50% nos pacientes com mais de 70 anos de idade. As fraturas em três e em quatro partes correspondem a apenas 15% do total dessas fraturas. Apesar de os índices do tratamento cirúrgico estarem aumentando, o tratamento conservador permanece como opção do ortopedista quando é possível e viável.

32. Browner BD, Jupiter JB, Levine AM, Trafton PG. Skeletal trauma: basic science, management and reconstruction. 5. ed. Philadelphia: Saunders, 2015, Cap. 6, p. 142.

33. B

COMENTÁRIO: a artrose pós-traumática é uma das complicações possíveis após o tratamento de fraturas, sejam essas articulares ou não. A incongruência articular, a má orientação articular, o mau alinhamento, danos à cartilagem e lesões de carga repetitivas são algumas das causas. A artrose pós-traumática parece estar relacionada com o grau da lesão original. Em acompanhamento por mais de 15 anos, em 78% dos casos as lesões de Lisfranc evoluem com artrose. Em segundo lugar está a luxação posterior do quadril com mais de 6 horas de evolução, evoluindo com artrose em 76% dos casos.

33. Browner BD, Jupiter JB, Levine AM, Trafton PG. Skeletal trauma: basic science, management and reconstruction. 5. ed. Philadelphia: Saunders, 2015, Cap. 23, p. 596.

34. A

COMENTÁRIO: a classificação de Harborview para dissociação craniocervical é dividida em três estágios: estágio 1 – alinhamento craniocervical dentro de 2mm do normal associado a distração ≤ 2mm na radiografia com tração (esse estágio abrange lesões estruturais isoladas que podem ser tratadas conservadoramente, incluindo lesões do côndilo occipital unilateral ou lesão isolada do ligamento alar); estágio 2 – alinhamento craniocervical dentro de 2mm do normal associado a distração > 2mm na radiografia com tração; estágio 3 – desvio craniocervical > 2mm em radiografias estáticas.

34. Browner BD, Jupiter JB, Levine AM, Trafton PG. Skeletal trauma: basic science, management and reconstruction. 5. ed. Philadelphia: Saunders, 2015, Cap. 33, p. 820.

35. A

COMENTÁRIO: em fraturas do rádio distal, luxações do punho e lesões do carpo é importante uma avaliação neurológica do membro acometido, uma vez que podem estar associadas a alterações dos nervos periféricos. As alterações mais prevalentes são: lesão direta do nervo mediano, síndrome do túnel do carpo aguda e lesão do nervo radial superficial.

35. Bentley G. European Surgical Orthopaedics and Traumatology. The EFORT textbook. New Delhi: Springer-Verlag Berlin Heidelberg, 2014, p. 1572.

36. C

COMENTÁRIO: a classificação de AO leva em consideração a localização anatômica da fratura. Divide-se em três grupos: tipo A – lesões estáveis (A1 – avulsão de apófises ósseas; A2 – fraturas isoladas da asa do ílio; A3 – fratura transversa do sacro ou do cóccix), tipo B – fraturas com instabilidade rotacional (B1 – lesão unilateral em rotação externa; B2 – fratura por compressão lateral ou rotação interna; B3 – lesão bilateral); tipo C – fraturas com instabilidade vertical (C1 – unilateral; C2 – bilateral, sendo instável verticalmente de um lado e horizontalmente de outro; C3 – instabilidade vertical bilateral). Segundo a classificação de Young e Burgess, as fraturas tipo compressão anteroposterior (CAP) são divididas em: CAP I – < 2,5cm de abertura da sínfise púbica; CAP II – abertura > 2,5cm da sínfise púbica com estabilidade da sacroilíaca posterior; CAP III – instabilidade da sacroilíaca posterior.

36. Browner BD, Jupiter JB, Levine AM, Trafton PG. Skeletal trauma: basic science, management and reconstruction. 5. ed. Philadelphia: Saunders, 2015, Cap. 40, p. 1033.

37. B

COMENTÁRIO: a fratura de Bennett é uma fratura articular parcial da base do primeiro metacarpo em que o fragmento triangular volar e ulnar mantém sua congruência com o trapézio, ao qual está preso pelo ligamento palmar oblíquo.

37. Browner BD, Jupiter JB, Levine AM, Trafton PG. Skeletal trauma: basic science, management and reconstruction. 5. ed. Philadelphia: Saunders, 2015, Cap. 42, p. 1167.

38. C

COMENTÁRIO: as fraturas do úmero distal com cominuição articular importante podem ser de difícil tratamento mesmo em pacientes jovens e com boa qualidade óssea. Uma opção de tratamento a ser considerada, principalmente naqueles com artrite prévia, consiste na artroplastia total de cotovelo. É essencial evitar o uso da osteotomia do olécrano no acesso cirúrgico para o úmero distal quando a artroplastia for considerada, já que compromete a fixação do componente do olécrano.

38. Browner BD, Jupiter JB, Levine AM, Trafton PG. Skeletal trauma: basic science, management and reconstruction. 5. ed. Philadelphia: Saunders, 2015, Cap. 46, p. 1380.

39. D

COMENTÁRIO: a luxação do quadril deve ser prontamente identificada e tratada por ser uma urgência ortopédica. A redução pode ser realizada na sala de emergência com sedação profunda ou no centro cirúrgico sob anestesia. A manobra de Stimson é contraindicada nos pacientes com traumas múltiplos. A manobra de Allis, em que o paciente é colocado na posição supina, é a mais amplamente utilizada.

39. Browner BD, Jupiter JB, Levine AM, Trafton PG. Skeletal trauma: basic science, management and reconstruction. 5. ed. Philadelphia: Saunders, 2015, Cap. 52, p. 1577

40. D

COMENTÁRIO: no tratamento das fraturas subtrocantéricas, a falha do implante pode ser precoce, em virtude de fixação inadequada, ou tardia, em razão da pseudoartrose. A falha das hastes intramedulares nesse tipo de fratura pode ser decorrente de: má redução, traço de fratura que se estende ao ponto de entrada da haste, cominuição no ponto de entrada da haste ou alargamento no ponto de entrada da haste que pode ocorrer durante a fresagem.

40. Browner BD, Jupiter JB, Levine AM, Trafton PG. Skeletal trauma: basic science, management and reconstruction. 5. ed. Philadelphia: Saunders, 2015, Cap. 57, p. 1778.

41. D

COMENTÁRIO: a técnica de fixação com parafuso transarticular de C1-C2 revela-se biomecanicamente superior a qualquer outra técnica em que se use amarrilho. Existe, porém, o risco de lesão vascular e nervosa. Quando do planejamento pré-operatório, é necessária a realização de uma TC para avaliar a morfologia óssea e identificar o curso de estruturas neurovasculares, como o nervo hipoglosso e a artéria vertebral.

41. Browner BD, Jupiter JB, Levine AM, Trafton PG. Skeletal trauma: basic science, management and reconstruction. 5. ed. Philadelphia: Saunders, 2015, Cap. 33, p. 839.

42. C

COMENTÁRIO: este é um tema frequente em provas de título, o que exige pleno conhecimento por parte do candidato. Noventa e cinco por cento das luxações glenoumerais são de origem traumática no sentido anterior. Dessas, a mais frequente é a subcoracoide, seguida pelas subglenoidais. As luxações anteriores dos tipos subclavicular e intratorácica são raras.

42. Browner BD, Jupiter JB, Levine AM, Trafton PG. Skeletal trauma: basic science, management and reconstruction. 5. ed. Philadelphia: Saunders, 2015, Cap. 48C, p. 1455.

43. C

COMENTÁRIO: a artéria circunflexa anterior do úmero, através de seu ramo ascendente anterolateral, a artéria arqueada, tem sido considerada o principal suprimento sanguíneo da cabeça umeral. No entanto, estudos mais recentes têm evidenciado que ramos da artéria circunflexa posterior para a metáfise posteromedial do úmero proximal contribuem igualmente na nutrição da cabeça umeral.

43. Bucholz RW, Heckman JD, Court-Brown CM, Torneta III P. Rockwood and Green's fractures in adults. 8. ed. Philadelphia: Lippincott, 2015, Cap. 37, p. 1353.

44. B

COMENTÁRIO: o tratamento das fraturas do anel pélvico pode ser feito com o fixador externo supra-acetabular, que vem sendo usado cada vez mais em virtude de sua superioridade biomecânica. Esse método apresenta como desvantagem maior dependência da fluoroscopia intraoperatória. Durante o ato operatório, cada lado a ser fixado deve ter o acetábulo visualizado na incidência obturador-*outlet*, com angulação de 45 graus.

44. Bucholz RW, Heckman JD, Court-Brown CM, Torneta III P. Rockwood and Green's fractures in adults. 8. ed. Philadelphia: Lippincott, 2015, Cap. 46, p. 1832.

45. A

COMENTÁRIO: nas fraturas-luxações de Galeazzi é essencial a avaliação radiológica de antebraço, punho e cotovelo. São sinais radiológicos importantes, sugestivos dessa lesão: encurtamento do rádio > 5mm, alargamento da articulação radioulnar distal, fratura da base do estiloide ulnar e subluxação da articulação radioulnar distal vista no perfil.

45. Bentley G. European Surgical Orthopaedics and Traumatology. The EFORT textbook. New Delhi: Springer-Verlag Berlin Heidelberg, 2014, p. 1544.

46. B

COMENTÁRIO: as fraturas da coluna torácica por compressão são caracterizadas por pouparem a parede posterior do corpo vertebral, geralmente envolvendo as placas terminais superior e anterior e resultando em encunhamento do corpo vertebral. Para que sejam consideradas estáveis essas fraturas devem apresentar perda de altura do corpo < 10% e cifose < 25 graus.

46. Browner BD, Jupiter JB, Levine AM, Trafton PG. Skeletal trauma: basic science, management and reconstruction. 5. ed. Philadelphia: Saunders, 2015, Cap. 35, p. 916.

47. B

COMENTÁRIO: Grauer e colaboradores modificaram a classificação de Anderson e D'Alonso para fratura do processo odontoide com o objetivo de auxiliar a decisão quanto ao tratamento cirúrgico ou não. A referência utilizada para diferenciar as fraturas dos tipos II e III foi o envolvimento da faceta articular superior de C2 presente neste último.

47. Browner BD, Jupiter JB, Levine AM, Trafton PG. Skeletal trauma: basic science, management and reconstruction. 5. ed. Philadelphia: Saunders, 2015, Cap. 33, p. 850.

48. A

COMENTÁRIO: as publicações existentes, apesar de indicações relativas, mostram situações muito específicas em que deve ser considerado o tratamento cirúrgico das fraturas dos arcos costais. Nos pacientes submetidos a tratamento conservador, os melhores resultados são observados naqueles com mínima deformidade da parede torácica. A deformação das costelas superiores leva à menor perda da capacidade pulmonar. No tórax flutuante não é necessária a fixação de todos os arcos costais fraturados, somente o segmento intermediário (por exemplo, em um segmento de oito costelas fraturadas, fixam-se apenas as três ou quatro intermediárias).

48. Browner BD, Jupiter JB, Levine AM, Trafton PG. Skeletal trauma: basic science, management and reconstruction. 5. ed. Philadelphia: Saunders, 2015, Cap. 50, p. 1550.

49. A

COMENTÁRIO: o uso da haste retrógrada pode levar à artrite séptica do joelho em 0,5% a 1% dos casos. Outras possíveis complicações seriam: dor no joelho, limitação da ADM do joelho e artrite retropatelar. Entretanto, a literatura não apresenta bases atuais para comprovação dessas complicações.

49. Browner BD, Jupiter JB, Levine AM, Trafton PG. Skeletal trauma: basic science, management and reconstruction. 5. ed. Philadelphia: Saunders, 2015, Cap. 58, p. 1808.

50. A

COMENTÁRIO: as fraturas expostas da diáfise da tíbia são muito comuns, sendo a classificação de Gustilo-Anderson importante para a avaliação do risco de infecção. As taxas de infecção com tratamento adequado são de 2% para o tipo I, 2% a 10% para o tipo II, 10% a 50% para o tipo III e 25% a 50% para o tipo IIIC. Fraturas diafisárias da tíbia são as mais comumente associadas à síndrome compartimental, que pode ocorrer em qualquer tipo de traço de fratura, independentemente da gravidade ou do mecanismo, tanto em fraturas fechadas como abertas.

50. Browner BD, Jupiter JB, Levine AM, Trafton PG. Skeletal trauma: basic science, management and reconstruction. 5. ed. Philadelphia: Saunders, 2015, Cap. 64, p. 2048.

51. B

COMENTÁRIO: rupturas do tendão do calcâneo são geralmente secundárias a uma flexão dorsal forçada com o pé em flexão plantar. O exame físico do paciente com ruptura aguda geralmente revela um *gap* no tendão, dor intensa e incapacidade de realizar a flexão plantar do tornozelo. No teste de Thompson, a panturrilha é apertada manualmente para avaliação da produção de flexão plantar passiva do tornozelo. O tratamento para ruptura do tendão de calcâneo varia, podendo ser conservador com a imobilização do tornozelo em flexão plantar durante 8 a 12 semanas. Quando o tratamento cirúrgico é indicado, a incisão de escolha é a posteromedial.

51. Browner BD, Jupiter JB, Levine AM, Trafton PG. Skeletal trauma: basic science, management and reconstruction. 5. ed. Philadelphia: Saunders, 2015, Cap. 66, p. 2245.

52. D

COMENTÁRIO: considerações devem ser feitas sobre as diferenças de uso das hastes intramedulares no úmero, no fêmur e na tíbia, sendo justificado o uso de hastes não bloqueadas no primeiro caso porque o úmero é um osso sem descarga de peso; em virtude da grande ADM do ombro e do cotovelo, o úmero pode tolerar certos graus de desvio axial e rotacional; poucos centímetros de encurtamento do úmero podem passar despercebidos; o bloqueio da haste intramedular à mão livre é mais difícil e arriscado no úmero; o uso de órtese funcional para tratamento de fratura da diáfise do úmero não promove grande estabilidade axial ou rotacional, mas ainda assim é considerado um tratamento eficaz.

52. Bucholz RW, Heckman JD, Court-Brown CM, Torneta III P. Rockwood and Green's fractures in adults. 8. ed. Philadelphia: Lippincott, 2015, Cap. 36, p. 1333.

53. A

COMENTÁRIO: a análise radiológica da coluna cervical pode ser mal interpretada por aqueles que não estão familiarizados com a luxação atlantoaxial devido à complexidade anatômica e à hipermobilidade normal dessa articulação. Quando o intervalo atlantodente apresenta desvio < 3mm, o ligamento transverso está intacto. Quando esse intervalo está compreendido entre 3 e 5mm, indica ruptura do ligamento transverso. Já um intervalo > 5mm é indicativo de ruptura do ligamento transverso e dos ligamentos acessórios.

53. Browner BD, Jupiter JB, Levine AM, Trafton PG. Skeletal trauma: basic science, management and reconstruction. 5. ed. Philadelphia: Saunders, 2015, Cap. 33, p. 831.

54. D

COMENTÁRIO: no diagnóstico das fraturas de escafoide, a radiografia ainda é o melhor exame para detecção da presença de fratura, mesmo apresentando 2% a 25% de falso-negativos. Em pacientes com grande suspeição clínica de fratura de escafoide sem evidências radiológicas, outros exames, como a TC e a RM, podem ser realizados, os quais são melhores para excluir a fratura do que para confirmá-la. Oitenta por cento das fraturas ocorrem no colo do escafoide, enquanto apenas 15% e 5% ocorrem nos polos distal e proximal, respectivamente.

54. Browner BD, Jupiter JB, Levine AM, Trafton PG. Skeletal trauma: basic science, management and reconstruction. 5. ed. Philadelphia: Saunders, 2015, Cap. 43, p. 1219.

55. C

COMENTÁRIO: por resultar em trauma de alta energia, a luxação do quadril é frequentemente associada a outras lesões. As lesões do nervo ciático são encontradas em torno de 8% a 19% dos casos, sendo rara sua ruptura completa. A porção fibular do nervo ciático é a mais acometida por se localizar mais posteriormente em relação à porção tibial.

55. Browner BD, Jupiter JB, Levine AM, Trafton PG. Skeletal trauma: basic science, management and reconstruction. 5. ed. Philadelphia: Saunders, 2015, Cap. 52, p. 1569.

56. D

COMENTÁRIO: a ruptura do tendão quadricipital e patelar é geralmente secundária a alterações degenerativas. O trauma direto é mais raramente considerado a causa dessas lesões, as quais na maioria das vezes ocorrem combinadas a lesões complexas da articulação do joelho. Entre as causas das alterações degenerativas desses tendões encontram-se: diminuição do suprimento sanguíneo, microtraumas de repetição, *diabetes mellitus*, insuficiência renal, uso de esteroides e cirurgia prévia do joelho.

56. Browner BD, Jupiter JB, Levine AM, Trafton PG. Skeletal trauma: basic science, management and reconstruction. 5. ed. Philadelphia: Saunders, 2015, Cap. 60, p. 1901.

57. A

COMENTÁRIO: a pseudoartrose pode ser classificada de acordo com sua aparência radiográfica ou com sua mobilidade. A classificação quanto à mobilidade, descrita por Paley, é dividida em três tipos: rígida, parciamente móvel e móvel. As pseudoartroses rígidas são aquelas que têm no máximo 5 graus de angulação em um plano. As parcialmente móveis têm entre 5 e 20 graus de angulação em qualquer plano, e as móveis apresentam angulação > 20 graus em qualquer plano.

57. Browner BD, Jupiter JB, Levine AM, Trafton PG. Skeletal trauma: basic science, management and reconstruction. 5. ed. Philadelphia: Saunders, 2015, Cap. 63, p. 2020.

58. B

COMENTÁRIO: as complicações decorrentes do trauma pélvico são comuns principalmente em razão da natureza da lesão e dos vários tipos de tratamentos possíveis. A lesão neurológica resultante da fratura pélvica é comum, ocorrendo em 8% a 25% dos pacientes e sendo mais frequente nas fraturas do tipo C de Tile. Essa incidência aumenta para 60% quando ocorre uma separação da sacroilíaca ou uma fratura sacral grave associada.

58. Browner BD, Jupiter JB, Levine AM, Trafton PG. Skeletal trauma: basic science, management and reconstruction. 5. ed. Philadelphia: Saunders, 2015, Cap. 40, p. 1099.

59. D

COMENTÁRIO: a fratura do enforcado se comporta como a maioria das lesões traumáticas da coluna cervical superior, tendendo à descompressão aguda do canal medular, sendo o envolvimento neurológico relativamente incomum nos sobreviventes. Sua forma atípica, no entanto, é caracterizada pelo envolvimento do corpo vertebral posterior de C2 com potencial comprometimento do canal medular devido ao desvio do fragmento para seu interior.

59. Browner BD, Jupiter JB, Levine AM, Trafton PG. Skeletal trauma: basic science, management and reconstruction. 5. ed. Philadelphia: Saunders, 2015, Cap. 33, p. 850.

60. C

COMENTÁRIO: a classificação de Winquist-Hansen é fundamentada no grau de cominuição da fratura da diáfise do fêmur para avaliação da necessidade ou não do bloqueio da haste intramedular e na quantidade de descarga de peso no pós-operatório. São cinco tipos: tipo 0 – sem cominuição; tipo 1 – cunha única e pequena; tipo 2 – fragmento em cunha, porém com mais de 50% de contato entre os fragmentos proximal e distal; tipo 3 – fragmento em cunha com menos de 50% de contato entre os fragmentos proximal e distal; tipo 4 – cominuição segmentar com ausência de contato entre os fragmentos proximal e distal.

60. Browner BD, Jupiter JB, Levine AM, Trafton PG. Skeletal trauma: basic science, management and reconstruction. 5. ed. Philadelphia: Saunders, 2015, Cap. 58, p. 1794.

61. B

COMENTÁRIO: no trauma por carga axial que resulta em fratura do pilão tibial, a posição do pé no momento do evento terá relação com o padrão de fratura. Se o pé se encontra em flexão plantar, as forças compressivas se concentram posteriormente, resultando em grande fragmento tibial posterior. Com o pé neutro, forças puramente verticais podem envolver toda a superfície articular ou a criação de fratura em forma de Y. Se o pé é forçado em dorsiflexão, a porção anterior do tálus causa compressão e fratura da margem anterior da tíbia, que muitas vezes produz um grande fragmento anterior.

61. Browner BD, Jupiter JB, Levine AM, Trafton PG. Skeletal trauma: basic science, management and reconstruction. 5. ed. Philadelphia: Saunders, 2015, Cap. 65, p. 2120.

62. D

COMENTÁRIO: a classificação de Evans de 1949 baseou-se no traço de fratura e na redutibilidade da fratura. Em 1975 foi modificada por Jensen, que destacou a diminuição da estabilidade quando se associavam fraturas dos trocanteres maior e menor: tipo IA – fratura em duas partes sem desvio; tipo IB – fratura em duas partes desviada; tipo IIA – fratura em três partes com separação do grande trocanter; tipo IIB – fratura em três partes com separação do pequeno trocanter; tipo III – fratura em quatro partes. Segundo a classificação AO para fraturas transtrocanterianas: 31A1 – traço simples; 31A2 – fratura cominuída; 31A3 – traço reverso. Este último não apresenta um correspondente na classificação de Evans-Jensen.

62. Browner BD, Jupiter JB, Levine AM, Trafton PG. Skeletal trauma: basic science, management and reconstruction. 5. ed. Philadelphia: Saunders, 2015, Cap. 55, p. 1686.

63. B

COMENTÁRIO: as fraturas do pisiforme são raras, correspondendo de 1% a 3% das fraturas dos ossos do carpo. Cinquenta por cento dessas fraturas se encontram associadas a fraturas distais do rádio, do hamato e do trapézio. As lesões do nervo ulnar também podem estar associadas, sendo o principal fator prognóstico relacionado com essa fratura. Para o diagnóstico das fraturas do pisiforme são essenciais radiografias oblíquas com 30 graus de supinação e *tunel view carpal*.

63. Browner BD, Jupiter JB, Levine AM, Trafton PG. Skeletal trauma: basic science, management and reconstruction. 5. ed. Philadelphia: Saunders, 2015, Cap. 43, p. 1239.

64. A

COMENTÁRIO: a classificação de Letournel-Judet divide as fraturas do acetábulo em dez tipos, sendo cinco elementares e cinco associados, com base em critérios radiográficos. O tipo mais comum é a fratura da parede posterior, enquanto o menos frequente é a fratura da parede anterior.

64. Browner BD, Jupiter JB, Levine AM, Trafton PG. Skeletal trauma: basic science, management and reconstruction. 5. ed. Philadelphia: Saunders, 2015, Cap. 41, pp. 1114, 1117.

65. B

COMENTÁRIO: os elementos anteriores da coluna cervical são: ligamento longitudinal anterior, disco intervertebral, corpo vertebral, ligamento intertransverso e ligamento longitudinal posterior. Os elementos posteriores são definidos como as estruturas posteriores ao ligamento longitudinal posterior, incluindo: facetas articulares, lâmina, processo espinhoso, ligamento *flavum* e ligamentos interespinhal e supraespinhal.

65. Browner BD, Jupiter JB, Levine AM, Trafton PG. Skeletal trauma: basic science, management and reconstruction. 5. ed. Philadelphia: Saunders, 2015, Cap. 34, p. 873.

66. A

COMENTÁRIO: as fraturas do colo do tálus são definidas como fraturas anteriores ao processo lateral do tálus que não acometem a faceta subtalar posterior, correspondendo a 50% das fraturas do tálus. O tratamento conservador é reservado para as fraturas tipo I de Hawkins, confirmadas por TC, devendo todos os outros tipos ser tratados cirurgicamente. A principal causa de maus resultados e necessidade de cirurgia reconstrutiva secundária é a artrose pós-traumática do tornozelo ou da região subtalar. O desenvolvimento de necrose avascular do tálus sofre influência, principalmente, da energia absorvida pelo tornozelo e pelo retropé no momento do trauma. A pseudoartrose pode ser minimizada com a utilização de uma técnica cirúrgica adequada.

66. Browner BD, Jupiter JB, Levine AM, Trafton PG. Skeletal trauma: basic science, management and reconstruction. 5. ed. Philadelphia: Saunders, 2015, Cap. 67, p. 2256.

67. A

COMENTÁRIO: nas fraturas do acetábulo, sem desvio, concêntricas, que não envolvem o domo acetabular superior, pode ser considerado o tratamento conservador. Matta desenvolveu uma medida da cobertura acetabular para determinar se a fratura comprometeu ou não a área de carga do domo acetabular superior. De acordo com estudos recentes, o arco de teto medial, medido na incidência radiográfica em anteroposterior, deve ser > 90,9 graus; o anterior, medido na incidência oblíqua obturatória, deve ser > 67,3 graus; e o posterior, avaliado na incidência oblíqua alar, > 101,4 graus.

67. Bucholz RW, Heckman JD, Court-Brown CM, Torneta III P. Rockwood and Green's fractures in adults. 8. ed. Philadelphia: Lippincott, 2015, Cap. 47, p. 1921.

68. A

COMENTÁRIO: a luxação da patela compreende 2% a 3% das lesões do joelho. É mais comum a luxação lateral da patela com lesão do ligamento femoropatelar medial. Acomete pacientes jovens entre 10 e 20 anos de idade e não há predileção por gênero. O primeiro episódio ocorre durante atividades esportivas com incidência de 55% a 72%.

68. Browner BD, Jupiter JB, Levine AM, Trafton PG. Skeletal trauma: basic science, management and reconstruction. 5. ed. Philadelphia: Saunders, 2015, Cap. 60, p. 1902.

69. A

COMENTÁRIO: o sistema de classificação de Moore para as fraturas do platô tibial inclui as variantes das fraturas-luxações que não se enquadram no sistema de Schatzker. As fraturas do tipo I correspondem às fraturas no plano coronal. O tipo II inclui as fraturas de todo o côndilo, podendo envolver o platô medial ou o lateral, apresentando uma linha de fratura que se estende para dentro do compartimento oposto sob as eminências intercondilares. O tipo III inclui as fraturas-avulsões, as quais são quase sempre instáveis. O tipo IV corresponde às fraturas por compressão de um platô tibial e o tipo V compreende as fraturas em quatro partes.

69. Browner BD, Jupiter JB, Levine AM, Trafton PG. Skeletal trauma: basic science, management and reconstruction. 5. ed. Philadelphia: Saunders, 2015, Cap. 62, p. 1956.

70. D

COMENTÁRIO: uma complicação relacionada com as fraturas diafisárias do úmero é a paralisia do nervo radial, podendo ser difícil o diagnóstico diferencial entre uma neuropraxia e uma neurotmese nos primeiros dias pós-trauma. A recuperação espontânea da função desse nervo ocorre após, em média, 16 semanas em 73% a 92% dos casos. O músculo braquiorradial é o primeiro a se recuperar, enquanto o extensor próprio do indicador é o último.

70. Browner BD, Jupiter JB, Levine AM, Trafton PG. Skeletal trauma: basic science, management and reconstruction. 5. ed. Philadelphia: Saunders, 2015, Cap. 47, p. 1401.

71. C

COMENTÁRIO: as fraturas do escafoide são o segundo tipo de fratura mais comum do punho, atrás apenas das fraturas distais do rádio, e o tipo mais comum entre as fraturas dos ossos do carpo. Ocorre quase que exclusivamente em homens jovens. O mecanismo de trauma mais comum nesse tipo de fratura é a queda com o punho em 95 a 100 graus de hiperextensão.

71. Browner BD, Jupiter JB, Levine AM, Trafton PG. Skeletal trauma: basic science, management and reconstruction. 5. ed. Philadelphia: Saunders, 2015, Cap. 43, p. 1217.

72. C

COMENTÁRIO: as fraturas do acetábulo são complexas e raras, o que as torna de difícil tratamento mesmo para os cirurgiões familiarizados com esse tipo de fratura. Acometem adultos jovens e idosos. Apesar de extremamente raras, podem acometer pacientes pediátricos.

72. Browner BD, Jupiter JB, Levine AM, Trafton PG. Skeletal trauma: basic science, management and reconstruction. 5. ed. Philadelphia: Saunders, 2015, Cap. 41, p. 1107.

73. B

COMENTÁRIO: a classificação de Anderson e D'Alonso para fraturas do odontoide é dividida em três tipos: tipo I – raras, representam as fraturas-avulsões do ligamento alar ou apical no topo do odontoide; tipo II – as mais comuns, consistem em fraturas localizadas na junção da base do odontoide com o corpo vertebral de C2 (Eysel e Roosen subdividiram esse tipo em IIA – traço horizontal, IIB – traço de anterossuperior para posteroinferior e IIC – de posterossuperior para anteroinferior, sendo este último o mais instável); tipo III – fraturas no corpo vertebral de C2.

73. Browner BD, Jupiter JB, Levine AM, Trafton PG. Skeletal trauma: basic science, management and reconstruction. 5. ed. Philadelphia: Saunders, 2015, Cap. 33, p. 850.

74. C

COMENTÁRIO: as fraturas de patela sem desvio significativo e com degrau articular < 2mm podem ser tratadas conservadoramente. Também recebem indicação para tratamento conservador as fraturas do polo inferior da patela, desde que sejam extra-articulares e sem envolvimento com a superfície articular da tróclea, e as fraturas verticais, uma vez que não acometem o retináculo, preservando a extensão do joelho.

74. Browner BD, Jupiter JB, Levine AM, Trafton PG. Skeletal trauma: basic science, management and reconstruction. 5. ed. Philadelphia: Saunders, 2015, Cap. 60, p. 1896.

75. C

COMENTÁRIO: as fraturas das cabeças dos metacarpos são raras. Quando apresentam desvios intra-articulares, devem ser submetidas à redução aberta e fixação interna (RAFI).

As complicações dessas fraturas são: rigidez, artrofibrose, osteonecrose, condrólise e artrose pós-traumática. A pseudoartrose que acomete os metacarpos é incomum.

75. Browner BD, Jupiter JB, Levine AM, Trafton PG. Skeletal trauma: basic science, management and reconstruction. 5. ed. Philadelphia: Saunders, 2015, Cap. 42, p. 1192.

76. D

COMENTÁRIO: as fraturas pélvicas são resultantes de trauma de alta energia, sendo sempre necessária a pesquisa de lesões associadas. As fraturas mais comuns associadas ao trauma pélvico são: calcâneo, tornozelo, diáfise tibial, tíbia proximal, diáfise de fêmur, colo do fêmur, acetábulo, lombar e toracolombar.

76. Browner BD, Jupiter JB, Levine AM, Trafton PG. Skeletal trauma: basic science, management and reconstruction. 5. ed. Philadelphia: Saunders, 2015, Cap. 40, p. 1045.

77. B

COMENTÁRIO: nas fraturas do colo do fêmur é importante o controle da dor. Uma forma simples de se obter alívio consiste em posicionar o membro inferior acometido em leve flexão e rotação externa. Assim são obtidos aumento do volume capsular e consequente diminuição da pressão intracapsular, possibilitando a melhora na perfusão da cabeça femoral.

77. Browner BD, Jupiter JB, Levine AM, Trafton PG. Skeletal trauma: basic science, management and reconstruction. 5. ed. Philadelphia: Saunders, 2015, Cap. 54, p. 1641.

78. C

COMENTÁRIO: sobre as fraturas da escápula, um novo paradigma de tratamento vem sendo criado: não se trata simplesmente de uma cultura de fomento à cirurgia ortopédica, mas da necessidade de modificação e criação de condições para que a função seja preservada por meio da reconstrução da forma anatômica. A classificação da AO-OTA, recentemente publicada, divide a escápula em três segmentos básicos: fossa, corpo e processo.

78. Browner BD, Jupiter JB, Levine AM, Trafton PG. Skeletal trauma: basic science, management and reconstruction. 5. ed. Philadelphia: Saunders, 2015, Cap. 50, p. 1524.

79. B

COMENTÁRIO: nesse tipo de questão é importante que o candidato tenha muita atenção ao que está sendo solicitado no enunciado. A artrose pós-traumática é a principal complicação da luxação de quadril, não representando uma complicação direta do tratamento cirúrgico.

79. Browner BD, Jupiter JB, Levine AM, Trafton PG. Skeletal trauma: basic science, management and reconstruction. 5. ed. Philadelphia: Saunders, 2015, Cap. 52, p. 1589.

80. C

COMENTÁRIO: a classificação de Jupiter e Fernandez é fundamentada no mecanismo de trauma da fratura distal do rádio. As fraturas por angulação são fraturas metafisárias, fraturas de Colles e Smith. As fraturas por compressão são fraturas da superfície articular com impacção do osso subcondral e metafisário, característica da fratura de *die punch*. As fraturas por cisalhamento resultam em fratura da superfície articular do rádio, como a de Barton. As fraturas por avulsão resultam em arrancamento de estruturas ligamentares, como estiloide ulnar e estiloide radial, enquanto as combinadas são decorrentes de trauma de alta energia.

80. Browner BD, Jupiter JB, Levine AM, Trafton PG. Skeletal trauma: basic science, management and reconstruction. 5. ed. Philadelphia: Saunders, 2015, Cap. 44, p. 1264.

81. A

COMENTÁRIO: entre as técnicas para o tratamento de fraturas de C1 estão a artrodese occipitocervical, a artrodese de C1-C2 e a instrumentação de C1. O uso do parafuso pedicular na segunda vértebra tornou-se popular com o desenvolvimento de parafusos poliaxiais. O ponto de entrada desse parafuso está localizado no quadrante superoexterno da massa lateral de C2, sendo direcionado 30 graus medialmente e 20 graus cefalicamente para prevenir lesão da artéria vertebral.

81. Browner BD, Jupiter JB, Levine AM, Trafton PG. Skeletal trauma: basic science, management and reconstruction. 5. ed. Philadelphia: Saunders, 2015, Cap. 33, p. 838.

82. D

COMENTÁRIO: a fratura subtrocantérica por uso de alendronato é consequência da diminuição do *turnover* ósseo que leva ao reparo deficiente das lesões microscópicas que ocorrem nessa região. São características dessas fraturas: espessamento da cortical lateral, traço transverso ou oblíquo curto, espícula cortical medial, dor prodrômica e envolvimento bilateral.

82. Browner BD, Jupiter JB, Levine AM, Trafton PG. Skeletal trauma: basic science, management and reconstruction. 5. ed. Philadelphia: Saunders, 2015, Cap. 57, p. 1738.

83. D

COMENTÁRIO: em caso de trauma de alta energia no membro inferior, que evolui com fratura diafisária da tíbia, é importante a avaliação neurológica. A perna tem quatro compartimentos. O compartimento anterior é composto por vasos tibiais anteriores e nervo fibular profundo, responsável pela extensão do hálux. O compartimento lateral é composto pelo nervo fibular superficial, que deve ser avaliado testando-se a eversão do tornozelo. Já o compartimento posterior superficial, que não apresenta nenhum conteúdo neurovascular, deve ser testado avaliando-se o músculo tríceps sural, que faz parte de seu conteúdo. O compartimento posterior profundo contém os vasos tibiais posteriores, vasos fibulares e nervo tibial, o qual é responsável pela flexão plantar do hálux.

83. Browner BD, Jupiter JB, Levine AM, Trafton PG. Skeletal trauma: basic science, management and reconstruction. 5. ed. Philadelphia: Saunders, 2015, Cap. 64, p. 2045.

84. D

COMENTÁRIO: a avaliação do resultado funcional de fraturas do colo do tálus é muitas vezes difícil, principalmente por serem relativamente raras e muitas vezes associadas a outras lesões de membros inferiores. Estudos recentes demonstraram que a redução aberta e a fixação interna rígida podem levar a melhores resultados funcionais, maiores taxas de consolidação, menos pseudoartrose e menor incidência de necrose avascular e artrite pós-traumática. A artrose pós-traumática é comum após as fraturas do colo do tálus, sendo a principal causa de maus resultados no tratamento dessas fraturas.

84. Browner BD, Jupiter JB, Levine AM, Trafton PG. Skeletal trauma: basic science, management and reconstruction. 5. ed. Philadelphia: Saunders, 2015, Cap. 67, p. 2264.

85. D

COMENTÁRIO: no tratamento dos pacientes com lesões graves e mutilação das extremidades, na tentativa de salvamento do membro, alguns problemas devem ser priorizados, na seguinte ordem: (1) estado vascular; (2) fratura exposta com contaminação maciça; (3) desvitalização dos tecidos moles; (4) instabilidade dos ossos longos; (5) impacto emocional; (6) impacto social; (7) cicatrização óssea; (8) recuperação psicológica.

85. Browner BD, Jupiter JB, Levine AM, Trafton PG. Skeletal trauma: basic science, management and reconstruction. 5. ed. Philadelphia: Saunders, 2015, Cap. 71, p. 2504.

86. C

COMENTÁRIO: vários sistemas foram criados para classificação das fraturas do úmero proximal. O grupo AO propôs um sistema com base na classificação de Neer. A principal diferença foi o destaque dado à impacção e ao desvio das fraturas em partes de maneira mais detalhada e posteriormente à descrição específica da fratura impactada em valgo.

86. Browner BD, Jupiter JB, Levine AM, Trafton PG. Skeletal trauma: basic science, management and reconstruction. 5. ed. Philadelphia: Saunders, 2015, Cap. 48, p. 1430.

87. B

COMENTÁRIO: a artroplastia total reversa de ombro é uma opção de tratamento para os pacientes com mais de 70 anos e que apresentam fraturas graves de úmero proximal. O correto posicionamento dos componentes é fundamental para o sucesso do implante. O componente umeral deve ser implantado com 0 a 20 graus de retroversão.

87. Browner BD, Jupiter JB, Levine AM, Trafton PG. Skeletal trauma: basic science, management and reconstruction. 5. ed. Philadelphia: Saunders, 2015, Cap. 48, p. 1445.

88. A

COMENTÁRIO: a vascularização do odontoide é dada por ramos ascendentes das artérias vertebrais que se anastomosam com ramos das carótidas. As artérias ascendentes emitem ramos que penetram na base do odontoide, oferecendo suprimento no sentido cefálico, e emitem ramos que formam a arcada apical, que penetra no ápice do dente, fornecendo suprimento no sentido caudal.

88. Browner BD, Jupiter JB, Levine AM, Trafton PG. Skeletal trauma: basic science, management and reconstruction. 5. ed. Philadelphia: Saunders, 2015, Cap. 33, p. 847.

89. D

COMENTÁRIO: as radiografias oblíquas de Judet devem fazer parte da rotina de exames de imagem na avaliação do paciente com fratura do acetábulo. A avaliação e a compreensão dos marcos radiográficos possibilitam a identificação do tipo de fratura. A incidência oblíqua obturatória promove a avaliação da coluna anterior e da parede posterior. Já a incidência oblíqua alar possibilita a avaliação da coluna posterior e da parede anterior.

89. Browner BD, Jupiter JB, Levine AM, Trafton PG. Skeletal trauma: basic science, management and reconstruction. 5. ed. Philadelphia: Saunders, 2015, Cap. 41, p. 1111.

90. D

COMENTÁRIO: a porção distal do rádio é responsável pela estruturação anatômica do punho. A superfície articular do rádio apresenta inclinação radial de 22 a 23 graus e inclinação palmar de 10 a 12 graus. A variância ulnar corresponde ao comprimento relativo entre a cabeça da ulna e a superfície articular distal do rádio, devendo ser avaliada em radiografia posteroanterior do punho em rotação neutra.

90. Browner BD, Jupiter JB, Levine AM, Trafton PG. Skeletal trauma: basic science, management and reconstruction. 5. ed. Philadelphia: Saunders, 2015, Cap. 44, p. 1263.

91. C

COMENTÁRIO: as fraturas do processo coronoide isoladas são raras, geralmente associadas a uma fratura-luxação do cotovelo. A classificação de Reagan-Morrey para essas fraturas é fundamentada na incidência lateral da radiografia do cotovelo, apresentando uma modificação com base nos achados na TC. Já a classificação de

O'Driscoll com base na TC reconheceu um padrão de fratura anteromedial do coronoide e sua importância na estabilidade em varo do cotovelo.

91. Browner BD, Jupiter JB, Levine AM, Trafton PG. Skeletal trauma: basic science, management and reconstruction. 5. ed. Philadelphia: Saunders, 2015, Cap. 46, p. 1356.

92. D

COMENTÁRIO: o tratamento cirúrgico das fraturas da patela visa preservar o mecanismo extensor e a vascularização e restaurar a superfície articular. Pode ser realizado por meio de: banda de tensão, cerclagem, parafusos canulados, patelectomia parcial, patelectomia total e parafusos canulados associados à banda de tensão, sendo o primeiro método o mais usado e o último o que possibilita a construção mais estável.

92. Browner BD, Jupiter JB, Levine AM, Trafton PG. Skeletal trauma: basic science, management and reconstruction. 5. ed. Philadelphia: Saunders, 2015, Cap. 60, p. 1897.

93. A

COMENTÁRIO: a classificação de Danis-Weber que serviu como base para a classificação alfanumérica da AO/OTA divide as fraturas do tornozelo em três grupos – A, B e C – de acordo com o nível da fratura da fíbula. O tipo A envolve a fíbula distalmente à sindesmose, correspondendo ao mecanismo de supinação-adução. O tipo B corresponde à fratura da fíbula no nível da sindesmose, a qual é causada pelos mecanismos de supinação-rotação externa ou pronação-abdução. Já o tipo C acomete a fíbula proximalmente à sindesmose, sendo a pronação-rotação externa a força geralmente envolvida.

93. Browner BD, Jupiter JB, Levine AM, Trafton PG. Skeletal trauma: basic science, management and reconstruction. 5. ed. Philadelphia: Saunders, 2015, Cap. 66, p. 2205.

94. A

COMENTÁRIO: as radiografias são essenciais para a compreensão das fraturas do acetábulo, sendo indispensáveis para o diagnóstico e auxiliando a classificação. Seis marcos devem ser avaliados na radiografia em anteroposterior: parede anterior, parede posterior, linha iliopectínea, linha ilioisquiática, teto acetabular e gota de lágrima.

94. Browner BD, Jupiter JB, Levine AM, Trafton PG. Skeletal trauma: basic science, management and reconstruction. 5. ed. Philadelphia: Saunders, 2015, Cap. 41, p. 1109.

95. D

COMENTÁRIO: os pacientes com fraturas distais do rádio devem ser avaliados e tratados não só em relação à fratura propriamente dita, mas também quanto à densidade óssea, especialmente em mulheres na perimenopausa. Pacientes de alto risco incluem aqueles com mais de 65 anos de idade, mulheres de meia-idade e pacientes jovens com doenças crônicas e com imobilização por qualquer motivo.

95. Browner BD, Jupiter JB, Levine AM, Trafton PG. Skeletal trauma: basic science, management and reconstruction. 5. ed. Philadelphia: Saunders, 2015, Cap. 44, p. 1273.

96. A

COMENTÁRIO: o entendimento da anatomia do úmero distal é fundamental para que o ortopedista possa tratar as fraturas do úmero distal de maneira correta. Após um trauma no cotovelo ou acesso cirúrgico no local, o coxim gorduroso posterior se torna fibroso, limitando a extensão. A coluna medial do úmero distal diverge do eixo da diáfise umeral em aproximadamente 45 graus e a lateral, em torno de 20 graus. A porção anterior do ligamento colateral lateral se insere na ulna proximal na crista do supinador.

96. Browner BD, Jupiter JB, Levine AM, Trafton PG. Skeletal trauma: basic science, management and reconstruction. 5. ed. Philadelphia: Saunders, 2015, Cap. 46B, p. 1363.

97. B

COMENTÁRIO: o padrão-ouro no tratamento das fraturas diafisárias do fêmur é a haste intramedular, porém em determinadas situações o uso de placa e parafusos pode ser vantajoso, em caso de fratura exposta com lesão vascular, aumento da curvatura do fêmur incompatível com a inserção da haste, sequestro intramedular, presença de contaminação no ponto de entrada da haste e canal medular obstruído (por esclerose ou presença de implante) ou muito estreito.

97. Browner BD, Jupiter JB, Levine AM, Trafton PG. Skeletal trauma: basic science, management and reconstruction. 5. ed. Philadelphia: Saunders, 2015, Cap. 58, p. 1800.

98. D

COMENTÁRIO: assim como em qualquer fratura intra-articular, o tratamento das fraturas do platô tibial tem por objetivo preservar a amplitude de movimento do joelho e obter estabilidade articular, congruência da superfície articular e alinhamento axial. São indicações absolutas para o tratamento cirúrgico dessas fraturas: fraturas do platô tibial expostas e fraturas associadas à síndrome compartimental ou à lesão arterial aguda. Já as indicações relativas para o tratamento cirúrgico são: fraturas bicondilares desviadas, fraturas do platô medial desviadas, fraturas do platô lateral que resultem em instabilidade do joelho e fraturas do platô tibial em paciente politraumatizado.

98. Browner BD, Jupiter JB, Levine AM, Trafton PG. Skeletal trauma: basic science, management and reconstruction. 5. ed. Philadelphia: Saunders, 2015, Cap. 62, p. 1959.

99. B

COMENTÁRIO: as fraturas do sacro desempenham um papel fundamental nas fraturas do anel pélvico, porém devem ser avaliadas separadamente por meio de classificações próprias. Denis descreveu uma classificação anatômica relacionando a posição do traço de fratura com a lesão neurológica. O tipo III dessa classificação foi subdividido em quatro subtipos de acordo com o traço de fratura: U, H, Y e lambda.

99. Browner BD, Jupiter JB, Levine AM, Trafton PG. Skeletal trauma: basic science, management and reconstruction. 5. ed. Philadelphia: Saunders, 2015, Cap. 40, p. 1040.

100. C

COMENTÁRIO: na lesão de Essex-Lopresti ocorre a perda da fixação do rádio na ulna, com o paciente apresentando limitação dolorosa da pronossupinação do antebraço. Luxação ou fratura deslocada da cabeça do rádio é encontrada na maioria dos pacientes, assim como a abertura da articulação radioulnar distal. O primeiro passo no tratamento cirúrgico consiste na realização de osteossíntese estável da cabeça do rádio ou em artroplastia da cabeça do rádio, se a osteossíntese não for possível.

100. Browner BD, Jupiter JB, Levine AM, Trafton PG. Skeletal trauma: basic science, management and reconstruction. 5. ed. Philadelphia: Saunders, 2015, Cap. 45, p. 1335.

101. B

COMENTÁRIO: as fraturas do colo do fêmur podem ser consequência de trauma de baixa energia, comumente decorrente de queda da própria altura. Alguns fatores podem estar associados ao aumento das fraturas do colo do fêmur em idosos, como consumo excessivo de álcool, agentes hipnóticos e benzodiazepínicos, história pregressa de acidente vascular encefálico com sequelas, levando ao uso de andadores ou muletas, e elevado consumo de vitamina A. A suplementação tireotrófica ou multivitamínica de modo isolado parece não acarretar fratura do colo do fêmur.

101. Browner BD, Jupiter JB, Levine AM, Trafton PG. Skeletal trauma: basic science, management and reconstruction. 5. ed. Philadelphia: Saunders, 2015, Cap. 54, p. 1628.

102. C

COMENTÁRIO: a maior parte das fraturas diafisárias de tíbia fechada são tratadas por meio de cirurgia, mas o ortopedista não pode esquecer que às vezes essas fraturas podem ser tratadas de maneira conservadora. São indicações absolutas para o tratamento cirúrgico dessas fraturas: lesão arterial, síndrome compartimental, lesões por esmagamento, fraturas expostas, traço de fratura com extensão articular com desvio e fratura do fêmur ipsilateral.

102. Browner BD, Jupiter JB, Levine AM, Trafton PG. Skeletal trauma: basic science, management and reconstruction. 5. ed. Philadelphia: Saunders, 2015, Cap. 64, p. 2052.

103. A

COMENTÁRIO: as fraturas do tálus são raras, representando apenas 0,85% a 1% de todas as fraturas. São frequentemente resultado de trauma de alta energia, como queda de altura e acidentes automobilísticos. Cerca de 15% a 20% das fraturas são expostas ou associadas a outras lesões, caracterizadas por lesões graves de tecidos moles, desvios e cominuição. Apesar de apresentar uma rica vascularização, esta se encontra muito vulnerável em sua entrada no colo do tálus.

103. Browner BD, Jupiter JB, Levine AM, Trafton PG. Skeletal trauma: basic science, management and reconstruction. 5. ed. Philadelphia: Saunders, 2015, Cap. 67, p. 2254.

104. C

COMENTÁRIO: a hemiartroplastia do ombro para o tratamento das fraturas do úmero proximal apresenta excelente resultado na melhora da dor com resultado funcional limitado, principalmente por mau posicionamento ou desvio secundário da grande tuberosidade. A taxa de revisão cirúrgica desse tratamento em virtude de infecção e/ou luxação é baixa (em torno de 1%).

104. Browner BD, Jupiter JB, Levine AM, Trafton PG. Skeletal trauma: basic science, management and reconstruction. 5. ed. Philadelphia: Saunders, 2015, Cap. 48, p. 1445.

105. C

COMENTÁRIO: a classificação mais completa das fraturas da cabeça femoral associadas à luxação do quadril é a de Brumback. São cinco tipos: tipo 1 – luxação posterior do quadril associada a fratura da cabeça femoral em sua região inferomedial; tipo 2 – luxação posterior do quadril com fratura da cabeça femoral em sua região superomedial; tipo 3 – luxação do quadril associada a fratura do colo femoral; tipo 4 – luxação anterior do quadril associada a fratura da cabeça do fêmur; tipo 5 – fratura-luxação central do quadril acompanhada de fratura da cabeça femoral.

105. Browner BD, Jupiter JB, Levine AM, Trafton PG. Skeletal trauma: basic science, management and reconstruction. 5. ed. Philadelphia: Saunders, 2015, Cap. 54, p. 1613.

106 D

COMENTÁRIO: a estabilização da fratura pélvica, por meio de uma cirurgia de controle de dano, é o ponto principal no controle do paciente hemodinamicamente instável. O clampe de Ganz é um dispositivo utilizado principalmente em fraturas do tipo C de Tile, promovendo a compressão direta das sacroilíacas. Uma contraindicação a seu uso é a fratura transilíaca em razão do risco de perfuração pelas pontas do dispositivo através da zona de fratura para dentro da pelve.

106. Browner BD, Jupiter JB, Levine AM, Trafton PG. Skeletal trauma: basic science, management and reconstruction. 5. ed. Philadelphia: Saunders, 2015, Cap. 40, p. 1049.

107. D

COMENTÁRIO: vários fatores influenciam os resultados do tratamento das fraturas das falanges. Pacientes com menos de 20 anos, quando apresentam fratura extra-articular, terão aproximadamente 90% da mobilidade restaurada, enquanto os pacientes com mais de 50 anos apresentarão menos de 60% da mobilidade ativa restaurada.

107. Browner BD, Jupiter JB, Levine AM, Trafton PG. Skeletal trauma: basic science, management and reconstruction. 5. ed. Philadelphia: Saunders, 2015, Cap. 42, p. 1200 (Tabela 42-1).

108. B

COMENTÁRIO: a ossificação heterotópica do cotovelo pode ocorrer em consequência do tratamento das fraturas distais do úmero. A indicação de profilaxia pós-operatória é controversa nesses casos. O uso da radiação se mostrou ineficaz, segundo alguns estudos, apresentando, na verdade, outros efeitos indesejados, como pseudoartrose.

108. Browner BD, Jupiter JB, Levine AM, Trafton PG. Skeletal trauma: basic science, management and reconstruction. 5. ed. Philadelphia: Saunders, 2015, Cap. 46, p. 1384.

109. B

COMENTÁRIO: nas fraturas do fêmur distal com comprometimento vascular é fundamental o restabelecimento do fluxo sanguíneo em tempo hábil para que sejam evitados problemas graves no membro. Se o restabelecimento do fluxo sanguíneo não ocorrer nas primeiras 6 horas após a lesão, a chance de sucesso do salvamento do membro inferior diminui exponencialmente com o atraso.

109. Browner BD, Jupiter JB, Levine AM, Trafton PG. Skeletal trauma: basic science, management and reconstruction. 5. ed. Philadelphia: Saunders, 2015, Cap. 59, p. 1835.

110. B

COMENTÁRIO: nas fraturas do platô tibial resultantes de trauma de baixa energia, incompletas ou sem desvio, o tratamento conservador deve ser considerado mediante prevenção do deslocamento com a restrição de descarga de peso e mobilização precoce com o uso de um *brace* articulado. Quando indicado o tratamento cirúrgico, as vias de acesso anterolateral e posteromedial possibilitam exposição adequada para o tratamento da maioria das fraturas, mas em alguns casos pode ser necessária uma via de acesso posterolateral ou posterior. A manutenção dos meniscos é essencial, e estudos demonstraram que a remoção de um menisco durante o tratamento cirúrgico dessas fraturas resultou em degeneração secundária em 74% dos casos, em comparação com 37% quando o menisco estava intacto ou era reparado.

111. Browner BD, Jupiter JB, Levine AM, Trafton PG. Skeletal trauma: basic science, management and reconstruction. 5. ed. Philadelphia: Saunders, 2015, Cap. 62, p. 1941.

111. A

COMENTÁRIO: as radiografias oblíquas são essenciais para avaliação e diagnóstico no trauma pélvico. A radiografia em *inlet* possibilita a avaliação da cavidade pélvica, dos ramos púbicos, das articulações sacroilíacas, do corpo do sacro e da espinha ilíaca posterior. A radiografia em *outlet* possibilita a visualização dos corpos vertebrais de S1 e S2 e da simetria das sacroilíacas e da sínfise púbica.

111. Browner BD, Jupiter JB, Levine AM, Trafton PG. Skeletal trauma: basic science, management and reconstruction. 5. ed. Philadelphia: Saunders, 2015, Cap. 40, p. 1030.

112. A

COMENTÁRIO: o úmero distal apresenta características anatômicas próprias, sendo fundamental sua compreensão para o tratamento correto. A metáfise distal do úmero, em sua coluna lateral, é formada predominantemente por osso esponjoso. O epicôndilo medial é recoberto pela origem da musculatura flexora do antebraço.

Browner BD, Jupiter JB, Levine AM, Trafton PG. Skeletal trauma: basic science, management and reconstruction. 5. ed. Philadelphia: Saunders, 2015, Cap. 46, p. 1363.

113. B

COMENTÁRIO: nas lesões da sindesmose no tornozelo é indicada a fixação com um ou dois parafusos posterolaterais na fíbula, direcionados anteromedialmente para a tíbia, cerca de 1,5 a 3cm acima da articulação tibiotalar. Quanto ao tratamento com um "parafuso de posição", estudos demonstraram que a fixação de três ou quatro corticais apresentou resultados semelhantes após 1 ano. O uso de parafusos absorvíveis representa uma solução para o problema da retirada do implante, apresentando resultados satisfatórios. No entanto, sua equivalência a longo prazo continua desconhecida. O tempo necessário para a cicatrização da sindesmose é incerto, mas estudos sugerem que depois de cerca de 6 semanas apenas parte da força foi restabelecida. Desse modo, pode ser insuficiente a manutenção da fixação por apenas 6 semanas.

113. Browner BD, Jupiter JB, Levine AM, Trafton PG. Skeletal trauma: basic science, management and reconstruction. 5. ed. Philadelphia: Saunders, 2016, Cap. 66, p. 2221.

114. D

COMENTÁRIO: a incidência da fratura do fêmur proximal tem aumentado com o envelhecimento da população. Estudos têm demonstrado que em 68% dos casos, a segunda fratura do quadril é do mesmo tipo que a primeira, ocorrendo em uma média de 3,3 anos tanto nas mulheres como nos homens. O risco tanto da primeira como da segunda fratura é maior nas mulheres.

114. Browner BD, Jupiter JB, Levine AM, Trafton PG. Skeletal trauma: basic science, management and reconstruction. 5. ed. Philadelphia: Saunders, 2015, Cap. 54, p. 1628.

115. A

COMENTÁRIO: são consideradas estáveis as fraturas distais do rádio sem desvio ou minimamente deslocadas e impactadas no momento do diagnóstico. Em 75%

a 80% dos casos, redução fechada e imobilização com gesso continuam a ser um método aceitável para o tratamento. A perda da redução durante o tratamento com imobilização é comum, indicando um sinal de instabilidade da fratura.

115. Browner BD, Jupiter JB, Levine AM, Trafton PG. Skeletal trauma: basic science, management and reconstruction. 5. ed. Philadelphia: Saunders, 2015, Cap. 44, p. 1273.

116. D

COMENTÁRIO: as fraturas da parede posterior do acetábulo são comuns em acidentes automobilísticos em que ocorre trauma do joelho contra o painel do carro, causando o choque do quadril fletido contra a parede posterior. Em virtude desse mecanismo, é comum a ocorrência de lesões associadas no joelho, como fratura de patela, artrotomia traumática e lesão do ligamento cruzado anterior.

116. Browner BD, Jupiter JB, Levine AM, Trafton PG. Skeletal trauma: basic science, management and reconstruction. 5. ed. Philadelphia: Saunders, 2015, Cap. 41, p. 1114.

117. D

COMENTÁRIO: as luxações glenoumerais são cinco vezes mais comuns no sexo masculino do que no feminino, sendo sua incidência maior entre os 10 e os 20 anos de idade. A idade do paciente é o principal fator relacionado com as complicações e o prognóstico dessa lesão. Fraturas associadas, como da grande tuberosidade, lesão do manguito rotador e lesões neurovasculares, são mais comuns em indivíduos mais velhos.

117. Browner BD, Jupiter JB, Levine AM, Trafton PG. Skeletal trauma: basic science, management and reconstruction. 5. ed. Philadelphia: Saunders, 2015, Cap. 48C, p. 1454.

118. B

COMENTÁRIO: a perda de ADM é uma complicação frequente do tratamento cirúrgico das fraturas de fêmur distal. Essa complicação foi observada com mais frequência em pacientes jovens, vítimas de trauma de alta energia e necessidade de imobilização da articulação do joelho em razão de lesões de partes moles. Entre as causas dessa limitação de ADM podem ser citados: má redução da superfície articular, implante intra-articular, aderências intra-articulares, contraturas ligamentares e capsulares, tecido cicatricial do quadríceps ou dos isquiotibiais e artrite pós-traumática.

118. Browner BD, Jupiter JB, Levine AM, Trafton PG. Skeletal trauma: basic science, management and reconstruction. 5. ed. Philadelphia: Saunders, 2015, Cap. 59, p. 1891.

119. C

COMENTÁRIO: as fraturas mais comuns da mão são as que acometem os colos dos metacarpos, apresentando-se com o ápice da angulação dorsal. A maioria dessas fraturas pode ser tratada de maneira conservadora, sendo necessária uma radiografia em perfil verdadeiro para mensuração da angulação no plano sagital. Radiografias oblíquas podem exagerar o tamanho da deformidade.

119. Browner BD, Jupiter JB, Levine AM, Trafton PG. Skeletal trauma: basic science, management and reconstruction. 5. ed. Philadelphia: Saunders, 2015, Cap. 42, p. 1189.

120. B

COMENTÁRIO: a fratura exposta da pelve, segundo alguns autores, é considerada uma das lesões mais devastadoras. Apesar de os dados mostrarem diminuição da taxa de mortalidade nas últimas décadas, esta permanece alta (nos anos 1980 era de cerca de 30% e atualmente está em torno de 20%).

120. Browner BD, Jupiter JB, Levine AM, Trafton PG. Skeletal trauma: basic science, management and reconstruction. 5. ed. Philadelphia: Saunders, 2015, Cap. 40, p. 1102.

121. D

COMENTÁRIO: as fraturas da diáfise umeral são classicamente tratadas de maneira conservadora com altas taxas de consolidação e mantendo boa função das articulações adjacentes. Fraturas patológicas, no entanto, necessitam tratamento cirúrgico com redução fechada e haste intramedular ou RAFI.

121. Browner BD, Jupiter JB, Levine AM, Trafton PG. Skeletal trauma: basic science, management and reconstruction. 5. ed. Philadelphia: Saunders, 2015, Cap. 47, p. 1390.

122. D

COMENTÁRIO: o sistema de classificação de Jagodzinski/Krettek separa as instabilidades do joelho em tipo I e as luxações em tipo D, sendo de 1 a 4 de acordo com o número de direções envolvidas. Acrescenta-se a classificação AO quando da presença de fratura associada. A lesão vascular é representanda pela letra C e a lesão nervosa pela letra N. Caso seja exposta, é classificada de 1 a 3 (de acordo com a classificação de Gustilo), e utiliza-se a abreviatura PT para designar lesão do tendão patelar. Os tipos que apresentam maior probabilidade de lesão arterial associada são D3 e D4.

122. Browner BD, Jupiter JB, Levine AM, Trafton PG. Skeletal trauma: basic science, management and reconstruction. 5. ed. Philadelphia: Saunders, 2015, Cap. 61, p. 1919.

123. D

COMENTÁRIO: existem algumas indicações específicas para o uso de fixador externo no tratamento das fraturas diafisárias de tíbia: auxílio da redução da fratura, substituindo o distrator ósseo; rápida estabilização quando ocorre lesão vascular associada; presença de lesão grave de partes moles; fraturas expostas com contaminação medular; desastres ou tratamento em campo de batalha; ausência de haste intramedular ou placas disponíveis; fixação definitiva de fraturas que não possibilitam o uso de hastes intramedulares; reconstrução de lesões graves; tratamento de infecção local, geralmente após fixação prévia.

123. Browner BD, Jupiter JB, Levine AM, Trafton PG. Skeletal trauma: basic science, management and reconstruction. 5. ed. Philadelphia: Saunders, 2015, Cap. 64, p. 2111.

124. D

COMENTÁRIO: existem várias opções de tratamento das fraturas da cabeça femoral, desde a excisão do fragmento até a substituição da cabeça femoral. No tratamento cirúrgico, o acesso anterior, de Smith-Petersen, é usado preferencialmente para as fraturas da cabeça dos tipos I e II de Pipkin. Essa via está estreitamente relacionada com o aumento da ossificação heterotópica em virtude da grande desinserção da musculatura glútea do ílio. Entretanto, essa via de acesso não compromete a vascularização da cabeça femoral, não estando relacionada com aumento do risco de necrose avascular.

124. Browner BD, Jupiter JB, Levine AM, Trafton PG. Skeletal trauma: basic science, management and reconstruction. 5. ed. Philadelphia: Saunders, 2015, Cap. 54, p. 1619.

125. C

COMENTÁRIO: as indicações atualmente aceitas da hemiartroplastia primária para tratamento das fraturas do úmero proximal são: fraturas do tipo 11-C2, fraturas do tipo VI de Neer, cominuição do calcar medial, desvio em varo da cabeça umeral e baixa densidade mineral óssea.

125. Browner BD, Jupiter JB, Levine AM, Trafton PG. Skeletal trauma: basic science, management and reconstruction. 5. ed. Philadelphia: Saunders, 2015, Cap. 48, p. 1443.

126. D

COMENTÁRIO: as fraturas distais do rádio são mais frequentes em dois grupos etários: entre 6 e 10 anos e entre 60 e 69 anos de idade. A expectativa é que a incidência dessa fratura aumente nos próximos 20 anos com o envelhecimento da população. O principal mecanismo está relacionado com o trauma de baixa energia em virtude de quedas da própria altura.

126. Browner BD, Jupiter JB, Levine AM, Trafton PG. Skeletal trauma: basic science, management and reconstruction. 5. ed. Philadelphia: Saunders, 2015, Cap. 44, p. 1263.

127. C

COMENTÁRIO: as fraturas do úmero distal apresentam distribuição bimodal com pico entre 12 e 19 anos e outro acometendo as mulheres mais velhas com osteoporose. O úmero distal deve ser entendido como um triângulo em que duas colunas divergentes estão interligadas pela tróclea. O eixo troclear em relação ao eixo longitudinal do úmero apresenta um valgo de aproximadamente 94 graus nos homens e 98 graus nas mulheres.

127. Browner BD, Jupiter JB, Levine AM, Trafton PG. Skeletal trauma: basic science, management and reconstruction. 5. ed. Philadelphia: Saunders, 2015, Cap. 46B, p. 1361.

128. A

COMENTÁRIO: a principal complicação pós-cirúrgica no tratamento das fraturas do fêmur distal é a infecção. No passado, a taxa era de 20% e atualmente é de cerca de 7%. São fatores que influenciam a infecção pós-cirúrgica: traumas de alta energia com desvascularização óssea, fraturas expostas, desvascularização cirúrgica e equipe inexperiente que leva a aumento no tempo cirúrgico e fixação inadequada.

128. Browner BD, Jupiter JB, Levine AM, Trafton PG. Skeletal trauma: basic science, management and reconstruction. 5. ed. Philadelphia: Saunders, 2015, Cap. 59, p. 1883.

129. B

COMENTÁRIO: as fraturas do platô tibial segundo a classificação AO são as do tipo 41, sendo divididas em A (extra-articulares), B (parcialmente articulares) e C (totalmente articulares). Os tipos normalmente associados à luxação do joelho são: 41A1 (fratura por avulsão da espinha da tíbia) e 41B2 (depressão pura do platô tibial). O tipo menos frequentemente associado à luxação do joelho é o 41C3 (fratura articular complexa).

129. Browner BD, Jupiter JB, Levine AM, Trafton PG. Skeletal trauma: basic science, management and reconstruction. 5. ed. Philadelphia: Saunders, 2015, Cap. 61, p. 1915.

130. C

COMENTÁRIO: o suprimento sanguíneo da diáfise da tíbia é fornecido por uma artéria nutrícia única, ramo proximal da artéria tibial posterior. Dentro do canal medular, essa artéria apresenta anastomoses proximais e distais com vasos metafisários endosteais. Desse modo, somente se os tecidos moles periféricos também forem retirados de maneira significativa, a totalidade do fornecimento vascular poderá ser perdida. A perda combinada de fornecimento de sangue medular e periosteal interfere com a cicatrização da fratura e apresenta o risco de osteomielite e pseudoartrose.

130. Browner BD, Jupiter JB, Levine AM, Trafton PG. Skeletal trauma: basic science, management and reconstruction. 5. ed. Philadelphia: Saunders, 2015, Cap. 64, p. 2042.

ADENDO 1

Epidemiologia Pediátrica

Paula Vilaça Ribeiro Cançado
Luciano Ramos Romanelli

	Sexo	Cor	Idade	Lado	Bilateralidade
Mielomeningocele	Fem	Branco			
Osteogênese imperfeita	=	=			
Paralisia braquial obstétrica				D	0% a 23%
Torcicolo congênito	Fem			**D** 75%	
Grisel			7 anos (+ comum) Qualquer idade		
Sprenguel	Fem 3:1			E	10% a 30%
Mão torta radial	Masc			D	50%
Mão torta ulnar	Masc				25%
Madelung	Fem		8 a 12 anos	Bilateral	
Sindactilia	Masc				50%
Polidactilia (pós-axial)	Masc	Negro			
Polegar trifalângico	=				87%
Displasia de desenvolvimento do quadril	Fem 8:1	Branco		E 60%	20%
Doença de Legg-Calvé-Perthes	Masc 5:1		2 a 8 anos Média 6 anos	E	10%
Epifisiólise proximal do fêmur	< 10 anos Fem = Masc >14 anos Fem >16 anos Masc	Negro	11 a 13 anos ♀ 13 a 15 anos ♂	**E**	20% inicial 60% tardio
Sinovite transitória do quadril	Masc 2:1	Branco	3 a 12 anos Média 5 a 6 anos	= Unilateral 95%	5%
Pioartrite do quadril	Masc		+ em < 3 anos		
Fêmur curto congênito	Masc			**D**	15%
Blount	Fem	Negro		**E**	60%
Pseudoartrose congênita de tíbia	Masc			**E**	Raro
Hemimelia fibular	Masc			**D**	
Pé torto congênito	Masc 4:1	Negro		**D**	50%
Pé tálus vertical	Mas			**D**	50%
Metatarso varo congênito	Fem				60%
Raquitismo		Negro	6 meses a 3anos		

ADENDO 2

Surgimento dos Núcleos de Ossificação

Paula Vilaça Ribeiro Cançado
Rodrigo Otávio Dias de Araújo

		Surgimento do núcleo de ossificação	Fechamento do núcleo de ossificação	% de crescimento do osso	% de crescimento do membro
Úmero proximal	Cabeça do úmero	6 meses	14 a 18 anos	80% do crescimento do úmero	
	Tubérculo maior	1 a 3 anos	7 a 13 anos		
	Tubérculo menor	4 a 5 anos	7 a 13 anos		
Cotovelo	Capitelo	6 meses a 2 anos	12 a 13 anos	20% do crescimento do úmero	20% do crescimento dos membros superiores
	Epicôndilo medial	6 anos	14 a 17 anos		
	Tróclea	8 anos	10 a 12 anos		
	Epicôndilo lateral	12 anos	10 a 12 anos		
	Olécrano	8 a 10 anos	16 a 18 anos	80% do crescimento da ulna	
	Cabeça do rádio	4 anos	16 a 18 anos	25% do crescimento do rádio	
Punho	Ulna distal	5 anos	16 a 18 anos	20% do crescimento da ulna	
	Rádio distal	1 ano	16 a 18 anos	75% do crescimento do rádio	
Quadril	Trocanter maior	4 anos	16 a 18 anos		
	Cabeça do fêmur	4 a 8 meses	18 anos	30% do crescimento do fêmur	
Joelho	Fêmur distal	39ª semana fetal	16 a 19 anos	70% do crescimento do fêmur + 40% do crescimento dos membros inferiores	66% do crescimento dos membros inferiores
	Tíbia proximal	2 meses	16 a 19 anos	55% do crescimento da tíbia + 30% do crescimento dos membros inferiores	
	Tuberosidade anterior da tíbia	8 a 14 anos	10 a 17 anos	40% do crescimento da fíbula	
Tornozelo	Tíbia distal (central → medial → posterolateral → anterolateral)	6 meses a 2 anos	15 a 17 anos	45% do crescimento da tíbia	
	Fíbula distal	9 meses a 2 anos	16 a 19 anos (1 a 2 anos após a tíbia)	40% do crescimento da fíbula	

ADENDO 3

Artrodeses

Paula Vilaça Ribeiro Cançado
Rodrigo Otávio Dias de Araújo
Luciano Ramos Romanelli

		Flexão/Extensão		**Varo/Valgo**		**Abdução/Adução**		**RE/RI**	
Ombro	Rowe (1974)	20 a 25 graus Flexão				20 a 25 graus Abd			40 graus RI
	Hawkins e Neer (1987)	20 a 30 graus Flexão				25 a 40 graus Abd			25 a 30 graus RI
	Scalise e Iannotti (2009)	10 a 20 graus Flexão				10 a 20 graus Abd			35 a 45 graus RI
Cotovelo	Unilateral	90 a 100 graus Flexão							
	Bilateral	110 a 120 graus Flexão 45 a 65 graus Flexão							
Punho			10 a 20 graus Extensão		0 a 5 graus desvio ulnar				
Quadril		20 a 30 graus Flexão					0 a 5 graus Adu	0 a 15 graus RE	
Joelho		0 a 15 graus Flexão			5 a 8 graus Valgo			10 graus RE	
Tornozelo			0 a 5 graus Extensão		8 a 10 graus Valgo			10 graus RE	

Índice Remissivo

B

C

D

G

H

Q

R

S

T

U

V

W

Z

ROTAPLAN
GRÁFICA E EDITORA LTDA
Rua Álvaro Seixas, 165
Engenho Novo - Rio de Janeiro
Tels.: (21) 2201-2089 / 8898
E-mail: rotaplanrio@gmail.com